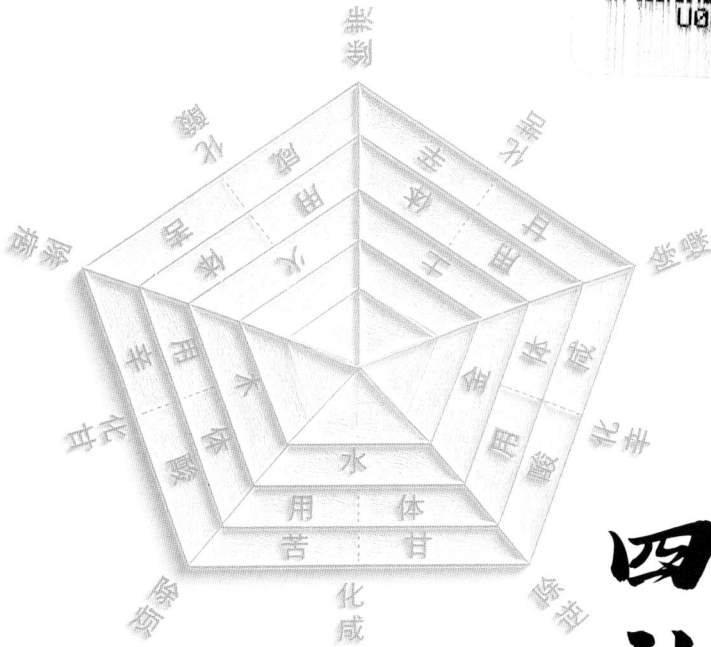

辅行诀二旦四神方阐密

韩永刚 著

全国百佳图书出版单位

中国中医药出版社

·北 京·

**图书在版编目（CIP）数据**

辅行诀二旦四神方阐密 / 韩永刚著. --北京：
中国中医药出版社，2025.8（2025.10 重印）
ISBN 978-7-5132-9694-6

Ⅰ. R241.6

中国国家版本馆 CIP 数据核字第 20255WB378 号

---

**中国中医药出版社出版**

北京经济技术开发区科创十三街 31 号院二区 8 号楼
邮政编码　100176
传真　010-64405721
山东临沂新华印刷物流集团有限责任公司印刷
各地新华书店经销

开本 710×1000　1/16　印张 20.25　彩插 0.25　字数 357 千字
2025 年 8 月第 1 版　2025 年 10 月第 2 次印刷
书号　ISBN 978-7-5132-9694-6

定价　68.00 元
网址　www.cptcm.com

服 务 热 线　**010-64405510**
购 书 热 线　**010-89535836**
维 权 打 假　**010-64405753**

微信服务号　**zgzyycbs**
微商城网址　**https://kdt.im/LIdUGr**
官 方 微 博　**http://e.weibo.com/cptcm**
天猫旗舰店网址　**https://zgzyycbs.tmall.com**

如有印装质量问题请与本社出版部联系（010-64405510）

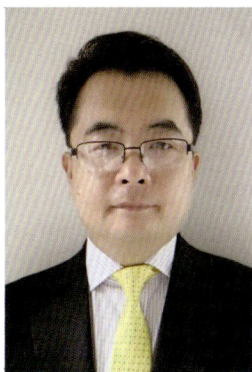

# 作者简介

韩永刚，中国中医科学院临床医学基础研究所博士，师从中国工程院王永炎院士和北京中医药大学原校长高思华教授；2009 年赴英国工作，现就职于 Chelsea Natural Health Clinic 和伦敦中医针灸学院；担任欧洲中医五运六气学会副会长，世界中医药学会联合会方药量效研究专业委员会常务理事，世界中医药学会联合会态靶辨治专业委员会常务理事，世界中医药学会联合会脉象研究专业委员会常务理事，世界华佗医学研究会教育和学术部长，英国中医联盟学会学术部长，新英格兰中医杂志副主编，世界中医药杂志瑞士版副主任委员；出版《医学传心录：名老中医治疗风湿病经验》《医学传心录：名老中医治疗糖尿病经验》《医学传心录：名老中医治疗脑血管病经验》《风湿性疾病诊断治疗指南》《妇产疾病临床常用中药指南》《辅行诀脏腑补泻方临证发微》等中医学术著作 9 部；发表学术论文 30 余篇。韩永刚临床工作 30 年，从事内科、妇科、疼痛科疾病的中医药治疗和康复保健，尤其擅长治疗男女不孕不育症、焦虑症、抑郁症等；2020 年开始推广《辅行诀》，学员遍及全球；2025 年被评选为"第二届海外国医名家"。

邮箱：yonggang2022@gmail.com

微信：yonggang01

# 潘 序

继《辅行诀脏腑补泻方临证发微》一书之后，今又获韩永刚博士《辅行诀二旦四神方阐密》一稿，单单浏览了一下目录，就感觉到，毕业于中国中医科学院的韩博士，经由科学研究路径，最终深入中医学术领域。

经典中医是由道而术的医学，是有顶层设计的体系。"道"是指中医的理论基础和思想体系。中医学认为人体是一个有机整体，疾病是由人体内部的阴阳失衡导致的，而治疗疾病的方法是通过调整人体内部的阴阳平衡来实现的。这些理论属于"道"的范畴，是中医的思想基础，其内容相对抽象、理论性强。而"术"则是指中医的治疗方法和技术。中医的治疗方法包括方药疗法、针灸疗法和推拿按摩等。这些治疗方法是具体、实际的，属于"术"的范畴。中医通过理论基础来指导具体的治疗方法，从而将抽象的理论转化为具体的实践操作，实现理论与实践的无缝衔接。

经典读懂已经不易，能追本溯源者凤毛麟角。韩博士守正创新，更加难能可贵。《辅行诀二旦四神方阐密》（以下简称《阐密》）一书在阴阳五行理论体系的指引下，做了几项创新：一是将脉法引入《辅行诀》，二是将《辅行诀脏腑用药法要》治疗原则推广到针灸，三是在天地人大时空条件下使用针药技术。要完成这些任务，必须有深厚的中医基础，通过大量阅读、深刻思考，才可以厚积薄发，把"由道而术"的过程完整演绎一次，写出一本引起中医人思考的好书。

《黄帝内经》（简称《内经》）脉法为阴阳脉法，《难经》脉法为独取寸口脉法，《伤寒论》系统性地引入《内经》《难经》脉法，建立了脉证体系，用于指导用药。这是《伤寒论》与《辅行诀》的一个重大区别。《阐密》一书将脉法引入《辅行诀》，将《辅行诀》用药理念推广到针灸技术，并在五运六气理论指导下使用，是当今中医诊疗中最理想的模式。故《内经》曰："夫道者，上知天文，下知地理，中知人事，可以长久，此之谓也。"

衡量中医学派是否忠实于经典只有一个标准，"法于阴阳，和于术数"。道即阴阳，术即象数，故《内经》称医为"法于阴阳，和于术数"的岐黄之术。其阴与阳、象与数之间，可以转换，谓之"象数合符"。医源于易，中医的四大经典皆源于阴阳五行、河图洛书与干支象数。如果没有《易经》阴阳五行、河图洛书与干支象数的支持，《内经》《难经》《神农本草经》《伤寒论》等一众中医经典书籍便失去了理论基础。

《阐密》一书，不仅是一本解密《辅行诀》方剂的书，而且揭示了中医阴阳术数的本质，也是由医入道之书。细心的读者可以发现，中医确实是根据"道"所设计出来的。

经典中医自洽体系创始人潘晓川

甲辰年　辛未月　辛卯日

# 曹　序

　　旅英学者韩永刚博士的新著《辅行诀二旦四神方阐密》即将出版，我此前读到过他的《辅行诀脏腑补泻方临证发微》书稿，他请我为新书写序言，我感到十分意外，因为《辅行诀》的学术价值在海外学界已引起广泛重视。

　　《辅行诀》内容博大精深，值得人们不断深入研究。没想到，时隔一年多，韩博士竟锲而不舍，继续深入研究，坚持不懈地探索，又撰写了一部新作。

　　韩博士在国内外学术期刊上发表过很多相关文章，参与过很多重要的学术活动，致力于《辅行诀》的广泛传播工作。

　　韩博士不仅从脏腑补泻的角度阐发《辅行诀》的学术内涵，还努力寻根探源，从道家文化的学术源流考辨《辅行诀》独特的学术渊源，即《辅行诀》的辨证体系与张仲景等传世著作存在差异的深层原因。这离不开对当时历史环境的分析。韩博士从道家、道教的源流与传承，以及"张仲景为何避道家之称"入手，探索中医体系的形成过程。

　　中医是一个生成论的医学体系，其理论建构呈现整体自然生成的过程，具有与时空密切关联、与万物和谐共生的学术特点。

　　韩博士的这些叙述见解与我的研究观点相契合，这些观念、特点，正是中医与西医学科体系互相区别的基本特征。不了解这些学术内涵，就不容易进入中医之门，亦无法领悟中医的"哲学智慧"，即使是毕生苦苦探索，也可能始终徘徊在中医门外；更有甚者，研究针灸几十年，仍找不到经络存在的学理依据，甚至到处宣扬"经络是不存在的"。

　　只有回归中医原创思维，运用《辅行诀》与《汤液经法》揭示的"六合辨证"体系，才能理解中医"东方实，西方虚，泻南方，补北方"的智慧，进而读懂"升降阴阳，交互金木，既济水火"的"六合正精"。否则，青龙只是青龙，白虎也只是一个孤独的白虎；朱鸟盘踞南方，似乎与北方的玄武没有多少关系。但是，只要升高自己的站位，从整个宇宙的维度看问题，就能认识到"天一生水，地六成之；地二生火，天七成之；天三生木，地八成之；地四生金，天九成之；天五生土，地十成之"的理论确立，四方与四季构成的时空关系就完美地融合在一起，成为孕育天地万物不可或缺的条件。

由此不难看出，"六合辨证立规矩，六经辨证讲权衡"，若不懂六合辨证的规矩，只说六经辨证的权衡，就造成很多人学习仲景理论就只能死记硬背，拘泥于"方证对应"的浅层认知，误以为"学经方不过如此"。这是对经方体系的极大误解，他们不知道如何"不逾矩"，也学不会"随症治之"。因此，很多人虽然学习经方颇下功夫，但是多年之后仍然"未入其门"，或者"不得其门而入"。

读了韩博士的著作，大家就可以找到一条正确的学术道路，逐渐登堂入室，走进经方辨证体系的深处，进而理解张仲景为何要改造《汤液经法》，以及张仲景如何改造和发展《汤液经法》。若能持续挖掘，我们就可以找到在当下传承创新、推进发展和丰富中医学术的可行路径，为学界提供具有重要参考价值的资源。

在迎接中华民族伟大复兴、中医药走向世界的过程之中，韩博士的探索很有意义，也必将在未来展现出重要的学术引领作用。

我把这些感想作为序言，推荐大家参考，并请各位学者批评指正。

河北省中医药科学院
河北中医药大学扁鹊文化研究院
曹东义
2024 年 7 月 22 日序于河北省中医药科学院求石得玉书屋

# 田　序

韩永刚先生博览群书，研究《辅行诀》多年，撰著《辅行诀二旦四神方阐密》一书，创见颇多。其最大特色是将治疗"外感天行病"的"二旦四神方"纳入五运六气范畴，因为所有外感病都属于五运六气范畴。张仲景《伤寒论》是治疗外感病的专著，也有"二旦四神方"，而且张仲景还在《伤寒论·伤寒例》中明确指出"外感天行病"虽有"四时正气"和"非时之气"之分，但都属于春、夏、秋、冬四时四象发病，可见韩先生将"二旦四神方"分配到春、夏、秋、冬四时四象是有卓见的，春夏阳仪系统为青龙、朱雀以阳旦升阳，秋冬阴仪系统为白虎、玄武以阴旦降阴，而各主其时。《素问·天元纪大论》说："天地者，万物之上下也；左右者，阴阳之道路也；水火者，阴阳之征兆也；金木者，生成之终始也。"故韩先生"守正"传承二旦汤上下"升降阴阳"，青龙汤、白虎汤左右"交互金木"，朱雀汤、玄武汤"既济水火"。这是韩先生"守正"传承"二旦四神方"而有创新的典范，值得学习。

现在中医学术界，疑古风气很重，不是"守正"传承，而是急功近利于创新，像韩先生这样"守正"传承创新者少，故乐其诚而为序。

田合禄

**2024 年 8 月 28 日于北京寓所**

# 路 序

欣闻韩永刚君的《辅行诀二旦四神方阐密》一书即将出版，这是《辅行诀》研究领域里的一件幸事。

在《辅行诀》研究领域中，从临证角度出发的系统研究不多，现有成果多以版本学、医学考古学、理论研究等方向为主。本书从理法方药、道法术器等方面一以贯之，从理论和实践两方面证实了《辅行诀》的真实性与有效性，并做了一些创新性的研究与实践，为古中医学术体系重现光华奠定了一定的学术基础。若在古中医学术框架下来评价本书的价值，则会发现其特殊意义所在。

## 古中医的象与数

古中医，是我近年通过撰写《古中医天文学·无极之镜》《古中医医算史》《古中医藏象论·象数之身》《古中医医算法·伤寒外经》《古中医医算法·伤寒内经》《司岁药食》《中医难》等书稿，提出的一个关于中医基础理论的核心命题，即中医是兼具象与数双重属性的医学理论及临床实践体系。

中医不仅是法象中医［涵盖舌象、脉象、藏象、药象、证象（证候、症状）等法象的经验体系］，中医更是法数中医，中医理论体系蕴含数术定量分析的部分，如阴阳五行、河图洛书、天干地支、子午流注、四时五行、三阴三阳、五运六气等数术体系。中医绝非单一的唯象医学或唯数医学，纯唯象医学会落入经验论的桎梏，纯唯数医学会落入玄学论的窠臼，而望闻问切算、五诊合一的中医理论实践体系才是古中医的基本概念与范式。

古中医象与数的双重属性，契合现代科学方法论关于医学体系构建的逻辑要求。其中中医的五运六气学说，乃历代中医人研习中医的理论渊薮与精进阶梯。五运六气学说在王冰之前一直"退藏于密"，从王冰之后才开始"云卷云舒"，但其真正被中医界广泛应用则始于北宋。五运六气通过数术定量逻辑去精确地给象以定位、定性、定量，此乃古中医的真正象数方法论。

《素问·五常政大论》曰："气始而生化，气散而有形，气布而蕃育，气终而象变。"《素问·五运行大论》曰："夫数之可数者，人中之阴阳也。然所合，数之可得者也。夫阴阳者，数之可十，推之可百，数之可千，推之可万，天地阴阳者，不以数推，以象之谓也。"此论明确界定了象与数的区别与联系，正如《周易·系辞上》所说，只有"极其数"，才能"遂定天下之象"，二者不可偏废，象数彼此为一个事物的两面，即表象与本象。而汉唐以降的中医传承仅存藏象、四诊之象的法，却疏于五运六气、干支河洛数术体系。故后人研读仲景《伤寒杂病论》，多囿于辨证之中、略于数术之外也就是情理之中的事情了。

《素问·六微旨大论》《素问·六元正纪大论》均论及"谨候其时，气（病）可与期"，强调运气变化的特点对生物界，特别是对人类生命活动的影响规律。故《素问·阴阳应象大论》曰："故治不法天之纪，不用地之理，则灾害至矣。"而《素问·六元正纪大论》以"太过者其数成，不及者其数生，土常以生也"及数的生克胜复之理阐释五运六气的常变规律。《素问·天元正纪大论》说："至数之机，迫迮以微，其来可见，其往可追，敬之者昌，慢之者亡，无道行私，必得夭殃……是则至数极而道不惑，所谓明矣。"此论认为自然界的变化周期和人的生理规律存在着一个定数，只有顺应它，才能保持康泰，否则会招致灾祸。七篇大论之外，《素问·玉版论》《素问·玉机真脏论》《素问·三部九候论》《素问·疟论》诸篇皆论及"至数"。此处"至数"特指天地人运行的自然规律。这种"至数"的说法按照古地心说理论被技术转化后，即在天地人框架之下有其必至之势的"气数"和"定数"。

综观整个中医学术史，其主线实为五运六气理论象数显隐的脉络史。由此可见，数术思维在古中医学的运用既有普遍性，又有代表性。阴阳五行、天干地支、河图洛书、五运六气、四时五行、子午流注乃数术理论运用于古中医学的典型例证，其核心逻辑体系更以数术思维为主导。就应用广度而言，其渗透于中医学的藏象、经络、诊断、针灸、中药、方剂组成等方方面面，贯穿中医基础理论的构建全过程，可谓无时不在、无处不在，实为古中医原创思维的核心元素。其直接运用数术阐述中医人体生理、病理、病因病机、诊治的做法，说明数术思维在古中医学中具有核心地位。

反观近现代部分中医，因忽视数术研究，片面强调"象"，一味偏执于舌象、脉象、藏象、病象等分析，遂导致患者出现"至虚有盛候""大实有赢状""真热假寒""真寒假热"等虚实难辨之证，不能运用数术指导诊疗用药，其弊甚大。中医素重"顺乎四时"，强调"顺应天时"，而表达这个"天时"的天干地支体系，正是古中医医算逻辑的最基本"数"，亦为中华传统文化典型数术应用范例。中医将"天时"置于首位，说明其核心理念系数术思维，而非象思维。此亦佐证古中医乃定量的科学体系，而非经验医学。

## 中医学术史

关于《辅行诀》的研究，在中医学术史中意义重大。为什么这么说？因为《辅行诀》不仅说明了《伤寒杂病论》中经方的来源，同时也与阴阳五行、五运六气等数术有着直接联系。在古中医象数理论背景之下，再去研析《辅行诀脏腑用药法要》的学术渊源与理论体系，以及其临证的合理性，可获更深的学术体悟与实践意义。

这里有一个问题，《辅行诀脏腑用药法要》与《黄帝内经》"运气九篇"在文字细节上哪一个可信度更高？据二书发现与流传史考辨，显然《辅行诀脏腑用药法要》的学术与版本的可信度更高一些。

首先，《辅行诀脏腑用药法要》是陶弘景从《汤液经法》360首经方中精选出来的"分至启闭"之方，作修道净身之用，历代史书未见记载。《辅行诀脏腑用药法要》出于敦煌石室，后由河北省威县老中医张偓南收藏，传给其孙张大昌，惜于1966年被毁，后被学者根据散落的传抄本整理校勘后才公之于世。从其时间跨度上看，《辅行诀》大概在北宋初期被封存，其间有一千多年没有任何流传和改动，完全可以与千年古墓出土的文物相媲美。而《黄帝内经》自秦汉以来，《灵》《素》二书经历了书厄、失传等，亦被后人改动，至王冰重编注疏时已是前后不堪，残阙错简。林亿、孙奇等又校勘过甚，流传到现代的《灵》《素》二书已非原貌，更不用提其中细节的真实性。

其次，《辅行诀》与《黄帝内经》的逻辑体系相较，《辅行诀》更具逻辑性，而《黄帝内经》的五味补泻理论逻辑就显得混乱杂间。如二书在五味的补脏补味上相同；在泻味上有相同，也有不同，但《黄帝内经》与其相比，就显得混乱，不符合五行生克之意。从二书对比来看，《辅行诀脏腑用药法要》与《黄帝内经》"运气九篇"中关于四性五味的配伍规律有很大相似性，这也说明二书具有同源性，仅存字句微殊。

最后，渊源于《辅行诀》（实际上是《汤液经法》）的仲景《伤寒杂病论》

经方，如二旦六神大小方及五脏大小补泻方等 60 首经方，历经千年的临床实证，效如桴鼓，如汤泼雪，如风吹云，贯穿中医方剂史全程。然考《黄帝内经》五运六气的五味补泻理论指导下的临证组方实例，除后世的《元和纪用经》与《三因极一病证方论》以外，唐以前基本没有记载，故当以《汤液经法》之《辅行诀脏腑用药法要》来校《灵》《素》，来证《伤寒》。

众所周知，五运六气乃中医数术核心之法。《汤液经法》与五运六气的五味补泻从理论到临证高度契合，足证《汤液经法》实为五运六气药法专论，对于此论从理论与逻辑上来说皆无可置疑。故冀望学者们能恢复望闻问切合参数术的完整诊病体系。

## 以气成方

《汤液经法》实为五运六气（生机）与五贼六淫（病机十九条）的方术专著，故五运六气各有其对应之方。五脏大小补泻方等属五运五贼的经方，而十二神方则是关于六气六淫的经方。

《辅行诀》记载："依《神农本经》及《桐君采药录》……以应周天之度，四时八节之气……商有圣相伊尹，撰《汤液经法》三卷……今检录常情需用者六十首，备山中预防灾疾之用耳。"《汤液经法》中记有："外感天行，经方之治有二旦、六神、大小等汤……昔南阳张机依此诸方撰为《伤寒论》一部……外感之疾，日数传变，生死往往在三五日间，岂可疏忽？若能探明此数方者，则庶几无蹈险之虞也。"这正说明了仲景《伤寒杂病论》承袭《汤液经法》的运气组方体系。

《汤液经法》的"二旦、六神、大小等汤"的要义为"阳旦者，升阳之方，以黄芪为主；阴旦者，扶阴之方，以柴胡为主；青龙者，宣发之方，以麻黄为主；白虎者，收重之方，以石膏为主；朱鸟者，清滋之方，以鸡子黄为主；玄武者，温渗之方，以附子为主；勾陈者，补寒之方，以人参为主；腾蛇者，泻通之方，以大黄为主"。

陶弘景谓："此八方者，八正之正精，升降阴阳，交互金木，既济水火，乃神明之剂也。"其中青龙、朱鸟、白虎、玄武根据以上分析，治主客六气中的风、寒、暑、湿、燥、火，应分别用小青龙汤、小阳旦汤、小朱鸟（朱雀）汤、小玄武汤、小白虎汤、小阴旦汤。因此，《汤液经法》中的六类汤应对应五运六气中的"六气六淫"来运用。"阳旦汤""青龙汤"类应用在"厥阴风木"主客气时的证候，朱鸟（朱雀）汤类应用在"少阴君火"主客气时的证候，"玄武汤"类应用在"太阴湿土"主客气时的证候，"阴旦汤"类应用在"少阳相火"主客气时的证候，"白虎汤"类应用在"阳明燥金"主客气时的证候，"阳旦汤"类应用在"太阳寒水"主客气时的证候。

仲景六经纲领条文所示，六经病主方基本是以上述经方为基础方进行化裁的。此亦证实二旦六神方确实是以六气六淫证候为主的经方。而古本《伤寒杂病论》中的运气条文，更是这一经方学术事实的力证。

## 经方与时方

仲景伤寒经方源于《汤液经法》，已经成为中医界的共识。《辅行诀》记云："张机撰《伤寒论》避道家之称，故其方皆非正名也，但以某药名之，以推主为识耳。"

《辅行诀》记载的60首方剂有23首见于《伤寒杂病论》，如小补心汤与张仲景之栝楼薤白半夏汤方剂组成相同，主治亦同，惟煮药之际，张仲景用白酒一斗，此用白截浆一斗；大补心汤与张仲景之栝楼薤白桂枝汤组成及主治相同；小泻心汤与张仲景之泻心汤组成相同，用法为"以麻沸汤三升，渍一食顷，绞去滓"；小泻脾汤与张仲景之四逆汤组成相同；小补脾汤与张仲景之理中丸组成、主治及加减法均相同；泻心汤与张仲景之干姜黄连黄芩人参汤用药相类，惟多一味甘草；泻肾汤与张仲景之茯苓桂枝五味甘草汤相类，只多一味生姜；建中补脾汤组成及主治与张仲景之小建中汤相同；小阳旦汤方药组成、主治与张仲景之桂枝汤相同，其服药法略粗于张仲景之法；正阳旦汤（小阳旦汤服用方法之后指出"若加饴一升，为正阳旦汤"）即张仲景之小建中汤；大阳旦汤即张仲景之黄芪建中汤加人参；大阴旦汤与小柴（芷）胡汤相似，只多一味芍药，而其主治亦同；小阴旦汤即张仲景之黄芩汤加生姜，其证治与黄芩汤相近；小青龙汤主治及方药与张仲景之麻黄汤相同；大青龙汤与张仲景之小青龙汤主治及方药相同；小白虎汤即张仲景之白虎汤，其方药组成、主治及服药法均相同；大白虎汤与张仲景之竹叶石膏汤主治相同，区别仅在此方用生姜，而竹叶石膏汤用人参；小朱鸟汤即张仲景之黄连阿胶汤；小玄武汤与张仲景之真武汤主治及方药皆相同，因唐避玄宗之讳而改玄武为真武；大玄武汤组成即张仲景之真武汤与理中汤之合方；小腾蛇汤其证治似同张仲景之小承气汤，区别在于小承气汤易芒硝为大黄且去甘草；大腾蛇汤类同张仲景之大承气汤，区别在于大承气汤去甘草、葶苈子及生姜；启喉方与张仲景之瓜蒂散方药组成及主治皆同。

《汤液经法》中的二旦六神大小汤及五脏补泻大小汤，不仅是仲景《伤寒杂病论》临证加减的祖方和"源代码"，更为后世临证方术体系奠定了理论基础。

由此可见张仲景确以《汤液经法》为底本，然后"勤求古训，博采众方"，结合临床实践不断发展和丰富了《汤液经法》中的方剂，但《汤液经法》中的360首方剂在张仲景《伤寒杂病论》中究竟保存了多少首，陈修园在《长沙方歌括》中曰："汉艺文志云：《汤液经》出于商伊尹，皇甫谧谓仲景论伊尹《汤液》为十数卷，可知《伤寒论》《金匮要略》诸方，除崔氏八味肾气丸、侯氏黑散外，皆伊尹之遗方也。"那么我们可以认为，张仲景《伤寒论》113方中除崔氏八味丸及侯氏黑散2首外，其他的111方皆出于《汤液经法》。

可见，后世医家以仲景经方为母，繁衍无穷时方。

如《金匮要略》半夏厚朴汤母子方系中具有代表性的有13首，其衍变史大概如下：宋代《易简方》中的"四七汤"，《三因极一病证方论》中的"七气汤""大七气汤"，《仁斋直指方论》中的"加减七气汤""秘传半夏厚朴汤"；元代《世医得效方》中的"加味四七汤"（2个）；明代《古今医鉴》中的"加味四七汤""四七调气汤"，《景岳全书》中的"解肝煎"，《症因脉治》中的"二陈四七汤"（另附有四七汤）；清代《沈氏尊生书》中的"桂枝四七汤"（另附有四七汤），《医醇剩义》中的"桂枝半夏汤"（另附有四七汤）等。半夏厚朴汤母子方系主治病证都是从痰气郁结发展而来，其母子方系对于梳理痰气郁结病证的病机发展规律具有一定临床意义。但仲景母方又源于《汤液经法》经方系统，而汤液经法图与五运六气体系框架之下的四性五味又有源流关系。整个方术系统由经方的方术逐渐演变退化到头痛医头、脚痛医脚的时方系统，这就是目前方技的现状与大概。

可见，经方与时方虽皆可愈疾，但在立意之深浅、执驭之简繁，实在是有霄壤之别、云泥之分。张元素本意是为了更好地理解《黄帝内经》五味补泻的原理，继而以性味归经理论做解来说明，哪承想，后人舍本逐末，缘木求鱼，忘记了五味补泻之大法，却偏执于性味归经，继而成为时方之末流。现代对于中药、方剂的理解，若一味按照《医方集解》的模式去解读，就会完全失去"经方"的本质内核，而只剩下一堆经验之谈的"医者意也"了。

总是有一些所谓"下工"，不假任何基于专业素养的学术研究和理论思索，一味凭着自己的有限常识和"医者意也"的逻辑，去认为《辅行诀》和古本《伤寒杂病论》是伪书，其实我觉得，如果有一个人能做伪做到这种前无古人后无来者的有理有方有术有验的中医学术高度，我觉得他就是张仲景以下第一人也！

源自《汤液经法》的仲景书，历经 2000 年方术传承，有 800 家注解，无数医家临证验证，其效其神，一言难以尽之。上承岐黄、鬼臾、卢扁之师授，下启汉、唐、宋、金、元、明、清众医家，活人无数，救苍生无算，此皆仲景之功，汤液之伟也。盖天测影、浑天测星、宣夜定气，斗转星移，斗历周流，遂以三阴三阳为天气，以八室九宫为地气，合而为方术。人生有命，大运成病，流年为证，气血旺盛则外化逆旅，气血衰弱则内变病证，此皆三阴三阳互藏互含、互用互体而成。以五味归脏化之，谓之经方；以十二气归经化之，谓之时方。经方救命，时方治病。而汤液成就仲景千年以来之方术流派，各美其美，各悟其悟。

汤液伤寒书，刻舟之书；汤液伤寒法，定海之法；汤液伤寒方，数术之方，经方之源，后世时方之生发，哪能逃得了运气之围半点？

道由文载，文由人著，似不以书论书，实亦以书论书。

但让读者自己在古中医大的学术背景之下，在古中医学术史的象数坐标系之中，客观地读韩君这本书，自己做一个客观的学术判断，就会发现本书的价值所在，这才是本序想要达到的目的。

是以提灯指月，是为序。

路　辉

壬寅癸丑甲子壬申于甲子书院

# 目　录

第一章

《辅行诀》与道家渊源

## 第一节 道家

三皇五帝是中华民族的始祖，三皇和五帝的具体所指有多种解读。根据宋代启蒙读物《三字经》中"自羲农，至黄帝。号三皇，居上世"，上古三皇应为天皇伏羲，地皇神农，人皇黄帝。

（唐）魏徵《隋书》记载："推寻事迹，汉时诸子，道书之流有三十七家，大旨皆去健羡，处冲虚而已，无上天官符箓之事。其《黄帝》四篇，《老子》二篇，最得深旨。"魏徵所说的"《黄帝》四篇"，1973 年于湖南长沙马王堆三号汉墓出土，后称为《黄帝四经》。道家思想起于上古，发端于伏羲、神农、黄帝，形成并成熟于老子，以《易》《道德经》《黄帝四经》为根本经典。黄帝为始祖，老子为道祖，张道陵为教祖。需要明确指出，道家在先，道教在后，作为宗教的道教与探索天地人之道的道家，二者并不等同。

道家的理论和实践与《易》的关系非常密切。《周礼》曰："筮人，掌三易，以辨九筮之名：一曰连山，二曰归藏，三曰周易"《三字经》曰："有连山，有归藏，有周易，三易详。"《连山易》与《归藏易》《周易》并称为"三易"。目前学术界认为《连山易》和《归藏易》均已经失传。《易》在古代众多经书中的地位至高无上，被尊为"群经之首，大道之源"。儒家将《易》列为《易》《诗》《书》《礼》《乐》《春秋》的"六经之首"，道家将《易》列为《易》《老子》《庄子》的"三玄之冠"。

《周易》相传为周文王姬昌所作，内容包括《经》和《传》两个部分。《经》主要是六十四卦和三百八十四爻，卦和爻各有说明（卦辞、爻辞），主要作为占卜之用。《传》包含解释卦辞和爻辞的七种文辞，共十篇，统称《十翼》，相传为孔子所撰。

道家的理论与《易》的关系非常密切，其突出地表现在东汉魏伯阳的著作《周易参同契》中。魏伯阳将"黄老学派"秘传的金丹服饵术、男女合气术、行气养性术三者融汇为一，将黄老养性、阴阳易学、金丹炉火三家理论

"参同契合"，建立起以日月为易的金丹仙学体系，成就《周易参同契》一书。参者，参伍之参；同者，合同之同；契者，相契之契。此书集中了易学思想、黄老之术、金丹炉火的烧炼经验而提出新的理论框架，以日月运行、阴阳变易的规律描述男女合气、服食还丹的人体修炼系统。到了唐代，《周易参同契》流通于世，方名声大振，被外丹家和内丹家共同奉为丹经之祖，有"万古丹经王"之称。只是该书用隐语成书，普通人难以读懂。直至宋代道教南宗始祖（金丹派）、紫阳真人张伯端著《悟真篇》，揭示了《周易参同契》的丹法之秘，使之成为研究内丹仙学的经典著作。

自魏伯阳开创道教"丹鼎派"，并创立其炼丹理论以来，魏晋南北朝至隋唐时期，这一阶段丹鼎派主要以外丹术显明于世，重要的外丹家有葛洪、陶弘景、孙思邈、张果等。唐末五代时期，内丹术开始兴盛，以崔希范、钟离权、吕洞宾、陈抟、张伯端为内丹家代表，直至明清。

宋代曾慥《道枢·众妙篇》曰："内丹之要，在乎存其心，养其气而已。"存其心是**性**，养其气是**命**。内丹修炼，立足于性命双修，以人体为鼎炉，以"精、气、神"为三宝药物，按照"炼精化气、炼气化神、炼神返虚、炼虚合道"的不二法门，循序而行。

（北齐）魏收《魏书》曰："道家之源，出于老子。"实际上，道家学说源远流长，《汉书》收录了伊尹、太公、辛甲、鬻子、管子的著作，这些道家先驱都在老子之前。

《汉书·艺文志》曰："道家者流，盖出于史官，历记成败存亡祸福古今之道，然后知秉要执本，清虚以自守，卑弱以自持，此君人南面之术也。合于尧之克攘，易之谦谦，一谦而四益，此其所长也。及放者为之，则欲绝去礼学，兼弃仁义，曰独任清虚可以为治。"道家出于史官，史官主要负责记录历史、整理典籍，老子就是史官。

《史记·老子韩非列传》曰："老子者，楚苦县厉乡曲仁里人也，姓李氏，名耳，字聃，周守藏室之史也。"老子（约公元前571—公元前470年），姓李，名耳，字聃，楚国苦县（今河南省鹿邑县太清宫乡太清宫镇）人。春秋时期伟大的哲学家、思想家、道家学派创始人。老子曾在周朝守藏室担任官员，相当于皇家图书馆管理员，他在此期间博览群书。

老子《道德经》一书的问世，标志着道家学术的成熟。据联合国教科文组织统计，《道德经》是除《圣经》以外被译成外国文字发行量最多的文化名著。大文豪鲁迅曾评说："不读《老子》一书，就不知中国文化，不知人生真谛。"老子学说的核心是"道"。《道德经》曰："有物混成，先天地生。寂兮寥兮，独立而不改，周行而不殆，可以为天下母。吾不知其名，字之曰道，强为之名曰大。"道在天地之前就已经存在，天大、地大、道更大。"道"就是"大"，故称"大道"。道家的终极研究目标是"道"，它包含两层基本含义：宇宙本体论和宇宙万物生成演化论。**宇宙本体论**探索宇宙的本原，**宇宙万物生成演化论**则探索广袤的宇宙时空，以及万事万物的运动和变化规律。

在道家学者看来，道是中国文化的源头。四川省成都市青羊宫八卦亭的抱龙柱上，有"西出函关佛子拜，东来鲁国圣人参"的楹联，突出了老子在中国传统文化中的权威地位。自老子开创道家学派以后，其弟子庚桑楚、关尹、列御寇、杨朱等人继承、发展其思想，道家学派在燕齐、荆楚、吴越、巴蜀等地区广泛传播和演化，产生了《老子》《黄帝四经》《管子》《庄子》《文子》《关尹子》《列子》《田子》《鹖冠子》《吕氏春秋》《淮南子》等道家著作。

（西汉）司马迁的父亲司马谈《论六家要旨》曰："道家使人精神专一，动合无形，赡足万物。其为术也，因阴阳之大顺，采儒墨之善，撮名法之要，与时迁移，应物变化，立俗施事，无所不宜，指约而易操，事少而功多。"

（东汉）班固《汉书·艺文志》曰："道三十七家，九百九十三篇。"

道家著作数量位居诸子百家之首。后人也评说道家"杂而多端"，说明道家的开放性、包容性很强，其学说中包含了阴阳家、儒家、墨家、名家、法家等不同学派的思想。

道家的第一次学术融合，发生在战国时代齐国的**稷下学宫**。稷下学宫是齐国国都临淄（今山东省淄博市）稷门地区的一个学术团体，是世界上最早的官办高等学府，也是中国最早的社会科学院、政府智库。稷下学宫由春秋五霸之首的齐桓公所创立，在其孙齐宣王主政时期达到鼎盛，几乎容纳了当时"诸子百家"中的各个学派，著名的学者如孟子（孟轲）、淳于髡、邹子（邹衍）、田骈、慎子（慎到）、申子（申不害）、接子、季真、涓子（环渊）、彭蒙、尹文子（尹文）、田巴、儿说、鲁连子（鲁仲连）、驺子（驺奭）、荀子（荀况）等。司马光《稷下赋》评价说："致千里之奇士，总百家之伟说。"

稷下黄老学派援法入道，因时制宜，形成道家的内圣外王之学，其推尊法家管仲的**《管子》**一书。《汉书·艺文志》将《管子》列入子部道家类，《隋书·经籍志》将其列入法家类，清代《四库全书》将其列入子部法家类。总览《管子》全书，其内容较为庞杂，汇集了道、法、儒、名、兵、农、阴阳、轻重等百家之学。但其思想的主流是黄老道家思想，据学者统计，《管子》全书几乎各篇都有《老子》的语言片段与哲学思想。《管子》思想特点是将道家思想与法家思想有机地结合起来，既为法治找到了哲学基础，又将道家思想切实地落实到了社会人事中。

道家的第二次学术融合，是庄子学派的形成。《史记·老子韩非列传》曰："庄子者，蒙人也，名周。周尝为蒙漆园吏，与梁惠王、齐宣王同时。其学无所不窥，然其要本归于老子之言。"庄子（约公元前369—公元前286年），名周，曾受号南华仙人，战国时期睢阳蒙县（今河南省商丘市）人。《庄子》又称《南华经》，系庄周及其后学所撰。庄子继承了老子以"道"为中心的宇宙论，并对其进行了更为生动具体的阐发，提出了**"通天下一气"的宇宙万物生成演化论**。庄子善于通过寓言讲述深奥的道理，以心学见长，其"天人合一"境界说为古代美学的精华，成为后世魏晋玄学和隋唐禅学的源头。老子和庄子的学术一脉相承，为先秦道家学派的主脉。

道家的第三次学术融合，以《吕氏春秋》为标志。在秦始皇统一中国的前夕（约公元前239年），在秦国丞相吕不韦的主持下，三千门客以道家学说为主干，以儒家、墨家、名家、法家、兵家、农家、阴阳家的学说为素材，《吕氏春秋》熔诸子百家学说于一炉。本书以道家思想为基调，坚持无为而治的行为准则，用儒家伦理定位价值尺度，吸收墨家的公正观念、名家的思辨逻辑、法家的治国技巧，加上兵家的权谋变化和农家的地利追求，形成一套完整的学说。因此，《汉书·艺文志》等将其列入**杂家**。

道家的第四次学术融合，以《淮南子》为标志。《淮南子》又名《淮南鸿烈》，鸿，广大也；烈，光明也，意即本书包含了光明宏大的道理。《淮南子》由西汉皇室贵族淮南王刘安主持，召集门下宾客编著而成。本书以道家思想为指导，吸收诸子百家学说，融会贯通而成，是战国至汉初黄老之学理论体系的代表作。胡适说："道家集古代思想的大成，而淮南书又集道家的大成。"范文澜说《淮南子》虽以道为归，但杂采众家"。因此，《汉书·艺文志》和《四库全书总目》均将其归入**杂家**。

春秋战国时期，中华大地诸子百家思想争鸣。大约在东汉明帝永平年间（公元67年左右），佛教开始传入汉地。魏晋南北朝时期，儒家、道家、释家（佛家），开始"三教合一"。之后的中国文化，就是三家文化的不断深入融合。国学大师南怀瑾先生曾对此做比喻，儒家是"粮食店"，佛家是"商场和超市"，道家是"药店"。

## 第二节 道教

道教是中国本土固有的宗教，是在中国古代鬼神崇拜观念的基础上，以黄老思想为理论依据，承袭了春秋战国以来的神仙、方术之说而逐渐形成的。《说文解字》曰："巫，祝也。女能事无形，以舞降神者也。象人两袖舞形，与工同意。古者巫咸初作巫。""巫"的字形与"工"相同，如同人挥舞双袖，翩翩起舞。巫，是向神祝祷的人，善舞，以舞通神、降神、事神、娱神。

《国语·楚语》曰："如是则明神降之，在男曰觋，在女曰巫。"巫分男女，男称为觋，女称为巫。

《周礼·春官宗伯》曰："男巫，掌望祀、望衍授号，旁招以茅……女巫，掌岁时被除、衅浴、旱暵，则舞雩。"男巫掌管望祀、望衍之事，在举行仪式时，接受诅祝所授应祭之神的名号，用茅作旌向四方招呼所望祭之神。女巫掌管每年在一定时节，举行以除灾去邪的被祭仪式，以及用香草煮水沐浴以洗去不洁之事。

《山海经·大荒西经》曰："有灵山，巫咸、巫即、巫颁、巫彭、巫姑、巫真、巫礼、巫抵、巫谢、巫罗十巫，从此升降，百药爰在。"灵山上有十个大巫，**巫咸**为首，升天入地，上下采药，治病救人。巫的后人们，多以巫、祝、咸等作为姓氏。

《吕氏春秋·勿躬》曰："大桡作甲子，黔如作虏首，容成作历，羲和作占日，尚仪作占月，后益作占岁，胡曹作衣，夷羿作弓，祝融作市，仪狄作酒，高元作室，虞姁作舟，伯益作井，赤冀作臼，乘雅作驾，寒哀作御，王冰作服牛，史皇作图，**巫彭作医，巫咸作筮**，此二十官者，圣人之所以治天下也。"黄帝的20位官员，其中有2位出自灵山十巫，**巫咸**是筮官，负责占卜预测；**巫彭**是医官，负责治病救人。

《左传》曰："国之大事，在祀与戎。"《周礼》曰："凡国之大事，先筮而后卜。"在远古时期，祭祀和战争，对于国家来说是最重要的两件大事，因此在做决定之前都需要巫来做占卜，巫也成为国家事实上的统治阶层。陈梦家先生得出结论："由巫而史，而为王者的行政官吏；王者自己虽为政治领袖，同时仍为群巫之长。"台湾学者李宗侗的"君及官吏皆出自巫"也有同样见解。

《山海经·海内西经》曰："开明东有巫彭、巫抵、巫阳、巫履、巫凡、巫相，夹窫窳之尸，皆操不死之药以距之。"除了"不死之药"，书中还有"不死之国""不死之山""不死树""不死民"的生动描述。

《逸周书·大聚解》曰："乡立巫医，具百药以备疾灾，畜百草以备五味。"巫医准备百药、百草为民众治病疗疾。

《说文解字·酉部》曰："醫，治病工也……古者**巫彭**初作医。"**巫彭**是六位巫师兼医生的首领。《集韵》曰："醫，治病工也……或从巫。"《广雅·释诂四》曰："医，巫也。"王念孙《广雅疏证》云："巫与医皆所以除疾，故医字或从巫作毉。"最初，巫具有巫和医的双重身份。因此古字"毉"以"巫"作为部首。

《史记·扁鹊仓公列传》曰："信巫不信医，六不治也。"直至春秋末期，在扁鹊的强大影响之下，巫与医才正式分家。

黄帝和老子，都被奉为道教的祖师，黄帝为**始祖**，老子为**道祖**，因此有**"黄老道"**的称谓。将老子同黄帝联系起来，始自战国时期的**"稷下学宫"**。他们尊黄帝和老子为该派的创始人，把黄帝和老子相提并论，发展了道家的基本学说，同时又融合了儒家、墨家和法家的思想内容，形成了所谓**"黄老学派"**。其主要著述有《伊尹》《管子》《黄帝四经》等。东汉时，老子已经同传入中国不久的佛祖释迦牟尼一起为人们所供养。汉文帝刘恒、汉景帝刘启时期，都以黄帝、老子所倡导的清静无为精神来治理国家，生产力得到了较快的发展。黄老思想成为神仙信仰的理论根据，则是从汉景帝的儿子汉武帝刘彻继位以后开始的，这是**"黄老道"**和**"方仙道"**的融合。

《史记·封禅书》曰："自齐威、宣之时，驺子之徒论著终始五德之运，及秦帝而齐人奏之，故始皇采用之。而宋毋忌、正伯侨、充尚、羡门高最后皆燕人，为**方仙道**，形解销化，依于鬼神之事。"

司马迁最早使用了**"方仙道"**这个词汇。战国后期，燕齐一带的方技家（包括医经家、经方家、神仙家、房中家）与术数家（包括天文家、历谱家、五行家、蓍龟家、杂占家、形法家）合流，形成方士集团，历史学家称其为**"方仙道"**。所谓"方"，指使人长生不死的方药；所谓"仙"，指长生不死的得道神仙。

《汉书·郊祀志》曰："秦始皇初并天下，甘心于神仙之道，遣徐福、韩终之属多赍童男童女入海求神采药，因逃不还，天下怨恨。"方士们迎合帝王的心理，大力宣扬神仙长生的思想。齐威王、齐宣王、燕昭王、秦始皇、汉武帝等都曾派方士到海上三神山（蓬莱、方丈、瀛洲）寻求神仙及不死之药，其规模越来越大，但是最终没有找到神仙和不死药。

方士中最著名的是**徐福**，他带领三千童男童女和技术百工为秦始皇嬴政入海求仙药，同时携带金属原料、金属工具、五谷种子等，最终到达**日本**。稻作农耕文化和金属文化突然出现，使日本很快地从使用原始石器的绳纹时代跨入铁器时代。这个天翻地覆的时期在日本叫作"**弥生时代**"，现在日本学术界越来越多的学者认为，弥生文化是一种来自中国大陆的文化。在现代日本，至今还有纪念徐福的宫、庙、碑、墓，有时要举行**徐福大祭**。

另外一个著名的方士**韩终**到达了朝鲜半岛。秦始皇三十五年（公元前212年）左右，方士韩终等楚国亡民逃离秦国，渡海到了朝鲜半岛东南部。中外学者们认为，朝鲜的汉字传入时间大约在战国到汉初，这与韩终到达朝鲜半岛的时间吻合。韩国学者李圭景《五洲衍文长笺散稿》中有这样的叙述："秦始皇所派的徐福和韩终出海寻求不老草，但他们未回，逃往，徐福进入倭地，成为王。韩终来到我国的边境成为马韩王。"

汉武帝时期，**方仙道**达到顶峰。汉武帝刘彻一心求仙，他身边围着一大批著名的方士，如李少君、李少翁、栾大、公孙卿等人。汉武帝对这些方士封官赐爵，甚至将女儿嫁给栾大。《史记·孝武本纪》曰："又以卫长公主妻之，赍金十万斤，更名其邑曰当利公主。"汉武帝之后，汉宣帝刘询，汉成帝刘骜，汉哀帝刘欣，新朝皇帝王莽，东汉第一个皇帝光武帝刘秀，汉章帝刘炟，都迷信神仙方术。战国后期至汉朝的"方仙道"是道教的前身。

汉代除"方仙道"和"黄老道"在社会上层广为传播之外，在民间和边远地区还流行着"**巫鬼道**"。秦汉以来，巫的社会地位下降到底层，为士大夫所不齿，但社会上仍有信奉巫鬼道的风气。巫鬼道是古代原始宗教的遗存，它和民间俗神信仰、家族祭祀、禳灾却祸、请神疗病、送葬求雨等民俗活动密切结合，在社会上根深蒂固。西汉**茅盈**及其弟茅固、**茅衷**在茅山采药炼丹，成为茅山道教祖师，也称为三**茅真君**，开创**茅山道派**，茅山道派早于天师道的创立近三百年，但是茅山道派还不是真正意义上的组织严密的宗教。直至东汉末年，道教才正式形成宗教团体，以"**太平道**"和"**天师道**"的创立为标志。

大约在东汉明帝永平年间（公元67年左右），佛教传入中国，激发了中华民族本土文化的自觉，迫使华夏文明以模仿和抵制的双重方式作出反应。

在中国占据统治地位的儒教先联合道教以"华夷之分"为旗帜怂恿帝王打击佛教，继而又加速完善道教来同佛教抗衡。因此，道教是在古代巫术——**巫鬼道、方仙道、黄老道**的基础上，在汉代特定的社会条件下，受佛教的影响应运而生。从宗教的类型上看，道教同其他纯社会伦理型的宗教不同，它是原始社会自发的**自然宗教**和阶级社会人为的**伦理宗教**的结合体。

（西晋）陈寿《三国志·张鲁传》曰："典略曰，熹平中，妖贼大起，三辅有骆曜。光和中，东方有**张角**，汉中有**张修**。骆曜教民缅匿法，角为**太平道**，修为**五斗米道**。太平道者，师持九节杖为符祝，教病人叩头思过，因以符水饮之，得病或日浅而愈者，则云此人信道，其或不愈，则云不信道。修法略与角同，加施静室，使病者处其中思过。又使人为奸令祭酒，祭酒主以老子五千文，使都习，号为奸令。为鬼吏，主为病者请祷。请祷之法，书病人姓名，说服罪之意。作三通，其一上之天，著山上，其一埋之地，其一沈之水，谓之三官手书。使病者家出米五斗以为常，故号曰五斗米师。"

（北宋）司马光《资治通鉴》曰："巨鹿张角奉事黄老，以妖术教授，号**太平道**。咒符水以疗病，令病者跪拜首过，或时病愈，众共神而信之……巴郡**张修**以妖术为人疗病，其法略与张角同，令病家出五斗米，号**五斗米师**。秋七月，修聚众反，寇郡县；时人谓之米贼。"所谓"以妖术教授"，是指张角打着"黄老道"的旗号以《太平经》布道，建立异端教团。

东汉灵帝建宁（公元168—171年）时期，**张角**得于吉等人所传《**太平经**》，自称大贤良师，以符水、咒语治病，创立**太平道**。经过十余年的发展，徒众多达几十万人，遍布青、徐、幽、冀、荆、扬、兖、豫八州。中平元年（公元184年，甲子年），张角传出"苍天已死，黄天当立，岁在甲子，天下大吉"的谶语，他和弟弟张宝、张梁，分别自称"天公将军""地公将军""人公将军"，组织和发动了一次大规模的农民起义——黄巾起义。**张修**领导的"**五斗米道**"也参加了起义，其军队号称"五斗米师"。黄巾起义此起彼伏地持续斗争了二十多年，终于被统治阶级镇压下去，而东汉王朝也在黄巾农民起义的冲击下覆灭。

《三国志·张鲁传》曰："张鲁字公祺，沛国丰人也。祖父陵，客蜀，学道鹄鸣山中，造作道书以惑百姓，从受道者出五斗米，故世号米贼。陵死，子衡行其道。衡死，鲁复行之。益州牧刘焉以鲁为督义司马，与别部司马张修将兵击汉中太守苏固，鲁遂袭修杀之，夺其众。"

张道陵（34—156 年）于 142 年在四川鹤鸣山（今四川省成都市大邑县北）创立"正一道"，并历经张陵、张衡、张鲁祖孙三代发展，张鲁杀了张修之后，兼并了"五斗米道"，在四川形成政教合一的地方政权大约 30 年。

"正一道"又称"天师道"，擅长符箓"专持符箓，祈雨驱鬼"，故归属为道教"符箓派"，最早通过以符水等为人治病的方式传播宗教。张道陵著有《老子想尔注》，创立"天师道"之后，追奉老子为教主，将道家的四大代表人物尊称为"四大真人"，即南华真人庄子，冲虚真人列子，通玄真人文子，洞灵真人亢仓子，将《道德经》《南华经》《易经》作为主要经典，称之为"三玄"。北齐颜之推《颜氏家训·勉学》曰：《庄》《老》《周易》，总谓三玄。"在道教的发展过程中，形成《道德经》《黄帝阴符经》《周易》《周易参同契》这四大基本经典，又有《南华真经》《通玄真经》《冲虚真经》《洞灵真经》的道教四子真经，并逐渐形成以"三洞、四辅、十二部"为体例和原则的道藏体系。

道教以春秋战国时代流行的神仙信仰为基础，吸收容纳了古代宗教、神仙信仰、方士方术、鬼神崇拜、民俗风情、巫术禁忌、阴阳五行等庞杂的思想体系，形成了道教"天神、地祇、人鬼"的信仰系统，并力求通过人类个体修炼，达到度世救人、长生久视、得道成仙的目标。属于天神的有天仙、日、月、星、斗、宿、风、云、电等诸神；属于地祇的有社稷、山川、五岳、四渎之神；属于人鬼的主要是历代祖先及人所崇拜的圣人高贤等。

道教重视的是**现世利益**，这同世界上其他宗教多重视**来世利益福报**的特点大相径庭。道教早期重要经典《太平经》强调重人贵生，其曰："人最善者，莫若常欲乐生，汲汲若渴，乃后可也。"《抱朴子·勤求》曰："天地之大德曰生，生，好物者也。"葛洪更是在《抱朴子·黄白》中提出了"**我命在我不在天**"的响亮口号。"我命在我"的思想，是一种与天命论、宿命论和神灵主宰论背道而驰的人生哲学，是一种进取的、积极的人生态度。由此可见，道教的研究重点不是人死以后如何，而是一直致力于研究人如何才能**长寿不死**这个大问题。从这个意义上说，道教可以视为关于**生命**的宗教，具有显著的现实主义精神。从道教的风格上看，它以**修炼**见长，对神秘的力量和圣物不像其他宗教那样采取屈服的态度，而是尽力通过某种方式控制和支配，将超自然的力量为我所用。

道教的传播和推广需要人，人最主要的就是道士，为什么称其为"**道士**"呢？道教上清派经典《太霄琅书经》云："人行大道，号曰道士。士者何？理也，事也。身心顺理，唯道是从，从道为事，故曰道士。"为了明道、悟道，从而修道、证道的从道者，称为道士。道士按照修证境界、功能职责等又有多种分类，在《三洞奉道科戒营始》中分为天真道士、神仙道士、幽逸道士、山居道士、出家道士、在家道士、祭酒道士七个层次。

南北朝时期，寇谦之（365—448年）、陆修静（406—477年）是分别在北朝和南朝完成儒、佛、道三教一体的宗教格局的主角。寇谦之和陆修静的改革，使道教的教规教戒、斋醮仪范基本定型，各种规章制度全面系统。南北两种道教流派也逐渐融合，中国统一的道教经法体系逐渐形成。

在北方，魏太武帝拓跋焘支持嵩山道士**寇谦之**在整顿天师道的基础上组建新道教，称为"**北天师道**"，寇谦之成为中国历史上第一位被皇帝承认的天师。寇谦之"清整道教，除去三张（张陵、张衡、张鲁）伪法"，以礼教为原则对北朝道教进行改造，革除了天师道中道官的**世袭制**，以"简贤授明"的**师徒制**取代；增加了不少道教戒律，将天师道的道诫和儒家的伦理规范统一起来；建立由士族和朝廷提供资助的**道馆**，使天师道的经济来源发生变化，推动了天师道的**国教化**。当魏太武帝欲进兵大夏，进行统一北方的战争时，掌兵权的大臣畏难不肯，而寇谦之却为魏太武帝预测曰"必克"，使拓跋焘坚定信心，率鲜卑铁骑相次剪灭大夏、北燕、北凉、仇池等割据政权，统一北方，结束了**五胡十六国**的纷争局面。

在南方，宋明帝刘彧支持庐山道士**陆修静**以仙道诸派为中心组建新道教，称为"**南天师道**"。上清派的创始人是魏华存，第二代宗师是杨羲。陆修静得到朝廷收藏的杨羲、许谧手书的《上清经》真迹和收集到的《三皇经》《灵宝经》道书，首以三洞（洞真部、洞玄部、洞神部）分类，自称"三洞弟子"，编出《三洞经书目录》。陆修静对洞真上清经、洞玄灵宝经、洞神三皇经考其源流，删正增修，甄别条理，并为经书的传授立成仪轨，借以提高道教的宗教素质。梁初，又有孟智周法师撰《玉纬七部经书目》，继承陆修静的道书分类方法，在三洞之外又加**四辅**（太玄部辅洞真，太平部辅洞玄，太清部辅洞神，正一部总辅三洞），使"**三洞四辅十二类**"的道书分类法，沿用至今。道书的整理和分类是道教史上的大事，对道教的发展影响颇巨。

陆修静吸收儒家、佛教仪式对南天师道进行改造。陆修静删定的《灵宝经》中，采用了很多佛教用语。其他如《老君说一百八十戒》，以及五戒、八戒、二十七戒等，和佛教戒律也甚相似，所不同者，道经的说法者为元始天尊或太上老君。戒律同儒家"三纲五常"等礼教规范相一致，教义中劝善度人的社会伦理思想被突出，这是中国道教思想的一个大变化，是道教日益成熟的标志。另外，陆修静进行了融汇三洞经箓、统一区分道阶的改革，庶人学道，先作正一弟子，受正一派经箓，依次再升为三皇弟子、灵宝弟子，最后授以最高的上清派经箓。这种做法对后世道教影响很大，为唐代的道阶和经箓授受制度乃至明代正一派统一三山符箓（龙虎山正一派、茅山上清派、阁皂山灵宝派）开了先河。

南朝齐梁时期，**陶弘景**逐渐将茅山培育为天下道教的大本营，成为道教领袖。作为**上清派茅山宗**的创始人，陶弘景继续充实道教的神仙学说和修炼理论，编订了第一部道教神仙谱系称《真灵位业图》，包括天神、地祇、人鬼和诸多仙真，大约三千名，以七个等级排列。陶弘景的《真灵位业图》神谱只是上清派一家之言，它奉元始天尊、元始天王、太上大道君、金阙帝君等为最高神，灵宝派则以元始天尊、太上老君地位为最尊，天师道则尊老子为最高神。三派各行其是，在最高神的问题上彼此不完全认同。随着道教的发展和各派的互相交融，大概在南北朝末期，道教出现了统一的最高尊神"三清"，即**元始天尊、灵宝天尊、道德天尊**，标志着道教神仙谱系的最终定型。

南朝的道教，经过寇谦之、陆修静、陶弘景等人的改革和发展，从内容到形式都变为成熟的**教会式宫观道教**。

## 第三节 医道渊源

道家的研究领域分为"文道"和"武道"。"文道"包含五术，即山、医、命、相、卜。山，主要包括仙学、道法、幻术、御灵、兵阵等；医，主要包括中药方剂、针灸、推拿按摩、拔罐、刮痧、灵疗等；命，主要包括占星法、干支法等；相，主要包括手相、面相、体相、摸骨、痣相等；卜，主要包括六爻、金钱卦、马前课、六壬、奇门等。道家医者属于上述"文道"范畴，是"玄门五术"之一。

道家医学源于道，出于《易》，起于巫，立于道教，依于道士，兴于精通岐黄的道家高人。

葛洪《抱朴子》曰："初为道者，莫不兼修医术，以救近祸焉。"

丁贻庄（1927—2015）最早提出了"道教药医学"概念，此概念被1988年出版的《中国大百科全书·宗教》收录，书中仅仅做了部分文字改订。书中道教医药学被定义为"道教为追求长生成仙而在内修外养过程中积累的医药学知识和技术"。道教医药学包括服食、外丹、内丹、导引以及带有巫医色彩的仙丹灵药和符咒等，与中国的传统医学既有联系又有区别，其医学和药物学的精华，为中国医药学的组成部分。

胡孚琛在《道教医药学述要》中提出："道教医药学是在道教文化中发展起来的医药学。"他又说："道教医药学是以**长生成仙**为最高目标的医学。"

盖建民在《道教医学概念辨析》中提出："道教医学是一种宗教医学，作为宗教与科学互动的产物，它是道教徒围绕其宗教信仰、教义和目的，为了解决其生与死这类宗教基本问题，在与传统医学相互交融过程中逐步发展起来的一种特殊体系，也是一门带有鲜明道教色彩的中华传统医学流派。"

**医道同源，道为医之体，医为道之用**。在道教教义中，行医施药是济世救人的一项大功德。道家医学是以医弘教、以医传道、以医自济并济人的一个带有鲜明道家色彩的中华传统医学流派，其医术独特，疗效显著，并且带有强烈的神秘色彩。

道家内证性命学认为，"医"只是"道"的追求过程中的一个环节或者过程，在"医"的基础上，"道"还有更高层次的追求；反过来，"道"的高层次和高境界的追求与实践，也赋予了"医"的丰富性和进步性。

**道家医学和中医同源**，由于社会角色的不同，**道家医学（宗教医学）**和**中医（社会医学）**各有其体系。自从汉武帝重用董仲舒，"罢黜百家，独尊儒术"，儒家是事实上的统治阶级。因此，作为宗教医学的**道家医学**，长期以来是非**主流医学**；作为社会医学的中医，行医主体是**儒医**，长期以来是**主流医学**。

道家对中医药的产生和发展有着极为深远的影响，中医学理论实际很大程度上源自道家，中医经典是道家经典的一部分，因此有"**医道同源**"之说。道书的结集从东晋开始，正式编"藏"则始于唐开元年间，故称之为《开元道藏》。《开元道藏》后历经各代编修刊梓，也多次遭到焚毁劫难。现刊的《道藏》系明朝正统十年（1445 年）重辑，经万历年间（1573—1619 年）续加编修，才有了现在的影印本。《道藏》共收道书 1476 种，5485 卷，按"三洞""四辅""十二类"来分类。《道藏》中的**医家经典**，覆盖了中医药学的五脏、医经、养生、炼丹、气功、本草、药方、阴阳、导引、运气、按摩、胎息等各个方面，占《道藏》内容的 70% 以上。

中医经典《黄帝内经》与道家经典在理念上有很多共同之处。例如，《黄帝内经》曰："人以天地之气生，四时之法成。"《道德经》曰："人法地，地法天，天法道，道法自然。"道家经典《太平经》曰："天，太阳也；地，太阴也。人居中央，万物亦然。天者常下施，其气下流也。地者常上求，其气上合也。两气交于中央，人者居其中为正也。两气者常交用事，合于中央，乃共生万物。万物悉受此二气，以成形，合为情性，无此二气，不能生成也。故万物命系此二气，二气交相于形中。"天地人，古称三才之道，天地人合一的理念根源于道家的**本体论**思想。

中医与**道家医学**在很长的历史时期内同源共济，互生共存，结成了"**医以道行、道以医显**"的血肉关系。**道家医学**从业者，行医以明道、悟道、修道、证道为旨。**道家医学**的内容十分宏富，以现代中医学为参照，可以将**道家医学**区分为三个不同层面：第一层面，**形治部分**，**道家医学**者在治病防疾过程中，善于运用传统医学本草汤液、方剂（各种丸、散、膏）及针灸手段，这与现代中医学内容大致相同。第二层面，**养生部分**，包括导引、调息、内丹、辟谷、内视、房中等，这是**道家医学**最具特色的部分。这一部分"自力"倾向极强。第三层面，**神治部分**，其内容包括道、德、符、占、签、咒、斋、祭祀、祈祷等。这一部分与人的信仰、品德、民间疗法有很密切的关系，包括在戒律、伦理和"他力"的范围之内。

中医与道家颇有渊源，"医道同源""医易同源"，道家和中医均以《易》和阴阳五行学说为理论核心，因此张景岳说："虽阴阳已备于《内经》，而变化莫大乎《周易》。"现代中医公认的中医四大经典是《黄帝内经》《难经》《神农本草经》《伤寒杂病论》，道家的经典包括《易经》《道德经》《南华经》《冲虚经》《抱朴子》《周易参同契》《汤液经法》等，以上所举很多经典著作实际上为中医和道家共同遵从。道家的理论涉及形、气、神三维，在技术层面推崇"简（简单）、便（方便）、验（有效）"，具有精华与糟粕同在、科学与玄秘共存的双重特性，其医学实践内容涉及现代医学"**生物—心理—社会**"三维医学模式的各个层面。另外，源于道家的**道家医者**以求"道"为终极追求，崇尚"道法自然"，有自己独特的理念，包括道为本源的宇宙观、生生不息的自然观、天地人同源同构相互感应的人天观、重生恶死的生死观、元气为本的生命观、形气神合一的整体观、性命双修的养生保健观、身国一理的社会观。阴阳五行和五运六气都是研究宇宙自然对地球上所有生命的影响的学说，从这个角度而言，**道家医学**践行的是"生物—心理—社会—宗教信仰—自然"的五维医学模式。

中医与**道家医学**亦有不同之处。例如，对于**奇经八脉**的不同认识，张伯端《八脉经》云："八脉者，冲脉在风府穴下，督脉在脐后，任脉在脐前，带脉在腰，阴跷脉在尾闾前、阴囊下，阳跷脉在尾闾后二节，阴维脉在顶前一寸三分，阳维脉在顶后一寸三分。凡人有此八脉，俱属阴神，闭而不开。惟神仙以阳炁冲开，故能得道。八脉者，先天大道之根，一炁之祖，采之惟在阴跷为先。此脉才动，诸脉皆通。次督、任、冲三脉，总为经脉造化之源……要知西南之乡，乃坤地，尾闾之前，膀胱之后，小肠之下，灵龟之上，此乃天地逐日所生炁根，产铅之地也，医家不知有此。"著名的医药学家李时珍对道家的这一理论表示认同，《奇经八脉考》曰："而紫阳《八脉经》所载经脉，稍与医家之说不同，然内景隧道，惟反观者能照察之，其言必不谬也。"

又例如，**道家医学**独特的**三魂七魄**理论。道藏《云笈七签》云三魂："夫人身有三魂，一名**胎光**，太清阳和之气也；一名**爽灵**，阴气之变也；一名**幽精**，阴气之杂也。"又云七魄："其第一魄名尸狗，其第二魄名伏矢，其第三魄名雀阴，其第四魄名吞贼，其第五魄名非毒，其第六魄名除秽，其第七魄名臭肺。"

"道无术不行，术无道不久。"以上所列**道家医学**术法众多，而在道家内部最为器重的则是其中的**符、气、药**三种，称之为**道法三大要素**。所谓符者，三光之灵文，天真之信也；气者，阴阳之太和，万物之灵爽也；药者，五行之英华，天地之精液也。妙于一事，则无不应矣。气、药二者亦为中医所重视，而符则是**道家医学者**的独特手段。**符咒**，属于道家的**符、咒、印、斗**四大要诀之一。符就是书符，符字、墨篆、丹书的画法，是图或文的形式；咒，就是咒语，是与符图相配合的祝法；印，就是手印，也就是手诀的形式；斗，是为罡斗步，踏罡步斗的步法。

中医的**祝由术**与道家的**符咒**有着千丝万缕的联系，《素问·移精变气论》曰："余闻古之治病，惟其移精变气，可**祝由**而已。"《灵枢·贼风》曰："**黄帝曰，其祝而已者**，其故何也？岐伯曰，先巫者，因知百病之胜，先知其病之所从生者，可祝而已也。"《灵枢·官能》曰："疾毒言语轻人者，可使唾痈咒病。"张介宾《类经·祝由》曰："祝由者，即符咒禁禳之法，用符咒以治病。"

需要指出的是，**道家医者**采用**符咒治病**实际上是针对病情不能为常规汤药、针灸治愈的情况下，所采取的一种**补充救疗措施**。也就是说，道家医者在给人诊断治疗中，首先选用的治疗手段是药物、针灸，只有当常规医药手段无效时，才采用符咒之术。道书中对"**先医药，后符咒**"的治疗原则有许多明确阐述。《祝由十三科》曰："太古先贤治传医家十三科，内有祝由科，乃轩辕氏秘制符章，以制男女大小诸般疾病。凡医药，针灸所不及者，以此佐治……"

道家医学和中医对于治疗手段的不同认识，例如针灸，道家经典《太平经》曰："火者，太阳之精，公正之明也，所以察奸除害恶也。刺者，少阴之精也，太白之质，所以用义斩伐。"而中医经典《黄帝内经》中并没有针刺属少阴之精的说法。

《辅行诀》作为道家代表人物陶弘景晚年学术成熟阶段的著作，其理论自然带有明显的道家色彩，与主流中医理论同中有异。后文提及的《辅行诀脏腑用药法要》与《辅行诀五脏用药法要》，系同源异流的传抄本，二者均源自敦煌藏经洞出土的古医籍残卷。

## 第四节　精通岐黄的道家高人

盖建民先生曾专门统计历代道士医家在总体医家中所占比例，发现该比例在六朝时期达到最高，将近37%，而历代平均占比约为10%。换言之，精通岐黄的道家高人占著名中医总数的10%。

### 一、伯高

伯高（上古时期）和著名的岐伯一样，都是黄帝的医学侍臣。《列子·黄帝》曰："列子师老商氏，友伯高子；进二子之道，乘风而归。"《列子》又名《冲虚真经》，是道家的重要典籍。该典籍在述及黄帝事迹时，载有列子师承脉络。列子的老师**老商氏**及其友人**伯高子**均为道家人物，列子曾师从二人研习道术。可见，伯高为早期道家医者的代表人物。

《黄帝内经·灵枢》中"寿夭刚柔""骨度""肠胃""平人绝谷""逆顺""五味""卫气失常""阴阳二十五人""邪客""卫气行"等篇，黄帝向伯高请教医学理论。伯高与黄帝问对，所论多为人体结构与功能，如《黄帝内经·灵枢》的"肠胃""平人绝谷"等篇，伯高相当于上古时期的解剖生理学专家。

## 二、伊尹

伊尹（约公元前1649—公元前1550年），伊姓，名挚，夏末商初空桑（今河南省杞县葛岗镇空桑村）人。他是商朝初期著名政治家、思想家、道家、医家、美食家。伊尹是协助商汤灭掉夏桀的大功臣，司马迁《史记》评价其："伊尹相汤以王于天下。"伊尹作为宰相，先后辅佐商朝的商汤、外丙、仲壬、太甲、沃丁五代君主，长达五十年。伊尹去世后，沃丁以天子之礼将他安葬在都城亳附近，以表彰他对商朝做出的伟大贡献，伊尹被后人奉祀为"**商元圣**"。

（东汉）班固《汉书·艺文志》记载："伊尹五十一篇……道三十七家，九百九十三篇。"道家37家，**排名第1位**的就是"伊尹五十一篇"。

（晋）皇甫谧《针灸甲乙经·序》曰："伊尹以亚圣之才，撰用《神农本草》以为汤液……仲景论广伊尹汤液为数十卷，用之多验。"

（元）王好古《汤液本草》曰："殷之伊芳尹宗之，倍于神农，得立法之要，则不害为汤液。汉张仲景广之，又倍于伊尹，得立法之要，则不害为确论。"

根据班固所著《汉书》，经方派有十一家，《汤液经法》是其中硕果仅存的一家，伊尹被认为是《汤液经法》的作者。后世医圣张仲景《伤寒杂病论》中的大部分经方，均出自伊尹所著的《汤液经法》。故后世称"伊尹创汤液而始有方剂"。

鉴于伊尹对中医的巨大贡献，（明）徐春甫《古今医统大全》将黄帝、神农和伊尹并称为"三圣人"，其曰："医之为道，由来尚矣。原百病之起愈，本乎黄帝：辨百药之味性，本乎神农；汤液则本乎伊尹。此三圣人者，拯黎元之疾苦，赞天地之生育，其有功于万世大矣。"

## 三、扁鹊

扁鹊（公元前407—前310年），姓秦，名越人，春秋后期，渤海郡郑（今河北省任丘市）人。

《史记·扁鹊仓公列传》曰："舍客长桑君过，扁鹊独奇之，常谨遇之。

长桑君亦知扁鹊非常人也。出入十余年，乃呼扁鹊私坐，闲与语曰，我有禁方，年老，欲传与公，公毋泄。扁鹊曰，敬诺。乃出其怀中药予扁鹊，饮是以上池之水，三十日当知物矣，乃悉取其禁方书尽与扁鹊。忽然不见，殆非人也。扁鹊以其言饮药三十日，视见垣一方人。"

根据司马迁的记载，秦越人得到了道家高人长桑君的秘传，获得了透视的特殊能力，从而开始了他传奇的行医之旅，也成为中国历史上受民间百姓最为崇拜的第一神医。扁鹊四诊娴熟，尤其擅长望诊和脉诊，司马迁评价曰："至今天下言脉者，由扁鹊也。"

《史记》中扁鹊的神迹为世人所熟知，在此不再赘述。我们再看一些不为人知的古籍中扁鹊做的中国历史上第一例心脏移植手术。

《列子·汤问》记载："鲁公扈、赵齐婴二人有疾，同请扁鹊求治，扁鹊治之。既同愈。谓公扈、齐婴曰，汝曩之所疾，自外而干府藏者，固药石之所已。今有偕生之疾，与体偕长，今为汝攻之，何如？二人曰，愿先闻其验。扁鹊谓公扈曰，汝志强而气弱，故足于谋而寡于断。齐婴志弱而气强，故少于虑而伤于专。若换汝之心，则均于善矣。扁鹊遂饮二人毒酒，迷死三日，剖胸探心，易而置之；投以神药，既悟如初。二人辞归。"

扁鹊为鲁国公扈和赵国齐婴做了心脏互换移植手术，其所用的用于麻醉的"毒酒"，比三国时期华佗的麻沸散又早了500年！由此可见，以扁鹊为代表的医家在解剖学、外科学上达到了一个令今人惊叹不已的程度。《汉书·艺文志》将扁鹊归属"医经七家"，其有著作《扁鹊内经》九卷和《扁鹊外经》十二卷。

## 四、淳于意

淳于意（约公元前215—公元前140年），西汉临淄（今山东淄博东北）人。《史记·扁鹊仓公列传》记载："太仓公者，齐太仓长，临淄人也，姓淳于氏，名意。少而喜医方术。高后八年，更受师同郡元里公乘阳庆。庆年七十余，无子，使意尽去其故方，更悉以禁方予之，传黄帝、扁鹊之脉书，五色诊病，知人死生，决嫌疑，定可治，及药论，甚精。受之三年，为人治病，决死生多验。"

淳于意是西汉时期唯一见于正史记载的医家。他做过齐国的太仓长，所以人称"太仓公"，简称"仓公"。他拜师名医**公乘阳庆**，从其师承关系来看，应属黄帝、扁鹊的医经派。其游学范围亦在燕、齐等先秦方士之地，医、道兼通。淳于意给人看病，建有"**诊籍**"，记录病人的姓名、性别、职业、里居、病状、诊断、治疗及预后等情况，说明至少在西汉初年，中医就有了较为完整的**病历**，这些病历用来总结临床经验，提高医疗水平，并作为医疗档案。《史记》保存了淳于意的 25 个病案，其中有 10 例完全是根据**脉诊**来判断生死，"决死生多验"，绝非虚言。

## 五、皇甫谧

皇甫谧（215—282 年），字士安，自号玄晏先生。安定郡朝那县（今甘肃省灵台县）人，后徙居新安（今河南省新安县）。他是三国至西晋时期的学者、医学家、史学家。

考《隋书·经籍志》，皇甫谧之著述主要有《帝王世纪》十卷，《帝王年历》五卷，《列女传》六卷，《高士传》六卷，《逸士传》一卷，《论寒食散方》二卷，《玄晏春秋》三卷，《玄守论》，《释劝论》，《黄帝甲乙经》十卷。

皇甫谧的著作《针灸甲乙经》是中国第一部针灸学专著，他被誉为"针灸鼻祖"，在针灸学史上占有很高的学术地位。皇甫谧因笃信道家炼丹服石可以长生之说，而服用过量石药，以致毒发耳聋，特撰著《论寒食散方》二卷，申述其害。他以亲身经历，主张丹石应当小量服用，寒食、寒饮、发散即可无虑，并创用三**黄汤**方急救解散，以及服散应禁忌之事。

## 六、董奉

董奉（220—280 年），字君异，侯官县（今福建省福州市）人，魏晋时期道家医者代表人物，他与南阳张机、谯郡华佗齐名，并称"**建安三神医**"。

《神仙传·董奉》曰："又君异居山间，为人治病，不取钱物，使人重病愈者，使栽杏五株，轻者一株，如此数年，计得十万余株，郁然成林。"

《南康府志》亦有类似记载："董奉，字君异，侯官人，有道术，隐庐山，为人治病不受谢，惟命种杏一株，数年成林，杏熟易谷，以济贫民。永嘉中仙去，今庐山杏林，乃其遗迹。"

董奉医德高尚，对所治愈病人只要求在其住宅周围种植杏树，以示报答。日久蔚然成林，董氏每于杏熟时于树下作一草仓，如欲得杏者，可用谷交换。董奉以所得之谷赈济贫穷之人，后世以"杏林春暖""誉满杏林"称誉医术高尚的医学家。宋徽宗赵佶敕封董奉为"**升元真人**"。后人为纪念他，在庐山上建了董奉馆，在杏林故址处建了董真人坛。

## 七、葛洪

葛洪（283—363 年），字稚川，自号**抱朴子**，丹阳郡句容（今江苏省句容县）人，是著名的道教学者、医药家、炼丹家、化学家，是道家医者代表人物。葛洪是三国方士**葛玄**之侄孙。葛玄是三国时期著名道士**左慈**的弟子，为道教灵宝派祖师，人称"**葛仙翁**"，因此世人称葛洪为"**小仙翁**"。葛洪拜叔祖葛玄的弟子**郑隐**和原南海太守**鲍玄**为师，修道炼丹。鲍玄还把自己的女儿**鲍姑**嫁给了葛洪。葛洪曾受封为关内侯，后隐居罗浮山炼丹著书。

葛洪一生著作宏富，有《抱朴子·内篇》二十卷，《抱朴子·外篇》五十卷，《碑颂诗赋》百卷，《军书檄移章表笺记》三十卷，《神仙传》十卷，《隐逸传》十卷，《金匮药方》百卷，《肘后备急方》四卷。但多亡佚，《正统道藏》和《万历续道藏》共收其著作十三种，以后人误题或伪托者居多。其中**《抱朴子·内篇》**是道教史上划时代的著作。

葛洪在《抱朴子》书中提出"欲求仙者，要当以忠孝、和顺、仁信为本"的思想，调和了神仙道教和儒家礼教的关系，增强了道教的社会教化作用。葛洪主张道士应该兼修医术，《抱朴子·内篇》曰："古之初为道者，莫不兼修医术，以救近祸焉。"葛洪指出儒家平易近人所以习者众多，而道家则曲高和寡，故《抱朴子·内篇》曰："仲尼，儒者之圣也。老子，得道之圣也。儒教近而易见，故宗之者众焉。道意远而难识，故达之者寡焉。"《抱朴子》一书对金丹、服食、导引、内视、辟谷、守一、吐纳、胎息、存思、房中诸术都予以认真研究，以期合修众术，共成长生。葛洪身为道家医者，开始旗帜鲜明地反对巫术医学，《抱朴子·道意》记载："碎首请命，变起膏肓，而祭祷以求痊；当风卧湿，而谢罪于灵祇；饮食失节，而委祸于鬼魅；蕞尔之体，自贻兹患，天地神明，曷能济焉？"其认为人之病害若求救于鬼神，以祈祷神明来试图治病是行不通的。

葛洪的著作，就医学价值而言，最高的首推《金匮玉函方》和《肘后备急方》，现仅存《肘后备急方》。《肘后备急方》是中国第一部临床**急救手册**，其体例酷似现代医学的急症临床手册和验方汇编，其选择方药以价廉、简便、灵验为标准，多为民间常用的单方、验方，药味简单，便于采用。诸如常山治疟，麻黄治喘，莨菪子治癫狂，海藻治瘿病（甲状腺病），雄黄、硇砂治皮肤病等。《肘后备急方》是世界最早记载天花这种急性传染病的症状及治疗方法的医学著作，比阿拉伯医生雷撒斯对天花的描述早了五百年。书中对天花、恙虫病、脚气病及恙螨寄生虫病等的描述都属于首创，尤其是其中记载的用狂犬脑组织治疗**狂犬病**一法，被认为是中国免疫思想的萌芽。而令世界瞩目的青蒿素抗恶性疟疾研究，同样得益于《肘后备急方》的启发。

中国中医科学院终身研究员兼首席研究员**屠呦呦**提取**青蒿素**治疟，曾经多次失败，后来，她经仔细对照研究发现，《肘后备急方》记载的**青蒿治疟**是绞汁用，受此启发，她改热提取为**冷提取**，最终一举成功。屠呦呦因此获得 2015 年诺贝尔生理学或医学奖，成为首位获得诺贝尔奖的中国本土科学家。

## 八、鲍姑

鲍姑（约 309—363 年），名潜光，东晋上党（今山西省长治市）人，为葛洪之妻。鲍姑是中国古代四大女名医之一（晋代鲍姑、西汉义妁、宋代张小娘子、明代谈允贤），是晋代著名道家医者，中国医学史上第一位女灸学家。

鲍姑的父亲鲍靓，字太玄，是晋代道教徒。鲍姑嫁给了葛洪后，成为葛洪的得力助手。相传葛洪夫妇曾在**南海西樵山和广州罗浮山**研究炼丹术和医学，并常行医于百姓之间，岭南人民尊称她为"鲍仙姑"。鲍姑医术精湛，尤长于**灸法**，以治**赘瘤与赘疣**擅名。"每赘疣，灸之一炷，当即愈。不独愈病，且兼获美艳"。据分析，葛洪的《肘后备急方》中有针灸医方 109 条，其中灸方竟占 90 余条，并对灸法的作用、效果、操作方法、注意事项等都有较全面的论述。书中收入如此丰富的灸方和灸法急救术，与擅长灸法的鲍姑有密切的关系。鲍姑死后，岭南人民在广州越秀山下三元宫内修建了**鲍姑祠**，以示纪念。

## 九、陶弘景

陶弘景（456—536 年），自幼深受葛洪影响，是道教承前启后的代表人物，也是道家医者的杰出代表。他曾拜**陆修静**的弟子东阳道士孙游岳为师，受符图、经法、造诀之道，遂遍游名山，寻访仙药真经。

魏晋时期的道家流派有以葛玄为创始人的**灵宝派**，以葛洪为代表的**金丹派**，以梁谌、王浮为代表的**楼观派**，北魏时期的寇谦之建立了**北天师道**，南朝刘宋的陆修静建立**南天师道**，魏华存（魏夫人）或杨羲创立**上清派**。南齐永明六年（488 年），陶弘景在茅山得到杨羲手书真迹，开创上清派茅山宗。

陶弘景所属的上清派主要传习《上清大洞真经》《黄庭经》等经典。上清派在修行方术上特别重视通经、思神、服气、咽液等，也兼习金丹、符箓。值得指出的是，上清派以《黄庭经》五脏六腑及面部七神为基础，结合三焦、三关、三宫、三丹田的人体部位概念，将人体身神范围加以扩大，最终形成"三部八景神二十四真"的身神系统。陶弘景在这方面的著述有《真诰》《登真隐诀》《真灵位业图》等。

另外，陶弘景通过自身的长期实践，经七次试炼"**九转金丹**"，最终委婉指出"白日飞升"的虚妄，"世中岂复有白日升天人？"这一认知或为后世道家从外丹向内丹转变的因素之一。

隋唐时期，道观遍布全国名山大邑，以茅山和终南山最为显赫。经箓道教中，各道派等级由低到高依次为正一派、三皇派、高玄派、升玄派、灵宝派、上清派。其中，**上清派**是经箓道教中品级最高的道派，以茅山为本山，师徒传承有序，高道频出，是隋唐五代影响最大的道派。

## 十、杨上善

杨上善（589—681 年），隋末唐初人，是道家医者的典型代表。杨上善曾任隋朝太医侍御，他不但在《内经》研究方面独辟新径，自成一家，并且精通老庄。根据《旧唐书·经籍志》的载录，他著有《黄帝内经太素》三十卷、《黄帝内经明堂类成》十三卷等医书，其他还有《老子注》二卷、《老子道德指略论》二卷、《略论》三卷及《庄子》十卷。

首先，杨上善在书中凡引老子之言，必恭称"玄元皇帝"。"玄元皇帝"是唐代崇道皇帝高宗李治为老子加封的尊号，据此可以推断杨上善生活于隋末唐初，而《黄帝内经太素》一书极有可能是在唐初撰定的。有感于当时《黄帝内经》传本体例编排之弊，杨上善将《素问》《灵枢》的 162 篇全部拆散，按其内容的不同性质，归纳为摄生、阴阳、人合、脏腑、经脉、腧穴、营卫气、身度、诊候、设方、九针、补养、伤寒、寒热、邪论、风论、气论、杂病等十八个大类，并于每一个大类之下又分若干小类，详加注解，名之为《黄帝内经太素》，凡三十卷。此书体例严谨，纲目分明，子目章句秩序井然，显著提升了《内经》理论的系统性，便于医者把握核心要义。这种对《内经》进行**分门别类**的研究，杨上善实乃历史上第一人，为后世研究《内经》开创了一条切实可行的新径，广受医家赞誉。

## 十一、王远知

隋文帝**杨坚**原本是佛教信徒，北周后期，著名道士**焦子顺**自称能"役使鬼神"，他密告杨坚有天命之符，助力杨坚阴谋夺取北周政权，助隋灭周，立了大功，故被尊为"**天师**"。隋王朝的第一个年号是"开皇"，而且，隋朝在皇宫附近设置了"玄都观"，其相当于国立宗教研究所，可见隋朝对道教的尊崇，道教也由此逐渐显赫。不过，由于杨坚幼年乃女尼智仙养大，他自称"我兴由佛法"，所以在隋初制定国策时，将三教次序定为**佛先、道次、儒末**。而隋炀帝杨广则更加信任道士，尤其是陶弘景的弟子王远知。

陶弘景的弟子王远知（509—635 年），15 岁拜师陶弘景，学习上清派"三洞法"。他先后得到陈宣帝、隋炀帝、唐高祖、唐太宗和武则天的尊崇。陈宣帝陈顼下诏，宣王远知在重阳殿传授道法。大业七年（611 年），隋炀帝杨广在涿州临朔宫召见王远知，亲执弟子礼，问以仙道事。隋炀帝归朝，王远知扈驾洛都，奉敕于中岳修斋仪，复诏王远知移居洛阳玉清玄坛。王远知曾给李渊密传符命，李渊称帝后，为了提高李姓门第以及出于政治需要，将道教祖师老子李耳奉为唐王室的祖先，兴道抑佛。武德八年（625 年），唐高祖李渊亲到国子监，颁布《先老后释诏》，称"老教孔教，此土先宗；释教后兴，宜崇客礼。令老先、次孔、末后释。"确立了三教按照**道先、儒次、佛末**的顺序。接着，王远知逢迎秦王李世民，亲授三洞法策于官邸，说他将成为太平天子，坚定地拥护李世民。

唐太宗李世民登上帝位后，在茅山为王远知建造**太平观**，表示崇敬。唐太宗于贞观十一年（637 年）下诏论定佛道优劣，重申**崇道抑佛**的政策，确立男女道士地位在僧尼之上。至唐高宗李治时，他又亲至亳州拜谒太上老君庙，追封**老子**为"太上玄元皇帝"，下诏以《道德经》为上经，命百官和贡举人诵习，还敕令道士隶属管理宗室事务的部门。

## 十二、司马承祯

司马承祯（639—735 年）。继王远知之后，上清道派由**潘师正**任统帅，将中心由茅山迁至**嵩山**，延续南北道教融合的进程。经司马承祯、李含光等的推动，**茅山上清派**成为唐代道教教学核心，与**天师道**一起，构成道教的主流派。

虽然王远知、潘师正等人的医学事迹已很难稽考，但潘师正的弟子、上清派茅山宗第十二代宗师司马承祯却是颇具影响的道家医者。他的个人文学修养极深，与陈子昂、卢藏用、宋之问、王适、毕构、李白、孟浩然、王维、贺知章并称为"仙宗十友"。其著作《天隐子》《形神坐忘论》主张主静去欲，重内轻外，提倡"渐门"修行理论，融合佛教教义，创立新的道教理论，对道教的发展起了极大作用，而且其长生内炼养气的思想及炼丹所用药草均对中医学有重要贡献。

## 十三、孙思邈

唐朝道家医者最具代表性的人物是被后世尊称为"药王"的孙思邈（？—682年），京兆华原（今陕西省铜川市耀州区）人。孙思邈在唐永淳元年（682年）去世，其生年存疑。多数学者据文献记载推定为隋开皇元年（581年），享年102岁；近现代道教学者陈撄宁则依《新唐书》等考证为西魏大统七年（541年），享年142岁。无论何说，作为精于炼丹养生的道家医者，其成就备受后世推崇。

孙思邈认为，"人命至重，有贵千金；一方济之，德逾于此"，故将他自己的两部著作均冠以"千金"二字，名《备急千金要方》和《千金翼方》。《备急千金要方》是中国历史上第一部临床医学百科全书，首创二十四项医学成果。

《备急千金要方》曰："凡欲为大医，必须谙《素问》《甲乙》《黄帝针经》明堂流注、十二经脉、三部九候、五脏六腑、表里孔穴、本草药对，张仲景、王叔和、阮河南、范东阳、张苗、靳邵等诸部经方，又须妙解阴阳禄命，诸家相法，及灼龟五兆、周易六壬，并须精熟，如此乃得为大医。若不尔者，如无目夜游，动致颠殒。次须熟读此方，寻思妙理，留意钻研，始可与言于医道者矣。又须涉猎群书，何者？若不读五经，不知有仁义之道。不读三史，不知有古今之事。不读诸子，睹事则不能默而识之。不读《内经》，则不知有慈悲喜舍之德。不读《庄》《老》，不能任真体运，则吉凶拘忌，触涂而生。至于五行休王，七曜天文，并须探赜。若能具而学之，则于医道无所滞碍，尽善尽美矣。"此段系统阐明良医需兼通医学经典、文史哲及术数之学，为后世医家树立了治学典范。

《备急千金要方》又云："古之善为医者，上医医国，中医医人，下医医病。"良相治国平天下，以仁政救民；良医悬壶济世，以仁术救民。这直接启迪北宋名臣范仲淹产生"不为良相，便为良医"的理念。医政相通，上医医国，其精髓在于"护生"；中医医人，其精髓在于"养生"；下医医病，其精髓在于"救生"。

孙思邈在临床实践中，特别重视"意"对"医"的重要影响，《千金要方·养性篇》首次明确提出了"**医者，意也。善于用意，即为良医**"的观点，基于这一观点，孙思邈沿用了传统的"祝由"，将道家"禁咒""符引"治病的方法作为精神疗法的主要形式，《千金翼方·禁经》曰："医方千卷，未尽其性，故有汤药焉，有针灸焉，有禁咒焉，有符印焉，有导引焉，斯之五法，皆急救之术也。""符"是形象的文字，"咒"是神秘的语言。

孙思邈的炼丹著作《太清丹经要诀》也是道门鸿宝，比较有名的丹药，如更生丹、太一神精丹、五灵丹、八石丹、小还丹、红景丹、艮雪丹等皆出自此丹诀之中。这些丹药不是为了修仙，而是为了治病，将"仙药"转为"医药"，从而把道家的炼丹术与医术结合起来，把炼丹术引向了正确的方向。最显著的例子是用"**太一神精丹**"治疟，几乎百发百中。《备急千金要方》曰："其疟病积久，百方不瘥，又加心腹胀满、上气、身面脚等并肿垂死者，服一丸，吐即瘥，亦有不吐瘥者。若不吐复不瘥者，更服一丸半。仍不瘥者，后日增半丸渐服，无有不瘥。"原来此丹能治疟疾在于其成分含有**砒霜**。现代药理实验证明，砒霜在一定用量范围内（如一次用量在千分之三克时），可治疗疟疾。按孙思邈的用量，一丸只有黍粒大小，含砒霜量极微，故治疟有奇效。用砒霜治疟，西方直到 1786 年才由英国医师福勒发现，他所使用的亚砷酸钾溶液（含砒霜药液）被称为"Fowler's solution"（福勒液），这比我国的孙真人可要晚了一千多年。孙思邈终身不仕，隐于山林。宋徽宗崇宁二年（1103 年），他被追封为"**妙应真人**"。

## 十四、王冰

唐朝道家医者的另一个代表人物是王冰（710—805 年），道号**启玄子**。唐宝应中为太仆令，故称"王太仆"。其著有《黄帝内经素问补注》二十四卷、《玄珠密语》十卷、《昭明隐旨》三卷。

《黄帝内经素问补注释文·序》曰："冰弱龄慕道，夙好养生，幸遇真经，式为龟镜。"《玄珠密语·序》曰："得遇玄珠，乃师事之尔。即数年间，未敢询其太玄至妙之门，以渐穷渊源，方言妙旨。授余曰，百年间可授一人也，不得其志求者，勿妄泄矣。余即遇玄珠子，与我启萌，故自号启玄子也。谓启问于玄珠子也。今则直书五本，每本一十卷也，头尾篇类义同，其目曰

《玄珠密语》，乃玄珠子密而口授之言也。"

王冰专心问道，得遇**玄珠先生**，获得启蒙和秘传，于是便自取道号为"启玄子"，意为"启于玄珠子也"。"玄珠"一词，源于道家。《庄子·天地》曰："黄帝游乎赤水之北，登乎昆仑之丘而南望，还归，遗其玄珠。"庄子将天地之"道"比喻为"玄珠"。

王冰是唐代以前注释《黄帝内经》三大家（全元起、杨上善、王冰）中成就最大、影响最为深远者。王冰对《黄帝内经素问》的注释和整理，历时十二年。当时《素问》第七卷已佚，王冰自述从其老师"张公"那里得到这卷佚书，计有"天元纪大论""五运行大论""六微旨大论""气交变大论""五常政大论""六元正纪大论""至真要大论"等七篇，又称**运气七篇**，全部补入。这使得中医五运六气理论的研究和传承得以继续。就中医运气医学来说，王冰是第一功臣！

在《素问·上古天真论》的注释中，王冰引《老子》10条，《庄子》1条，《庚桑楚》3条，《广成子》1条，《真诰》1条，共计引用道书经文16条，由此可见他笃信道家。另外，王冰在注解《素问·至真要大论》的"诸寒之而热者取之阴，热之而寒者取之阳，所谓求其属也"时，提出"益火之源，以消阴翳；壮水之主，以制阳光"的治病大法，成为中医治疗学的核心治则，为后世医家所宗。

## 十五、陈抟

北宋的第三位皇帝宋真宗赵恒多次在道教的支持下上演"天书下降"的伎俩，欺骗世人。赵恒不仅模仿汉武帝之封禅，还模仿唐高祖尊老子李耳为祖宗的做法，编造道教神仙**赵玄朗**为自己的祖宗。《续资治通鉴长编》曰："圣祖名，上曰玄，下曰朗，不得斥犯。"赵恒在1012年下诏，尊同姓赵玄朗为道教始祖，改变了唐朝以来对道教**"以老子为祖，以茅山派为尊"**的局面，陶弘景在道教中的地位也随之下降。

宋辽金元时期，儒、道、释三教融合的思想已占上风，其道派大致分四类。其一是由神仙道教和禅宗融合而成的内丹派，即**全真道**南宗和北宗。其二是传统的**天师道**经箓派道教，即龙虎山（正一道）、阁皂山（灵宝派）、茅山（上清派）三山符箓。其三是由经箓派和内丹派融合而成的**雷法诸道**，包括神霄派、清微派、武当派、天心派等。其四是以儒家学派与道教融合而产生的新道派，如净明派及北方新创的太一道、真大道等。这一时期道教史上最大的变化就是**内丹派**的创立和成熟。魏晋时期以《抱朴子内篇》为代表的道书对老子长生久视之说多有阐释，其中包含对不老不死境界的追求。而宋辽金元时期的内丹家，则提出"长生"就是延长生命，炼成"永存之元神"，与道融为一体，是其修炼的目标。

陈抟（871—989 年），北宋初著名道士、内丹家，字图南，号扶摇子，亳州真源（今河南省鹿邑县，另说在今安徽省亳州市）人。陈抟一生历经多朝，文德元年（888 年），陈抟受唐僖宗李儇召见，赐号"清虚处士"。后晋天福十二年（947 年），陈抟同麻衣道者隐居华山云台观，常游历于华山、武当山九室岩和少华山石室，与隐士李琪、吕洞宾等为友。后周显德三年（956 年），陈抟受后周世宗柴荣召见，柴荣任命其为"谏议大夫"，陈抟不仕，赐号"白云先生"。北宋雍熙元年（984 年），宋太宗赵光义第二次召见陈抟，赐号"**希夷先生**"。端拱二年（989 年），陈抟去世于华山张超谷，享年 **118 岁**。陈抟著有《胎息诀》《指玄篇》《观空篇》《麻衣道者正易心法注》《易龙图序》《太极阴阳说》《太极图》《先天方圆图》等。

陈抟于道学、医学的最大贡献是作**《无极图》**，刻于华山石壁之上，供道士炼丹之用。以后衍化为现在的太极图。宋儒周敦颐的《太极图说》即源于陈抟的《无极图》，陈抟的思想对宋代理学产生了极大影响。以张伯端为开山祖师的道门南宗和以王重阳为祖师的道门北宗，均受陈抟影响。明代孙一奎、赵献可、张景岳等命门学派医家，主温补，其所用之太极图，所倡之命门说，亦皆本自陈抟。所以陈抟一直是道、儒、医中备受推崇的人物。

陈抟以睡功闻名，他有一首著名的**《对御歌》**，其曰："臣爱睡，臣爱睡，不卧毡，不盖被。片石枕头，蓑衣铺地。震雷掣电鬼神惊，臣当其时正鼾睡。闲思张良，闷想范蠡，说甚孟德，休言刘备。三四君子，只是争些闲气。怎如臣向青山顶上，白云堆里，展开眉头，解放肚皮，且一觉睡。管甚玉兔东升，红轮西坠！"

## 十六、王怀隐

王怀隐（925—997 年），又名怀德，北宋时期宋州睢阳（今河南省商丘市）人。

《宋史·列传第二百二十方技上》曰："王怀隐，宋州睢阳人。初为道士，住京城建隆观，善医诊。太宗尹京，怀隐以汤剂祗事。太平兴国初，诏归俗，命为尚药奉御，三迁至翰林医官使。三年。吴越遣子惟濬入朝，惟濬被疾，诏怀隐视之。初，太宗在藩邸，暇日多留意医术，藏名方千余首，皆尝有验者。至是，诏翰林医官院各具家传经验方以献，又万余首，命怀隐与副使王祐、郑奇、医官陈昭遇参对编类。每部以隋太医令巢元方病源候论冠其首，而方药次之，成一百卷。太宗御制序，赐名曰《太平圣惠方》，仍令镂板颁行天下，诸州各置医博士掌之。怀隐后数年卒。"

王怀隐初为道士，在京城津隆观修道，并以医术知名。因常为宋太宗**赵光义**治病，所以被诏令还俗。宋太宗于太平兴国初诏其为官，初任尚药奉御，后迁翰林医官使。太平兴国三年（978 年），宋太宗命王怀隐与王祐、郑奇、陈昭遇等人编修大型医方书**《太平圣惠方》**，于淳化三年（992 年）完成，历时 15 年。王怀隐对中国医学的最大贡献就是主编了《太平圣惠方》一百卷。该书是一部理、法、方、药体系完整的官修医书，汇录两汉以来迄于宋初各代名方 16834 首，临床应用价值很高。由宋太宗亲自作序并确定书名，颁行天下。

## 十七、张伯端

张伯端（987—1082 年），字平叔，道号紫阳，北宋台州临海（今浙江省临海市）人。敕封**紫阳真人**，世称**"张紫阳""悟真先生"**。张伯端被全真道尊为"南宗始祖"，并与杏林翠玄真人石泰、道光紫贤真人薛式、泥丸翠虚真人陈楠、琼炫紫虚真人白玉蟾被全真道奉为"南宗五祖"。

在青城山遇到刘海蟾（吕洞宾传人）传授"金丹药物火候之诀"之后，张伯端于熙宁八年（1075 年）著成《悟真篇》。张伯端的《悟真篇》倡导"儒释道三教归一"，在道教传统的命功的基础上，引入儒家"穷理尽性"和佛教"达本明性"的心性修养方法，将隐匿在金丹术中的内丹妙道系统阐释，形成**"性命双修，先命后性"**的南宗丹法。《悟真篇》是一部具有中国道教史划时代意义的著作，被誉为**"千古丹经之祖"**。他主张以内丹为修仙途径，以"性命双修"为其内炼大旨，以人体为鼎炉，以人的身心中的精气为药物，以神为火候，通过内炼，炼神返虚，使精气凝聚不散，结成"金丹大药"。《四库全书》将其所著**《悟真篇》**与汉代魏伯阳的《周易参同契》并称"万古丹经王"。张伯端在天台山坐化，享年 97 岁。

张伯端还著有脉学专著**《八脉经》**，对奇经八脉的分布、循行路径提出了新的见解，大大丰富了传统经络学说。明代著名医药学家李时珍在《奇经八脉考》一书中曾引述并给予高度评价。

《奇经八脉考》记载："张紫阳《八脉经》云，八脉者，冲脉在风府穴下，督脉在脐后，任脉在脐前，带脉在腰，阴跷脉在尾闾前、阴囊下，阳跷脉在尾闾后二节，阴维脉在顶前一寸三分，阳维脉在顶后一寸三分。凡人有此八脉，俱属阴神，闭而不开。惟神仙以阳气冲开，故能得道。八脉者，先天大道之根，一气之祖，采之惟在阴跷为元。此脉才动，诸脉皆通。次督、任、冲三脉，总为经脉造化之源。而阴跷一脉，散在丹经，其名颇多：曰天根，曰死户，曰复命关，曰酆都鬼户，曰生死根，有神主之，名曰桃康。上通泥丸，下透涌泉，倘能知此，使真气聚散，皆从此关窍，则天门常开，地户永闭，尻脉周流于一身，贯通上下和气，自然上朝，阳长阴消，水中火发，雪里花开。所谓天根月窟闲来往，三十六宫都是春。得之者，身体轻健，容衰返壮，昏昏默默，如醉如痴，此其验也。要知西南之乡，乃坤地，尾闾之前，膀胱之后，小肠之下，灵龟之上，此乃天地逐日所生气根产铅之地也，医家不知有此。频湖曰，丹书论及阳精、河车，皆往往以任、冲、督脉、命门、三焦为说，未有专指阴跷者。而紫阳八脉经所载经脉，稍与医家之说不同，然内景隧道，惟反观者能照察之，其言必不谬也。"

对于奇经八脉，尤其是阴跷脉，中医的认知非常有限，因此李时珍评价其"医家不知有此"。而张伯端通过修炼，"反观照察""内景隧道"，补充了这一缺陷。由此可见，经络的发现，最初可能并非源于医学实践，而是源于道家的修炼。

## 十八、王重阳

宋徽宗赵佶（1082—1135 年），宋朝第八位皇帝，是历史上著名的崇道皇帝，本人信奉道教并兼任教主，自号"教主道君皇帝"，以道教教主身份治理道教。神霄派道士林灵素编造说宋徽宗乃上帝之长子神霄玉清王转世，他宠幸的奸臣蔡京、童贯之流是仙伯、仙吏，宠妃刘氏是九华玉真安妃转世。宋徽宗崇道，处处模仿唐玄宗，然唐玄宗崇道是在国家强盛社、会安定之时，宋徽宗则在国家贫弱、社会动荡之际。在道士郭京之流靠斋醮和六甲神术抗御金兵不灵时，宋徽宗便身着道袍做了金人的俘虏。

北宋灭亡后，南宋王朝君臣上下崇尚程朱理学，整日空谈心性。北方的汉人眼见复国无望，转向宗教中寻求慰藉。金朝统治者出于政治需要，支持道教以缓和民族矛盾。

金元时期，全真道和正一道开始崛起。全真道，含义是"**全黄老之真**"，创始人是王重阳，他的七位大弟子，马钰、谭处端、邱处机、刘处玄、王处一、郝大通、孙不二等称为"北七真"。在七真传教期间，全真道形成了遇仙派、南无派、随山派、龙门派、嵛山派、华山派、清静派等七个分派。之后全真道南宗和北宗合并，南宗和北宗关于"先命后性""先性后命"的不同理念被"性命双修"所取代。

南天师道、北天师道与上清派、灵宝派、净明派等各派逐渐合流，到元代并为**正一派**。元大德八年（1304年），元代皇帝正式封张道陵第38代孙张与材为"**正一教主**"，并统领全国道教。从此，道教形成了**南方的正一道和北方的全真道**这两大流派。

王重阳（1112—1170年），原名中孚，字允卿，入道后改名喆，字知明，号**重阳子**，宋末咸阳（今陕西省咸阳市）人。传说王重阳遇吕洞宾而修道，是全真道的开创者，被尊为全真北五祖之一。元世祖忽必烈敕封王重阳为"重阳全真开化真君"，元武宗孛儿只斤·海山进一步加封王重阳为"重阳全真开化辅极帝君"。

全真道不崇尚符箓，不事黄白炼丹之术。提出"儒门释户道相通，三教从来一祖风"的三教平等主张，以内丹为金丹，提倡"**性命双修**"，要求弟子"凡人入道，必戒酒色财气、攀缘爱念、忧愁思虑，此外更无良药矣"。

全真道要求每个道士都要成为一名医者，不懂医药就不能学道。王重阳《重阳立教十五论·第四论合药》曰："药者，乃山川之秀气，草木之精华。一温一寒，可补可泄；一厚一薄，可表可托。肯精学者，活人之性命；若盲瞽者，损人之形体。学道之人，不可不通；若不通者，无以助道。不可执着，则有损于阴功，外贪财货，内费修真，不足今生招愆，切忌来生之报，吾门高弟，仔细参详。"

## 十九、马钰

马钰（1123—1183年），金代山东宁海（今山东省烟台市牟平区）人。马钰是王重阳的大弟子，全真遇仙派宗师，全真道第二任掌教，道号"**丹阳子**"，世称"**马丹阳**"。马钰悟性甚高，深得王重阳器重，王重阳待之如弟，以致同为王重阳弟子的谭处端、刘处玄、王处一、邱处机等人竟以师叔称之。

马丹阳精通医药，尤其擅长针灸之术，创立了"马丹阳天星十二穴"，治疗五脏六腑十二经脉的各种病症。最初仅在道门内秘传，后经弟子薛真人外传。明朝徐凤《针灸大全》收录了"马丹阳天星十二穴治杂病歌"，其记载："三里内庭穴，曲池合谷接，委中配承山，太冲昆仑穴，环跳与阳陵，通里并列缺。合担用法担，合截用法截，三百六十穴，不出十二诀。治病如神灵，浑如汤泼雪，北斗降真机，金锁教开彻。至人可传授，匪人莫浪说。"

## 二十、邱处机

邱处机（1148—1227年），登州栖霞（今山东省烟台市栖霞市）人，字通密，号**长春子**，全真道第五任掌教。在王重阳的七大弟子中，邱处机对全真道的传播和发展功绩最大。全真道**龙门派**在全真道北七真派中最为兴盛，是全真道传承的主要教派，故道门称"是教也，源于东华，流于重阳，派于长春"，将邱处机与王重阳相提并论。

金元交替之际，邱处机审时度势，看破了金与南宋必为蒙古人所灭的政治趋势，不奉南宋和金人之诏，而奉了远征西域的成吉思汗之诏。邱处机以七十余岁高龄，率十八弟子，跋涉数万里，历时四年，经数十国，在西域雪山行营见到成吉思汗。太祖问他如何治理天下，他回答以"敬天爱民"为本。《长春真人西游记》记载："（元太祖）问，真人远来，有何长生之药以资朕乎？师（邱处机）曰，**有卫生之道，而无长生之药**。"意指有保养身体健康及预防疾病的摄生之法，而没有使人长生不死的丹药，此语从而成为道家医者的至理名言。正大四年（1227年），成吉思汗下诏将天长观改名**长春宫**（今**北京白云观**），并赠"金虎牌"，称"道家事一切仰'神仙'处置"，即诏请邱处机掌管天下道教，并下诏免除道门的差役赋税，这奠定了全真教在元代大发展的社会政治基础。当时长春宫是全真道活动中心，全真三大祖庭即为**白云观、万寿宫、永乐宫**。

邱处机著有《摄生消息论》《大丹直指》《磻溪集》等著作。元太祖二十二年（1227年），邱处机羽化于宝玄堂，殡于白云观处顺堂（今北京白云观丘祖殿），至今白云观仍为全国道教中心。元世祖至元六年（1269年），诏赠邱处机为"长春演道主教真人"。元武宗至大三年（1310年）加封其为"长春全德神化明应真君"，后世称为"**长春真人**"。邱处机重视传统中医药在修道养生中的作用，对外炼丹药祈求长生予以否定。

元世祖忽必烈即位，封其师番僧八思巴为国师，以藏传佛教为国教。忽必烈先后两次下令焚毁《道藏》及其经版，声称除老子《道德经》外尽是伪经。如今《道藏》古经残缺不全，皆因元代焚经之祸而来。

## 二十一、崔嘉彦

崔嘉彦（1111—1191 年），字希范，号紫虚、紫虚道人，世称"**崔真人**"，南康军建昌（今江西省永修县）人，南宋医学家，道士。南宋淳熙年间，朱熹担任"知南康军"，崔嘉彦在不远的西原山建立道观。崔嘉彦的亲传弟子有四代之多，因其祖师崔嘉彦隐于庐山西原，故称"**西原脉学**"。

崔嘉彦撰写了《**紫虚脉诀**》，又称《**四言脉诀**》《**崔真人脉诀**》，该书在脉学理论上有很大创新，独树一帜。崔嘉彦强调"以浮、沉、迟、数为宗，风、气、冷、热主病""更看三部""更看五脏"，把脉象、三部、脏腑结合起来阐述脉证规律，建立了"四脉为纲"辨脉辨证新体系。本书一共 3000 字，按照四字一句写成，押韵叙述，朗朗上口，通俗易懂，成功地将复杂深奥的脉学知识以简明晓畅的形式进行了概括和表述，便于学医者习诵、理解和掌握，易于推广，以至成为后世学习和传授脉法的重要蓝本，反复为其他脉学著作所借鉴。

（清）永瑢《四库全书总目提要》对于《紫虚脉诀》评价很高，其中记载："考紫虚真人为宋道士崔嘉彦。陶宗仪《辍耕录》称，宋淳熙中，南康崔紫虚隐君嘉彦，以《难经》于六难专言浮沉，九难专言迟数，故用为宗，以统七表八里，而总万病，即此书也。"

（清）吴谦编撰《医宗金鉴》，即取崔氏《脉诀》合医经论色诊之文，以成《四诊要诀》。自此以后，国家考试脉诊，即以崔氏《脉诀》为凭。

## 二十二、刘完素

金元时期是中医历史上继春秋战国之后，第二个著名的学术争鸣时期。纪昀《四库全书总目》记载："儒之门户分于宋，医之门户分于金元。"刘完素、张从正、李杲、朱震亨等四人被尊称为金元四大家，而四大家之首的"寒凉派"创始人刘完素就是道家医者。

刘完素（约公元 1110—1200 年），别号宗真子，又号通元处士，河间（今河北省河间市）人。《金史·列传第六十九》记载："刘完素，字守真，河间人。尝遇异人陈先生，以酒饮守真，大醉，及寤，洞达医术，若有授者。乃撰《运气要旨论》《精要宣明论》，虑庸医或出妄说，又著《素问玄机原病式》，特举二百八十八字，注二万余言。然好用凉剂，以降心火、益肾水为主。自号通元处士云。"

刘完素本人也声称其医术得自道人传授，《素问玄机原病式》的"程道济序略"中记载："守真先生者，本河间人也。姓刘，名完素，字守真。夙有聪慧，自幼耽嗜医书，千经百论，往往过目无所取，皆谓非至道造化之用。因披玩《素问》一经，朝勤夕思，手不释卷……一时于静室澄神晏坐，沈然毕虑，探索难解之义，神识杳冥，似寤寐间，有二道士自门而入，授先生美酒一小盏，若橡碗许，咽而复有，如此三二十次，咽不能尽。二道人笑曰：如厌饮，反吐于盏中。复授道者，倒于小葫中。道者出，恍然一醒，觉面赤酒香，杳无所据，急于内外追之不见，而后因至心灵大有开悟。此说几乎诞妄，默而不言，以仆为知言，先生故以诚告。与夫史称扁鹊遇长桑君饮药，以此视病，尽见五脏症结，特以诊脉为名，亦何异焉。因著医书《内经运气要旨论》《医方精要宣明论》二部，总一十七万余言，精微浩瀚，造化详悉，而又述《习医要用直格》并药方，已板行于世。外又作《素问玄机原病式》，并注二万余言。"

刘完素一生贡献显著，著作颇丰，计有《素问玄机原病式》1卷、《宣明论方》15卷、《伤寒直格方》3卷、《伤寒标本心法类萃》3卷、《图解素问要旨论》8卷、《治病心印》1卷、《刘河间先生十八剂》1卷、《素问原机气宜保命集》3卷、《伤寒心镜》1卷、《伤寒医鉴》1卷。他把《内经》中有关火热病致病原因的内容选摘出来，加以阐释，就是著名的"病机十九条"，并提出了"六气皆从火化"的观点。他所创立的凉膈散、防风通圣散、天水散、双解散等，都是效验颇佳的著名方剂，至今仍被广泛应用。明正德二年（1507年）敕封其为"刘守真君"，以扬圣名。

道教自金元以后，逐渐走上衰落。尽管元初曾一度繁荣，但好景不长，元中期以后在道佛教理辩论中，道教徒两次败北，被迫焚毁道经，恢复部分已改为道观的佛寺，道教受到严重打击，连元初显赫一时的全真道教也逐渐偃旗息鼓，从此再也没有恢复道教鼎盛时期的境况。

明太祖朱元璋曾经做过和尚，他依靠明教之类的宗教，通过农民起义取得政权，深知其中利害。因此朱元璋登基之后，开始对道教实施管制。他制定道录司，掌管天下道士；在府置道纪司，州置道正司，县置道会司分掌其事。限制州县寺观，"宽大可容众者"只能有一所，并不准私自修建。建立严格的"度牒"制度，限年给牒，并需审送考试，不合格者予以淘汰。朱元璋提倡儒教、压制佛道的政策，加速了佛道二教的衰落。

## 二十三、韩懋

韩懋（1441—1522 年），字天爵，明朝四川泸州人。年幼时体弱多病，几乎无病不历，无日不药。家中亲人也多病弱。因而由儒入医，且以身病试术。始则师其表舅华氏恒研和金华王山人，后又得武夷黄鹤老人、武当山人、庐山休休子等传授秘方。韩懋曾历游南北各地，并改名为**白自虚**，号**飞霞子**，以医术驰名，人称"**白飞霞**"。明正德年间被召见，以医术为武宗治病有功，赐号"**抱一守正真人**"，赐建飞霞宫。

韩懋著有《韩氏医通》2 卷、《杨梅论治方》1 卷、《海外奇方》等，现仅存《韩氏医通》，《韩氏医通》是一部少而精之作。虽然在《史记》中曾记述了仓公淳于意"表籍所诊"的史实，但在中医学史上最早设计并提出比较完整的病历格式的医家则是韩懋。

韩懋所创立的三子**养亲汤**、**黄鹤丹**、**青囊丸**等，功效显著，至今为临床喜用。三子养亲汤，以苏子主治气喘咳嗽，白芥子主治痰，萝卜子主治食痞兼痰。韩懋云："三子者，出自老圃，其性度和平芬畅，善佐饮食奉养，使人亲有勿药之喜。"故其治"高年咳嗽，气逆痰痞，甚切"。黄鹤丹，香附为主，黄连减半，俱选择净料，共制为极细末，水糊为丸，梧子大。青囊丸，香附子略炒，不拘多少，为主；乌药略泡，减附三分之一。用以治多种妇人气郁为患的疾病。

## 二十四、孙一奎

孙一奎（1522—1619 年），字文垣，号东宿，别号生生子，明代嘉靖至万历年间，安徽省休宁县人。著有《赤水玄珠》30 卷，《医旨绪余》2 卷及《生生子医案》5 卷。

孙一奎在**罗浮道人**的指点下，依据《庄子·天地》中"**象罔得玄珠**"的寓言故事，将其最重要的著作命名为**《赤水玄珠》**。孙一奎最擅长援道入医，《赤水玄珠》引述了许多道门中常用的丹方及其炼制法，如"取红铅法""制白铅法""制灵铅法""制真土法""宝珠丹""阴炼秋石法""阳炼秋石法""炼伏火黄芽法""炼黄芽法""三妙丹""三元丹""五精丸""紫虚延龄丹""紫石英散"等。

孙一奎将唐末五代以来道教内丹术关于肾命门的认识引入医学，系统阐述了命门——肾间动气论。他提出，命门在两肾中间，其中含一点真气，人之生命活动有赖于真气发动，所以真气又称动气或原气，而其发生之处称为命门。他认为命门之义"犹如儒之太极，道之玄牝也"。孙一奎对命门学说的阐述早于命门学说的代表医家赵献可和张介宾，对明代传统医学理论的发展作出了积极贡献。王冰《素问·金匮真言论》引《正理论》曰："三焦者，有名无形，上合于手心主，下合右肾主。"此后，遂有命门、三焦为表里，同属相火之说。孙一奎对此提出异议，他明确提出："命门不得为相火，三焦不与命门配。"

孙一奎接受了朱震亨"相火论"的观点，认为"三焦、包络为相火"。三焦属腑，包络属脏，它们之间不同于其他五脏与五腑的关系。孙氏认为，三焦为气父、为表；包络为血母、为里。二者俱属手经，相为表里。盖包络上归于心，心主血脉，又属六脏之一，属阴，故为血母，为里；三焦主持诸气，为气化之通路，属六腑之一，属阳，故为表。正因为二者一主气，一主血，二者配合，协调一身之气血，主持一身气血之运行，故对人体生命活动的维持起着重要作用。

在《医旨绪余》的"命门图说"和"右肾水火辨"这两篇文章中，孙一奎引用《易经》和道家《黄庭经》《中和集》的理论来解释《难经》的命门学说，认为命门乃两肾间动气，人之生命所司，为精神之所舍，原气之所系，因此《铜人图》绘命门穴在两肾俞中间，深得《难经》之旨。孙一奎临床注重命门、三焦元气的保护与治疗，重视温补。后世学者将其归属于**温补派**医家。

## 二十五、张景岳

张景岳（1563—1640 年），名介宾，字会卿，号景岳，别号**通一子**，明末会稽（今浙江省绍兴市）人，明代杰出医学家，道家医者代表人物。著有《类经》32 卷、《类经图翼》15 卷、《类经附翼》4 卷、《景岳全书》64 卷、《质疑录》1 卷等中医学经典著作。

后世对张景岳有"**仲景以后，千古一人**"的赞誉，张景岳为**温补学派**一代宗师，创制左归丸、右归丸、大补阴丸、**知柏地黄丸**等名方，倡导"阴阳相济"治法，纠重阴忽阳之偏；针对朱丹溪之"阳常有余，阴常不足"和"气有余便是火"的观点，提出"**阳常不足，阴本无余**"和"**气不足便是寒**"的观点。他在《类经图翼·大宝论》中曰："天之大宝只此一丸红日，人之大宝只此一息真阳。"强调了阳气的重要性。

张景岳在《景岳全书·治形论》中提出了治病的一项重要法则："凡欲治病者，必以形体为主；欲治形者，必以精血为先，此实医家之大门路也。"因而，景岳治疗诸虚不足之证，多以填补真阴，滋养精血，治疗形质为先务。其用于治形的药物，如熟地黄、当归、枸杞子等，其中尤喜以熟地黄为主药。他认为"形体之本在精血，熟地以至静之性，以至甘至厚之味，实精血形质中第一品纯厚之药"。他也认为熟地黄得升、麻则能发散，得桂、附则能回阳，得参、芪则入气分，得归、芍则入血分。因为他善用熟地黄，故人称**"张熟地"**。

张景岳还力倡用药宜精。药杂味多，则药力必不能专。故药味精简，是景岳处方用药的又一大明显特色。据统计新方八阵计 186 方，每方药物超过 10 味的仅见 13 方，约占总方的 **7%**；用药数以 **6～8 味**居多，共 88 方，约占 **47%**；而 5 味药以下者共有 58 方，约占 **31%**。平均用药，每方 6 味。

## 二十六、赵献可

赵献可（1573—1664 年），字养葵，自号**医巫闾子**，为明朝万历、崇祯年间鄞县（今浙江省宁波市）人。著有《医贯》《内经钞》《素问钞》《经络考》《正脉论》《二体一例》，其中**《医贯》**最为著名。

赵献可强调"命门"之重要，故"一以贯之"，命其书名为《医贯》。本书是关于命门学说的重要著作。《医贯》记载："但命门无形之火，在两肾有形之中……两肾俱属水，左为阴水，右为阳水。以右为命门，非也。命门在两肾中。"

赵献可提出命门有位而无形，两肾有形属水，命门无形属火。赵献可所用的壮水、益火之剂，乃以"六味、八味出入增减，以补真阴"。六味丸主治肾虚不能制火的阴虚火动之证，补益无形之水，壮水之主以制阳光。八味丸中既用六味壮水，又以桂、附于水中补火，使水火得养而肾气自复，为益火消阴之剂。在运用六味、八味时，赵献可反对杂加脾胃药或其他寒凉药。他特别提出人参是脾经药，引不得肾经。黄柏、知母苦寒，不能治无形之火，却反戕脾胃，且认为方中**泽泻**不可减去。

## 二十七、异远真人

明清时期，道家发展中的另一特色是**"道与武"**的结合，其主要表现是武术对道教文化的采纳与吸收。中华武术在宋金元以后渐趋成熟，并多方面吸收道家功理功法以发展武术，道家思想的"以静制动，以柔克刚""因敌变化，后发制人"及道家阴阳五行理论，均成为武术技击理论的指导原则，武术中内家拳的三大流派——太极拳、形意拳、八卦掌，无不以道家思想为指针。

武家与道家结合的另一结果是促进了道家医学在**伤科**治疗方面的发展。这方面的典型代表是明代异远真人所著的《**跌损妙方**》，本书对明清武术伤科有较大的影响。其药方"**七厘散**"至今为少林伤科要药，其基本成分是继承唐代**蔺道人**的整骨方发展而来的。《跌损妙方》《用药歌》论述了伤科药物性味及主治，为明以前治伤药方的总结。特别值得注意的是《跌损妙方》中"**血头行走穴道歌**"，指出人身气血运行在十二时辰中可分别经过不同穴道，这是中医经络学说**子午流注**理论在伤科中的运用。

## 二十八、傅山

清朝贵族信仰**藏传佛教**，取得政权之后实行了**重佛抑道**的政策，使道教在国家上层的地位日趋衰落，但民间通俗形式的道教仍然很活跃。

傅山（1607—1684年），初名鼎臣，字青竹，改字**青主**，为山西太原府阳曲县（今山西省太原市尖草坪区）人。傅山生于明神宗万历三十五年，卒于清康熙二十三年，历经明代万历、天启、崇祯，清代顺治、康熙五朝，享年78岁。

傅青主在明亡后，矢志不仕清，致力于反清复明。崇祯十七年（1644年），清军攻陷北京，崇祯皇帝自杀，38岁的傅山在寿阳县拜**还阳子郭静中**为师，出家做道士，法名**真山**。傅山一生自取字号颇多，有朱衣道人、石道人、丹崖翁、丹崖子、青羊庵主、不夜庵老人、五峰道人、龙池道人、酒道人、酒肉道人、傅道士、傅道人、老药禅、真山、侨黄真山、龙池闻道下士、大笑下士等。

傅青主22岁时娶了妻子张氏，儿子傅眉5岁时张氏病故。傅青主终生未再娶妻，38岁拜师学医潜心岐黄，终成一代名医。傅山曾对友人说："吾文不如诗，诗不如画，画不如书，书不如医。"傅氏著有综合性临床著作《辨证录》《大小诸症方论》《石室秘录》和专科著作《傅青主女科》《傅青主男科》《青囊秘诀》等传世之作。

傅青主对于哲学、医学、内丹、儒学、佛学、诗歌、书法、绘画、金石、武术、考据等无所不通。傅青主与顾炎武、黄宗羲、王夫之、李颙、颜元一起被梁启超称为"清初六大师"。傅青主涉猎知识领域之广、成就之大，在清初诸儒中，无人出其右者，被时人誉为"学海"。傅青主精技击，擅剑术，尤长于醉拳，著有《傅氏拳谱》。"文能提笔安天下，武能上马定乾坤"，是对傅青主的真实写照。

## 二十九、徐大椿

徐大椿（1693—1771 年），生于清康熙三十二年，卒于乾隆三十六年，原名大业，字灵胎，号洄溪，江苏吴江（今江苏省苏州市吴江区）人。徐灵胎著述甚丰，有《难经经解》二卷、《内经要略》《内经诠释》《医学源流论》二卷、《伤寒约编》六卷、《伤寒论类方》《六经病解》《脉诀启悟》《舌鉴总论》《洄溪脉学》《舌胎图说》《六经脉诊》《神农本草经百种录》《药性切用》《药性总义》《汤引总义》《古方集解》《洄溪秘方》《经络诊视图》《证治指南》八卷、《中风大法》《女科指要》六卷、《女科医案》《种子要方》《杂病证治》八卷、《兰台轨范》八卷、《洄溪医案》《医贯砭》二卷、《洄溪论医札》《慎疾刍言》《杂病源》等。

徐氏一生，博学多才，除在医学方面卓有成就外，对于天文、历算、史地、音乐、武术、水利等，亦多有研究。袁枚在《小仓山房文集·徐灵胎先生传》中，称其"凡星经地志，九宫音律，以致舞刀夺槊，勾卒嬴越之法，靡不宣究，而尤长于医"。

徐大椿曾两度奉诏赴京。首次为乾隆二十五年（1760 年），文华殿大学士蒋溥病重，乾隆下诏征求海内名医，徐大椿被列为首选，奉诏入京。经他诊视后，判定"疾不可治"，不久蒋溥即病逝。高宗赞其医术，喜其朴诚，命留太医院供职。但徐大椿志不在庙堂，乞归田里。第二次为乾隆三十六年（1771 年），徐大椿年已 79 岁，自知病笃，携子徐爔同行，到京后三日死。死前自拟墓前对联曰："满山芳草仙人药，一径清风处士坟。"可谓平生写照。

## 三十、周潜川

周潜川（1905—1971 年），字笛横，祖籍四川威远县，世居成都。师从峨眉山高僧永严法师，峨眉临济宗第十二代衣钵传人，于内丹术、外丹术、武术、丹道医学，包括用药、针灸、推拿等皆深研而通达。周氏以写书、授徒、炼丹为平生"三愿"，由于他精通英语、德语，兼习梵文、拉丁文、藏文，广研中外各派气功源流经典，功理功法精深广博，著述甚多，为后人留下了气功、医学著作37部，共250万字。但他除了在山西工作期间曾撰写并出版《气功药饵疗法与救治偏差手术》《峨眉十二庄释密》《峨眉天罡指穴法》，其他均是述而未刊的草稿与课授生徒的讲义。其门人将这些材料记录整理成《丹医语录》若干卷，相互传抄或油印散发。

周氏之学既能旁及诸子、术数、气功、武术，又始终以医家的理论与实用技艺为核心；既得道家真传，又旁通儒佛两教；既有留学海外的经历和西方近代实证科学的熏陶，又能坚持东方传统文化的韵味。这些都是一般医林人物难望项背之处。

## 第五节　张仲景因何避讳道家之名

张仲景（约150—219年）与华佗、董奉共同被称为"建安三神医"。他生活在东汉末年，当时道教兴起，道家是社会的主流思想。与他基本同龄的魏伯阳（151—221年）著有《周易参同契》，该书被后世誉为"万古丹经王"。

《辅行诀》记载："弘景曰，外感天行，经方之治，有二旦、四神大小等汤。昔南阳张机，依此诸方，撰为《伤寒论》一部，疗治明悉，后学奉之。"

陶弘景认为张仲景的《伤寒杂病论》传承了道家伊尹《汤液经法》。200多年之后的皇甫谧也认同这个观点，其《针灸甲乙经·序》曰："仲景论广《伊尹汤液》为十数卷，用之多验。"但是，为什么张仲景却要尽可能地撇清与道家的关系呢？

张仲景《伤寒杂病论·序》言："余宗族素多，向余二百，建安纪年以来，犹未十稔，其死亡者三分有二，伤寒十居其七。感往昔之沦丧，伤横夭之莫救，乃勤求古训，博采众方，撰用《素问》《九卷》《八十一难》《阴阳大论》《胎胪药录》并平脉辨证，为《伤寒杂病论》合十六卷，虽未能尽愈诸病，庶可以见病知源，若能寻余所集，思过半矣。"

建安是东汉献帝刘协的年号，为196—220年。依仲景"建安纪年以来，犹未十稔"可推知，仲景著《伤寒杂病论》的时间为公元206年前后。东汉时荆州的范围包括现今的湖南省、湖北省全境及河南省南部地区。荆州牧刘表在建安七年（公元202年）委任张仲景为长沙太守，开"坐堂医"之先河。

建安二十四年（公元 219 年），刘备汉中称王，关羽走麦城战死，张仲景于当年去世。为什么张仲景在自序中没有提到源于道家的《汤液经法》，同时把带有道家色彩的处方名称改变了呢？例如，朱鸟汤改名为黄连阿胶鸡子黄汤。结合现代具体情况来解读，张仲景作为"国家公务员"，需要避免一些过于敏感的词汇。

道教最终形成教团，主要标志是**太平道、五斗米道、天师道**的创立。

《后汉书·皇甫嵩朱儁列传》曰："初，钜鹿张角自称'**大贤良师**'，奉事**黄老道**，畜养弟子，跪拜首过，符水咒说以疗病，病者颇愈，百姓信向之。角因遣弟子八人使于四方，以善道教化天下，转相诳惑。十余年间，众徒数十万，连结郡国，自青、徐、幽、冀、荆、杨、兖、豫八州之人，莫不毕应。遂置三十六方。方犹将军号也。大方万余人，小方六七千，各立渠帅。讹言'**苍天已死，黄天当立，岁在甲子，天下大吉**'。以白土书京城寺门及州郡官府，皆作'甲子'字。中平元年，大方马元义等先收荆、杨数万人，期会发于邺。元义数往来京师，以中常侍封谞、徐奉等为内应，约以三月五日内外俱起。未及作乱，而张角弟子济南唐周上书告之，于是车裂元义于洛阳。灵帝以周章下三公、司隶，使钩盾令周斌将三府掾属，案验宫省直卫及百姓有事角道者，诛杀千余人，推考冀州，逐捕角等。角等知事已露，晨夜驰敕诸方，一时俱起。皆著黄巾为摽帜，时人谓之'**黄巾**'，亦名为'蛾贼'。杀人以祠天。角称'天公将军'，角弟宝称'地公将军'，宝弟梁称'人公将军'，所在燔烧官府，劫掠聚邑，州郡失据，长吏多逃亡。旬日之闲，天下向应，京师震动。"

张角约在东汉灵帝建宁年间（168—171 年）开始其布道传教活动，他以道士于吉所传《太平经》为经典，依托黄老之学，创立**太平道**，自称"**大贤良师**"。张角以"跪拜首过"向神忏悔的方式布道。

《三国志·张鲁传》曰："太平道者，师持九节杖为符祝，教病人叩头思过，因以符水饮之，得病或日浅而愈者，则云此人信道，其或不愈，则为不信道。"经过这番所谓的治疗之后，如果病人病情缓解好转，就声称此人信道而得愈；反之病情迁延不愈，则归罪于此人不信道。这一套方法对于缺医少药、为疾病所困苦的百姓来说无疑是有巨大的吸引力。史称"病者颇愈，百姓信向之"，十余年间徒众达到数十万。

张角把军事组织暗寓于道教组织之中，给徒众受兵符、契信，分为三十六方（部），大方万余人，小方六七千人，各立"渠帅"统领。于灵帝中平元年（公元 184 年），张角宣布"苍天已死，黄天当立，岁在甲子，天下大吉"的谶语，自号"天公将军"，分别称其弟张宝为"地公将军"、张梁为"人公将军"，选定甲子年甲子日，在全国三十六方同时揭竿而起，中国历史上一次大规模的**农民起义**爆发。东汉官员军队的衣服以苍青色为主，而农民起义军头戴黄巾，史称"**黄巾起义**"。**张修**领导的"五斗米道"也参加了起义，其军队号称"**五斗米师**"。汉灵帝调集武装围剿**黄巾军**，各地军阀诸如袁绍、曹操、刘备等纷纷起兵，加入了镇压黄巾军起义的队伍。黄巾起义此起彼伏地持续斗争了二十多年，终于被统治阶级镇压下去，而东汉王朝也在黄巾农民起义的冲击下覆灭。

《三国志·张鲁传》曰："**张鲁**字公祺，沛国丰人也。祖父**陵**，客蜀，学道鹄鸣山中，造作道书以惑百姓，从受道者出五斗米，故世号米贼。陵死，子**衡**行其道。衡死，**鲁**复行之。益州牧刘焉以鲁为督义司马，与别部司马张修将兵击汉中太守苏固，鲁遂袭修杀之，夺其众。焉死，子璋代立，以鲁不顺，尽杀鲁母家室。鲁遂据汉中，以鬼道教民，自号'师君'。其来学道者，初皆名'鬼卒'。受本道已信，号'祭酒'。各领部众，多者为治头大祭酒。皆教以诚信不欺诈，有病自首其过，大都与黄巾相似。诸祭酒皆作义舍，如今之亭传。又置义米肉，悬于义舍，行路者量腹取足；若过多，鬼道辄病之。犯法者，三原，然后乃行刑。不置长吏，皆以祭酒为治，民夷便乐之。雄据巴、汉垂三十年。"

东汉顺帝汉安元年（公元 142 年），**张道陵**携弟子在今四川省大邑县鹤鸣山创立"**正一道**"。张道陵自称太上老君授他《正一盟威箓》，封他为"三天法师正一真人"。教徒称其为**张天师**，又称其所创教派为"**天师道**"。张道陵之后宣布天师之位由其子**张衡**继承，并定下历代天师由张氏嫡亲子孙继承的传承方式。张衡死后传位给儿子**张鲁**。张鲁杀了**张修**之后，兼并了"五斗米道"。为了便于统领广大徒众，张鲁设置了"治头大祭酒"。这样一来，形成了师君张鲁→治头大祭酒→祭酒（鬼吏）→道众（鬼卒）的一个从上到下的宝塔型宗教政权组织系统，在四川建立**政教合一**的政权，割据汉中近 30 年。建安二十年（215 年），曹操亲率十万大军西征汉中，张鲁投降曹操。

（晋）张华《博物志》曰："方士魏武帝好养性法，亦解方药。招引四方之术士，如**左元放**、**华佗**之徒，无不毕至。"

（晋）陈寿《三国志·华佗传》曰："卒所以集之于魏国者，诚恐斯人之徒，接奸宄以欺众，行妖恶以惑民。"

曹操早年间讨伐尊崇道教的黄巾军，他在东汉兴平二年（195 年）成为东汉宰相，"挟天子以令诸侯"，独揽朝纲。曹操接受黄巾军起义的教训，对道教实行制约政策，将有名的方士如左慈、华佗等人召至帐前，既为之用，又加以控制。

建安年间，距黄巾起义失败仅十年，作为朝廷命官的张仲景，在他撰写的《伤寒杂病论》中，显然不敢和道教扯上关系，故力求避嫌。根据钱超尘"仲景任长沙太守考"一文，其中认为"约于建安七年，刘表乃任仲景为长沙太守，而《后汉书》《三国志》失载。"若此为史实，仲景就更不敢与道教有染。所以他在自序中云"勤求古训，博采众方"，却没有明确《汤液经法》的传承，所引《汤液经法》之方没有保留原来的道家称谓，而是以君药作为处方名称，造成《辅行诀》中所说的"其方皆非正名也，但以某药名之，以推主为识耳"。

另外，根据中医文献学家杨绍伊《伊尹汤液经》、李茂如《医籍序录集稿》、钱超尘《仲景论广伊尹汤液考》等考证，"撰用《素问》《九卷》《八十一难》《阴阳大论》《胎胪药录》并平脉辨证"这 23 个字并非张仲景原文，而是后人增入，很可能是由王叔和增入的。杨绍伊先生的一段文字尤其精彩，他说："且仲景为医中之汤液家，汤液家举书，不举《汤液经》而举《素问》，不数伊尹而数岐黄，何异家乘中不系祖祢而谱牒东邻也！"

## 第六节 《辅行诀》与《伤寒论》经方异同

《辅行诀》将疾病分成三大类，相应地给予三大类对应处方。第一大类是普通的外感病和内伤杂病，分别称之为"时恙"和"疢痼"。《辅行诀》所说的"时恙"和"疢痼"在五运六气学说中可以称之为"气立病"和"神机病"。《素问·五常政大论》曰："根于中者，命曰神机，神去则机息。根于外者，命曰气立，气止则化绝。""神机病"对应《辅行诀》的"疢痼"，受运气学说中的**中运（大运、岁运）**影响比较大，故称"根于中"。"气立病"对应《辅行诀》的"时恙"。受运气学说中的**客运、客气**的影响比较大，故称"根于外"。

《辅行诀》曰："隐居曰，凡学道辈，欲求永年，先须祛疾。或有疢痼，或患时恙，一依五脏补泻法例，服药数剂，必使脏气平和，乃可进修内视之道"。针对这类疾病，《辅行诀》推荐处方包括五脏虚实病证方（肝、心、心包、脾、肺、肾各有大小补泻四汤）24 首，五脏误治泻方 5 首和救诸劳损方 5 首，这 34 首处方是第一大类处方，可以统称为**脏腑补泻方**。脏腑补泻方均以五脏为中心，以脏统腑，根据五脏虚实予以补不足、损有余，是脏腑虚实补泻法的先驱，并且根据病情轻重，处方也区分小方和大方，病轻予小方，病重予大方。如果将《伤寒杂病论》和《辅行诀》相互对比，脏腑补泻方可与《金匮要略》治杂病方相对应。

内伤杂病对应"夙痼"，这个很好理解。为什么将"时恙"称之为**普通的外感病**？有没有"不普通"的外感病呢？桂林古本《伤寒杂病论·伤寒例第四》曰："阴阳大论云，春气温和，夏气暑热，秋气清凉，冬气冰冽，此则四时正气之序也。冬时严寒，万类深藏，君子周密，则不伤于寒。触冒之者，则名伤寒耳。其伤于四时之气，皆能为病。"

春温、夏热、秋凉、冬寒，这是四时正气，属于运气学说中的主运、主气。一岁四时均有可能发生外感病，春天易伤于风邪，夏天易伤于暑热邪气，长夏易伤于湿邪，秋天易伤于燥邪，冬天易伤于寒邪，这些都是伤于**四时之气**，即主运、主气为致病邪气，病邪单一，治疗也相对简单。分别予以祛风、清热、祛暑、除湿、润燥、散寒，即可。接下来的第二大类疾病就变得复杂和严重了。

第二大类疾病就是**外感天行病**。何谓外感天行病？《辅行诀》曰："弘景曰外感天行，经方之治，有二旦、四神大小等汤。昔南阳张机，依此诸方，撰为《伤寒论》一部，疗治明悉，后学奉之。山林僻居，仓卒难防，外感之疾，日数传变，生死往往在三五日间，岂可疏忽！若能深明此数方者，则庶无蹈险之虞也。今亦录而识之。"同为外感病，外感天行病与普通的外感病有何区别？陶弘景为什么把这类疾病单独成篇呢？

《素问·调经论》曰："夫邪之生也，或生于阴，或生于阳。其生于阳者，得之风雨寒暑。其生于阴者，得之饮食居处，阴阳喜怒。"

《礼记·乐记》曰："天地之道，寒暑不时则疾，风雨不节则饥。"所谓寒暑不时则疾，天气该冷不冷、该热不热就会导致疾病。

桂林古本《伤寒杂病论·伤寒例第四》引《阴阳大论》曰："春气温和，夏气暑热，秋气清凉，冬气冰冽，此则四时正气之序也。冬时严寒，万类深藏，君子周密，则不伤于寒。触冒之者，则名**伤寒**耳。其伤于四时之气，皆能为病。以伤寒为病者,以其最盛杀厉之气也。中而即病者,名曰伤寒;不即病,寒毒藏于肌肤,至春变为温病,至夏变为暑病。暑病者,热极重于温也。是以辛苦之人,春夏多温热者,皆由冬时触寒所致,非时行之气也。凡时行者,春时应暖而反大寒;夏时应热而反大凉;秋时应凉而反大热;冬时应寒而反大温。**此非其时而有其气**,是以一岁之中,长幼之病多相似者,此则**时行之气**也。夫欲候知**四时正气**为病,及**时行疫气**之法,皆当按**斗历**占之。"

可见,张仲景明确区分了"**四时正气病**""**时行疫气病**""**伏气病**"。

《太平圣惠方》曰:"如春时应暖而反寒,夏时应热而反冷,秋时应凉而反热,冬时应寒而反温,其气伤人,为病亦头痛壮热,大体与伤寒相似,无问长幼,其病形证略同,言时气者,是通行之气,故名**时气**,世亦呼为**天行**也。"

可见,陶弘景所谓的"外感天行病"及张仲景所谓的"时行疫气病"与季节气候异常有关,这些病并不是四时正气所导致的,而是"非时之气"所导致的,属于运气学说中的**客运、客气**为主导致的疾病。由于致病之气并非单一,"非其时而有其气",因此称为"**杂气**"。

明代医家吴又可《温疫论》提出:"夫瘟疫之为病,非风、非寒、非暑、非湿,乃天地间别有一种异气所感。"

吴氏将这种"非时之气"称之为"**异气**""**戾气**"。人类中的某些人群不能适应这种异常变化而发病,疾病呈现严重性和复杂性,而且具有比较强的传染性,类似于现代医学的流感和其他传染病,这与《素问·刺法论》中"五疫之至,皆相染易,无问大小,病状相似"的描述一致。

实际上,**外感天行病**,又称**时行疫气病**,是**客运、客气**导致地球气候异常,物候、病候等随之异常,使得生物的生存环境发生改变,加上病原体等因素的作用,导致地球上的生物,包括人类、动物和植物,容易受到传染病的侵袭。张仲景继承《黄帝内经》疫病理论,认为寒疫必有郁热,温疫必有中寒,故其用药往往**寒热并用**,这一点上与《辅行诀》治疗**外感天行病**的"**二旦四神汤**"完全一致。中华人民共和国成立后,二旦四神汤在急性传染病的防治中取得了良好的效果,例如白虎汤加减治疗**流行性乙型脑炎**,大阴旦汤(即小柴胡加芍药汤)加减治疗**病毒性肝炎**的效果,都为现代医家所公认。

仲景用"**斗历**"辨病。什么是**斗历**呢?斗指北斗七星,历是历法,斗历就是**北斗历法**,是指以北极星为核心、北斗星斗柄旋转指向为依据制定的历法。北斗历法是以太阳回归年为依据制定的，最显著的特点是将一个太阳回归年（365.25 日）分为 8 个时段，"分至启闭"，春分、秋分、冬至、夏至、立春、立夏、立秋、立冬。

与北斗历法类似的是《黄帝内经》所使用的**五运六气历**，是以太阳回归年为主的六分历。1 年 365.25 天，每 4 年置一闰日为 366 天。五运六气历属于**阴阳合历**，采用十天干与十二地支相配以纪年、纪月、纪日、纪时的方法，以十天干配合五运推算每年的岁运，以十二地支配合六气推算每年的岁气，并根据年干支推算六十年天时气候变化及其对人体生命活动的影响。张仲景在《伤寒杂病论·序》中明确表明取法于《黄帝内经》，"撰用《素问》《九卷》"。由此可知，仲景的**六经辨证**也是以五运六气理论为核心。同样，《辅行诀》辨治外感天行病的**六合辨证**，其核心也是五运六气理论。六经、六合的核心都是六气。

《金匮要略·脏腑经络先后病脉证》曰："问曰，有未至而至，有至而不至，有至而不去，有至而太过，何谓也？师曰，**冬至之后，甲子夜半，少阳起**，少阳之时，阳始生，天得温和。以未得甲子，天因温和，此为未至而至也；以得甲子而天未温和，此为至而不至也；以得甲子，而天大寒不解，此为至而不去也；以得甲子，而天温如盛夏五六月时，此为至而太过也。"

仲景以冬至少阳初生为例，讲解了运气的太过不及，"非其时而有其气"的四种情况：未至而至、至而不去、至而太过是**太过**，至而不至是**不及**。

《素问·宝命全形论》曰："人以天地之气生，四时之法成……夫人生于地，悬命于天，天地合气，命之曰人。"

人受天地二气共同影响。地球自转让昼夜交替出现，而在正常情况下，人受地气的影响更多。春温、夏热、秋凉、冬寒是地球北温带的"四时正气"，即正常气候，这符合五运六气学说中主运和主气的正常变化。在这种正常气候条件下，人所患疾病多为普通外感病和内伤病，也就是《辅行诀》所称的"或有夙瘤，或患时恙"。针对这类疾病，《辅行诀》采用**五行辨证**方法，记载有五脏大小补泻方 34 首。其中，五脏虚实病证方 24 首，五脏误治泻方 5 首，救诸劳损方 5 首。

《素问·五运行大论》曰："非其位则邪，当其位则正。"《素问·六微旨大论》曰："非其位则邪，当其位则正，邪则变甚，正则微。"《伤寒论·伤寒例》曰："凡时行者，春时应暖而复大寒，夏时应大热而反大凉，秋时应凉而反大热，冬时应寒而反大温，此非其时而有其气。是以一岁之中，长幼之病多相似者，此则时行之气也。"

根据主运、主气，春温、夏热、秋凉、冬寒，该热就热，该冷就冷，这是正常的。如果出现与四时不相符合的气候，就是异常，成为"**疫气**"。

如果春天寒冷，夏天凉爽，秋天暴热，冬天温暖，这就是"**非其时而有其气**"。天时不正的情况下，人就更容易受天气的影响，而患"天行病"。根据五运六气学说，这是**客运**和**客气**导致的异常变化。

对于病情较重的外感天行病，《辅行诀》采用六合辨证法，以"**二旦四神汤**"进行应对。在《辅行诀》中，**脏腑补泻方**采用**五行辨证**，其数五；二旦**四神方**采用六合辨证，其数六，这与经典中医"天五地六、天六地五"的体系相契合，充分体现了中医由道而术，一以贯之的理论特色。从学术价值与理论体系的完整性来看，《辅行诀》具备与《伤寒杂病论》比肩的实力，完全有资格与《黄帝内经》《难经》《神农本草经》并列为中医五大经典。《辅行诀》前半部分 34 首**脏腑补泻方**应用于《金匮要略》的**杂病**，以**脏腑辨证**为核心，主要考虑个体的人。《辅行诀》后半部分的二旦四神方应用于《伤寒论》中的疫疠病，《辅行诀》称之为**六合辨证**，《伤寒论》称之为**六经辨证**，本质上都是基于五运六气学说构建的理论体系，把人纳入到**天地宇宙**之间，天地人合一，天地人同气，天地人同律，天地人共振。

**外感天行病**与季节气候异常变化有关，具有两个特点。第一，病情重，传变迅速，致死率高，《辅行诀》称之为"日数传变，生死往往在三五日间"。第二，外感天行病通常具有较强的传染性。这与《素问·刺法论》中"五疫之至，皆相染易，无问大小，病状相似"的描述一致，可以称之为"**外感天行疫疠病**"。张仲景则统称为"**伤寒病**"。

喻嘉言曰："盖以春、夏、秋为寒疫，冬月为瘟疫。"2002 年由 SARS 冠状病毒引起的严重急性呼吸综合征（severe acute respiratory syndrome），俗称"**非典**"；2019 年底暴发的新型冠状病毒感染，都是外感天行病的典型代表。

从邪气的角度区分，外感邪气有六种，风、热、暑、湿、燥、寒，称为"**六淫**"邪气。风可对应肝之气，热和暑虽然热的程度不同，但是同属火，对应心之气，湿可对应脾之气，燥可对应肺之气，寒可对应肾之气，故地之六气可以对应天之五气。但是严格来讲，中医辨证还需要区分这"六淫"邪气是"四时正气自病"，还是"非其时而有其气"的外感天行病。

根据五运六气理论，地球上的常态运气为主运和主气，**主运**是太阳对地球的影响，**主气**是月亮对地球的影响。所谓影响，是指星体之间的电磁力和万有引力的影响。"四时正气自病"是主运和主气导致的疾病，病情轻，传染性不强。地球上的变化运气为客运和客气，**客运**是五大行星对地球的影响，**客气**是二十八星宿对地球的影响。"非其时而有其气"的外感天行病是客运和客气导致的疾病，病情重，传染性强。

以感冒为例，冬天气候寒冷导致发病的是**普通感冒**，是"四时正气自病"，单纯寒邪致病，致病因素单一；春、夏、秋气温寒冷导致的**流行性感冒**，仲景称为"从春分以后至秋分节前，天有暴寒者，皆为时行**寒疫**也"；冬天气候温暖导致的**流行性感冒**，仲景称为"其冬有非节之暖者，名曰**冬温**"，二者均是"非其时而有其气"，是阴邪夹杂阳邪致病，致病因素复杂。《伤寒论》是中医治疗疫疠病的临床著作，仲景认为寒疫必有郁热，温疫必有中寒，故其用药往往**寒热并用**。在治疗疫疠病药物"**寒热并用**"这一点上，《伤寒论》《辅行诀》《千金要方》都遵循寒热并用的用药规律。而现代中医往往认为寒热药物不能混用，否则会降低疗效，殊不知现代中医没有认识到疫疠病致病因素混杂，六淫邪气至少是两种阴性邪气和阳性邪气共同致病，因此用药必须**寒热并用**。

根据现代西医理论，致病微生物主要分为细菌、真菌、病毒三大类。临床实践表明，西药在治疗由细菌和真菌引发的疾病方面效果显著，而中药在病毒性疾病的治疗中也展现出一定的优势。病毒引发疾病时，通常需要侵入具备适宜其生存条件的人体才会致病，若人体不具备其生存环境，往往不易发病，这也解释了为何在同一地区人群中，有人患病，有人却能保持健康。现代西医治疗疾病时，除了运用药物杀灭致病微生物，也会注重改善患者的生活环境、营养状况以及整体身体功能，以促进康复。不过，在某些情况下，单纯依靠杀灭微生物的治疗方式可能存在局限性。而中医治病强调整体观念和辨证论治，其方法丰富多样，包括扶正祛邪、调理气血、平衡阴阳等，其中部分理念与通过调节人体内部环境来抑制致病微生物生长的思路相契合。当人体内部环境得到改善，不利于微生物生存时，疾病症状也可能随之缓解。但中医的治疗机制远不止于此，两种医学体系各有特点和优势，在临床实践中，往往需要相互补充、协同作用，才能更好地为患者服务。

至此，《辅行诀》和《伤寒杂病论》著书的立足点和总体异同就很清楚了。《辅行诀》前半部的主体是**脏腑补泻方**，这部分与《伤寒杂病论》中的《金匮要略》相呼应，二者均探讨普通的外感病和内伤杂病，由于此类疾病主要由**主运**、**主气**引发，而主运主气的变化相对规律，致病机制较为单一，因此疾病表现相对简单，辨证诊断和治疗也更易把握。《辅行诀》后半部则以**外感天行病**为核心，其致病因素主要为**客运、客气**，这部分内容对应《伤寒杂病论》中的《伤寒论》，二者均聚焦于严重的"**疫病**""**疬病**"，针对此类病症，辨证时必须综合考量天、**地**、人三才要素，本质上即运用**五运六气**理论进行**辨证**。在辨证体系的命名上，后世医家将《伤寒论》的辨证体系称为"**六经辨证**"，而《辅行诀》的辨证体系则被称作"**六合辨证**"。

《辅行诀》脏腑补泻方以五应天，五脏应五运；五中含六，因为火一分为二，区分为心和心包。二旦四神方以六应地，六合应六气；六中含五，因为君火、相火皆属火，且中气之土涵盖阴阳。天五、地六，天六、地五；天气下降化为地气，地气上升化为天气；阴阳相合，混元一气是为中气。

张仲景《伤寒杂病论》中的处方，大多数直接来自伊尹《汤液经法》。唐容川先生《伤寒论浅注补正》中引陈修园先生语："汉《艺文志》云，汤液经，出于商伊尹，皇甫谧谓仲景论伊尹汤为十数卷，可知《伤寒论》《金匮要略》诸方，除崔氏八味肾气丸、侯氏黑散外，皆伊尹之遗方也。"可见，《伤寒杂病论》与《辅行诀》同出一源。但是，《辅行诀》全书详论五脏病症，略于论脉，而《伤寒论》论脉较详。从这里可以看出《伤寒论》既对《汤液经法》有所继承，也有所发展。

《辅行诀》治疗外感天行病的处方，称为"二旦四神大小方"，与《伤寒论》中的经方具有明确的对应关系。具体可见表1-6-1。

表1-6-1 《辅行诀》二旦四神方和《伤寒杂病论》经方对照表

| 《辅行诀》 | 《伤寒杂病论》 | 药味和剂量比较 |
| --- | --- | --- |
| 小阳旦汤 | 桂枝汤 | 药味相同 |
| 正阳旦汤<br>（芍药三两） | 小建中汤<br>（芍药六两） | 药味相同<br>小建中汤的芍药剂量加倍 |
| 大阳旦汤<br>（黄芪五两） | 黄芪建中汤<br>（黄芪三两） | 相似<br>大阳旦汤＝黄芪建中汤加人参三两 |
| 小阴旦汤 | 黄芩汤 | 相似<br>小阴旦汤＝黄芩汤加生姜二两 |
| 大阴旦汤 | 小柴胡汤 | 相似<br>大阴旦汤＝小柴胡汤加芍药四两 |
| 小青龙汤 | 麻黄汤 | 药味相同 |

续表

| 《辅行诀》 | 《伤寒杂病论》 | 药味和剂量比较 |
|---|---|---|
| 大青龙汤 | 小青龙汤 | 药味相同 |
| 小白虎汤<br>（炙甘草） | 白虎汤<br>（生甘草） | 生甘草、炙甘草的区别 |
| 大白虎汤<br>（生姜） | 竹叶石膏汤<br>（人参） | 相似<br>大白虎汤＝竹叶石膏汤减人参加生姜 |
| 小朱鸟汤 | 黄连阿胶汤 | 相同 |
| 大朱鸟汤 | 黄连阿胶汤 | 大朱鸟汤＝黄连阿胶汤加人参、干姜 |
| 小玄武汤<br>（干姜） | 真武汤<br>（生姜） | 相似<br>小玄武汤＝真武汤易生姜为干姜 |
| 大玄武汤 | 真武汤 | 相似<br>大玄武汤＝真武汤易生姜为干姜，再加人参、炙甘草，相当于真武汤与理中汤的合方 |

《辅行诀》二旦四神大汤，药味大多比《伤寒论》处方多一味。

## 第七节　六经辨证与六合辨证

《素问·气交变大论》曰："岐伯曰：请遂言之也。上经曰，夫道者，上知天文，下知地理，中知人事，可以长久，此之谓也。帝曰，何谓也？岐伯曰，本气位也。位天者，天文也。位地者，地理也。通于人气之变化者，人事也。故太过者先天，不及者后天，所谓治化而人应之也。"

中医治病救人并不仅仅着眼于人，**中医是天、地、人三位一体的系统医学**，古人称之为"**三才之道**"。无论用针用药，中医治疗效果好，是因为中医先将天、地、人三个层面的诸多因素综合考虑，再用于调节人体。

张介宾《类经图翼》曰："天之气，即人之气；人之体，即天之体。"《汤液经法》《辅行诀》的六合辨证与张仲景《伤寒杂病论》六经辨证的实质都是**时空辨证**，将天地时空这个大宇宙与人体的小宇宙相结合，这也是古人的"天人合一观"的体现。

《伤寒论》总结前人对一切外感病的治疗方法、经验，引用《素问·热论》六经系统概念作为理论支架，以三阴三阳各自代表人体的病变部位，每个病位都有阴、阳、表、里、寒、热、虚、实的病情之分，概括了人体阴阳、脏腑、气血等生理功能和病理变化。通过三阴三阳、六经辨证系统对临床各种证候进行分析、归纳，辨其病情性质、病位所在、寒热的盛衰程度、正邪的消长态势，而予以立法、遣方、用药，从而形成了一套理、法、方、药俱全的综合性辨证体系，后世称之为"**六经辨证**"。

与《辅行诀》六合辨证体系相比较，仲景创立的六经辨证体系涵盖内容更广，更为全面。所以，六经辨证体系实际上已包括了病因辨证、阴阳辨证、八纲辨证、脏腑辨证、经络辨证等辨证方法；六经辨证体系更重视脉象，《伤寒论》每篇的题目为"辨某某病脉证并治"，且几乎每条条文都有脉象的描述，可见脉象在《伤寒论》中的重要性；六经辨证体系对证的描述更详细具体，有是证，用是方，证以方名，方为证立，具有针对性强和执简驭繁的特点，简单快捷，免去了中间复杂的辨证论治环节，更符合当时战乱环境及经济条件的临床需求；治法更多，除汗、吐、下和、温、清、消、补八法外，尚有许多治法待挖掘。诚如唐容川曰："至汉张仲景……专取伊圣之方，而立三百九十七法，法以方而行，方以法而定，开千百年之法眼，不可专谓为方。"

《汤液经法》的"汤液经法图"和"五行互含药精"一度失传，导致中医的**经方派**有方而无论，**医经派**有论而无方。张仲景在《伤寒论》中引用了《黄帝内经》六经的概念，又将其与经方派《汤液经法》的方证相结合，形成了理法方药完备的六经辨证体系，堪称医经派与经方派的融合典范。

《辅行诀》既忠实地传承了经方派的《汤液经法》，又融合了医经派《黄帝内经》中"本神""五邪""脏气法时论""至真要大论"这几篇，可以说是医经派与经方派的结合。

《辅行诀》有两套辨证体系，分别是脏腑经络辨证体系和六合辨证体系。脏腑经络辨证体系以34首"五脏补泻方"为核心，其辨证着眼点在于不同的独立个体：人。六合辨证体系以"二旦四神方"为核心，其辨证着眼点在于天地、宇宙。对于脏腑经络的概念，大家相对熟悉，而"六合"究竟有着怎样的内涵呢？且听下章分解。

第二章

中医的时空经纬

# 第一节　世界　宇宙　天地　六合

中国古人的宇宙观和世界观的原始概念并不是"宇宙"或者"世界"，而是"六合"。

## 一、世界

"世界"一词，并非源于古汉语，而是通过佛经传入中国。佛家有小千世界、中千世界、大千世界、婆娑世界的概念。关于"世界"的记载，大乘佛教经典《楞严经·卷四》云："阿难！云何名为众生**世界**？**世为迁流，界为方位**。汝今当知，东西南北，东南西南，东北西北，上下为**界**。过去未来，现在为**世**。位方有十，流数有三。"

可见，佛家关于"**世界**"的概念是**时空**。"流数有三"，指时间上的过去、未来、现在，是"世"，是时间。"位方有十"，空间的"八方"加上"上、下"，是十方"界"，是空间。"**世**"是时间，"**界**"是空间。

## 二、宇宙

"宇宙"一词，则起源于中国本土。什么是宇宙？老子的弟子、战国时期的"通玄真人"文子，其著作《通玄真经·自然》曰："往古来今谓之宙，四方上下谓之宇。"战国时期道家的代表人物尸佼，与商鞅亦师亦友，其著作《尸子》曰："上下四方曰宇，往古来今曰宙。"

可见，"**宇**"是空间，"**宙**"是时间。"世界"的"世"对应"宇宙"的"宙"，代表时间；"世界"的"界"对应"宇宙"的"宇"，代表空间。宇、界，代表空间，宙、世，代表时间。**宇宙、世界就是时空，时空就是宇宙、世界！**

## 三、天地

《说文解字》曰："天，颠也。至高无上，从一、大。"又曰："地，元气初分，轻清阳为天，重浊阴为地。万物所陈列也。从土，也声。"天在上，地在下。

东汉张衡《灵宪》曰："八极之维，径二亿三万二千三百里，南北则短减千里，东西则广增千里。自地至天，半于八极，则地之深亦如之。通而度之，则是浑已。将覆其数，用重钩股，悬天之景，薄地之义，皆移千里而差一寸得之。过此而往者，未之或知也。未之知者，宇宙之谓也。**宇之表无极，宙之端无穷。**"

可见，**天地是有限的，宇宙是无限的；有限的天地在无限的宇宙之内。**因此老子《道德经》曰："**天下万物生于有，有生于无。**"天地范围之内的万物都化生于无限的宇宙。

## 四、六合

"六合"一词的出现比"宇宙"还要早。

上古著作《山海经·海外南经》曰："地之所载，六合之间，四海之内，照之以日月，经之以星辰，纪之以四时，要之以太岁，神灵所生，其物异形，或夭或寿，唯圣人能通其道。"

春秋时期法家代表人物管仲的著作《管子·白心》曰："君亲六合，以考内身。"

西汉司马迁《史记·秦始皇本纪》曰："六合之内，皇帝之土。西涉流沙，南尽北户，东有东海，北过大夏。"

冯时先生认为，中国传统空间体系的形成，经历了从四方、五位到八方、九宫的发展过程。四方是指东、西、南、北四正方向，古人又称为"四正"；五位则是五方的平面化；八方是指四正方向加**四维**，即东南、东北、西南、西北；九宫则为八方和中央。

《说文解字》曰："十，数之具也。一为东西，丨为南北，则四方中央具矣。"又曰："《易》，数生于一，成于十。"一横为东西，一纵为南北，"一"和"丨"相交成"十"，纵横相交，四方和中央就可以确定了。如果配以十二支，则纬绳"一"为卯、酉，经绳"丨"为子、午，正象东、西、南、北四方，两绳相交处为中。四方和五位是方位的基础，八方和九宫则体现着对前两个方位概念的延伸。十二地支分配八方，其中子午、卯酉为二绳，丑寅、辰巳、未申、戌亥为四钩，平分四方则为四维。二绳的互交构成东、西、南、北四正方向，二绳或四钩的平分便构成东北、西北、东南和西南四维。四正加四维就是八方，九宫就是八方加上中央，而中央就是四正和四维的中心。四方、五位、八方、九宫的方位观念至少形成于**新石器时代**。

可见，四方、五位、八方、九宫的概念定位都立足于**地平坐标**，是一种**二维平面化**的坐标体系，基于此形成了地图和天图。而六合的概念则突破了二维平面，它以**地平坐标**为基础，通过纳入垂直方向的"**上**"与"**下**"，构建起一个**三维立体化**坐标体系。

"六合"一词代表了"天地"，是天地人合一思想的典型体现。天地的范围比宇宙的范围要小很多，天地在宇宙之内，天地有限而宇宙无限。对地球上的人来说，无限宇宙对人的影响难以掌握；而有限天地对人的影响则是可以探查的。因此，庄子《南华真经·齐物论》曰："六合之外，圣人存而不论；六合之内，圣人论而不议。"限于上古时期技术手段的不足，古人对于天地六合之外的宇宙暂且搁置，不做探索；把六合之内的天地对人的影响作为研究的核心。

人在天地六合之间，天为上，地为下；以人为中，人的前后左右分别为南北东西。六合的范围是上下、前后、左右。人在天地之间，六合之内，这就是中国古人最原始的宇宙观、世界观。

《素问·阴阳应象大论》曰："天地者，万物之上下也；阴阳者，血气之男女也；左右者，阴阳之道路也；水火者，阴阳之征兆也；阴阳者，万物之能始也。"

《素问·天元纪大论》曰："然天地者，万物之上下也；左右者，阴阳之道路也；水火者，阴阳之征兆也；金木者，生成之终始也。"

《素问·五运行大论》曰："论言天地者，万物之上下，左右者，阴阳之道路，未知其所谓也。岐伯曰，所谓上下者，岁上下，见阴阳之所在也。左右者，诸上，见厥阴，左少阴，右太阳。见少阴，左太阴，右厥阴。见太阴，左少阳，右少阴。见少阳，左阳明，右太阴。见阳明，左太阳，右少阳。见太阳，左厥阴，右阳明。所谓面北而命其位，言其见也。帝曰，何谓下？岐伯曰，厥阴在上，则少阳在下，左阳明，右太阴。少阴在上，则阳明在下，左太阳，右少阳。太阴在上，则太阳在下，左厥阴，右阳明。少阳在上，则厥阴在下，左少阴，右太阳。阳明在上，则少阴在下，左太阳，右厥阴。太阳在上，则太阴在下，左少阳，右少阴。所谓面南而命其位，言其见也。上下相遘，寒暑相临，气相得则和，不相得则病。帝曰，气相得而病者，何也？岐伯曰，以下临上，不当位也。帝曰，动静何如？岐伯曰，上者右行，下者左行，左右周天，余而复会也。"

"六合"的概念与**浑天宇宙观**、**赤道坐标系**一脉相承，以地球为天地的球心，以北天极为上，以南天极为下，以天赤道为中，上为天，下为地，二十八星宿分四象为南北东西。上下前后左右，或上下南北东西，为"六合"。

以地球赤道为纬平面（**赤纬**），以地球自转轴为经（**赤经**），从而构建**赤道坐标系**；通过地轴北端所指向的北极星作为参照，确定地球围绕太阳公转轨道所在的平面为黄道纬平面（**黄纬**），再以黄道纬平面的垂直中轴（**黄经**）为基准，建立起**黄道坐标系**。在传统认知中，黄道代表天，赤道代表**地**，古人借助黄道坐标系与赤道坐标系观测天地万象，探索宇宙与生命的奥秘。这种对天地秩序的认知，与儒家所倡导的"**为天地立心**"理念相呼应。

《易·系辞》曰："法象莫大乎天地，变通莫大乎四时，悬象著明莫大乎日月，崇高莫大乎富贵……天垂象，见吉凶，圣人象之。"

天地六合之内，"天垂象"，人居地而观之。日月是天上最大的象。日（太阳）在天则为昼、为阳，月（太阴）在天则为夜、为阴。地球昼夜更替的实质是地球自转，地球每天自西向南、向东、向北，逆时针转动（从北极点上空看），每完成一次自转的精确时间为 23 小时 56 分 4 秒，约合 24 小时。正因如此，地球面向太阳的一面为白天，背向太阳的一面为黑夜。老子《道德经》曰："万物负阴而抱阳。""抱"是面向而抱，"负"是以背向之。例如说一个人负气而走，就是转身背对着你走了。

《素问·生气通天论》曰："阳气者，若天与日；失其所，则折寿而不彰，故天运当以日光明。"

张景岳《类经附翼·大宝论》曰："天之大宝，只此一丸红日；人之大宝，只此一息真阳。"

对于地球而言，太阳光能照明，是"**君火**"；太阳光有温度，是"**相火**"。月球是地球的卫星，围绕地球旋转，它本身不发光，而是反射太阳光，在夜晚照亮地球背向太阳的一面。由于月光是太阳光的反射，因此与日光不同，日光有热能，月光没有热能，只有光亮，相当于夜晚的"**君火**"。在地球上的观测者看来，太阳高悬天空时为白天，属阳；月亮显现时为夜晚，属阴。日月经天，谁在上谁就主司。**日在上，阳旦主司；月在上，阴旦主司**。在上者轮值，主司；在下者轮休，主闲。

# 第二节　时空医学之特点

## 一、天地人合一，时空人物一体

《周髀算经》曰："数之法出于圆方。"又曰："圆出于方，方出于矩……矩出于九九八十一。"

数学中最重要的就是数字，不过数字在古人的心里并不只是简单的计数符号，从一到十，从百到千，再从千到万；数学也不是单纯的计算，中国古人将单纯的计算称为"外算"，他们更加关注的是"内算"。追根溯源，数字的原始出处与古人所称的"缀术"密切相关。"缀术"在古代涵盖了高深的数学理论与方法，其研究范畴与现代天文学、历法学存在诸多交叉之处。换句话说，数字源自古人对时间流逝、空间变化的计量与计算，是他们探索世界规律的智慧结晶。

太阳完成一次回归之旅为1岁，1个**太阳岁**的时间是365.25天；月亮历经12次圆缺更迭构成1年，1个**太阴年**是12个朔望月，时长为354.37天，平均**朔望月**长度是29.53天。太阳岁、太阴年、朔望月，日月星辰的运行都有不同的周期性，宛如"圆"的轨迹，循环往复，原始反终，终则有始，周而复始。上述数字都是关于时间的，而古人计量时间的方法是以"方"测"圆"，先立竿测影，再通过勾股定理来计算，此所谓"圆出于方，方出于矩"。

时空（时间＋空间）是物理学、力学、天文学和哲学等学科中最重要、最基本的概念，与中医学基本概念的形成与发展浑然一体。

《后汉书·律历》曰："日之所行与运周，在天成度，在历成日。"太阳在天运行1°，对应着历法中的1天。度，属于空间；天，属于时间。空间和时间是基于天文历法学融合在一起的。

在此，笔者对中国古代圣贤的超凡智慧满怀崇敬与赞叹之情。**宇宙是时空一体**，这一理念的提出时间比爱因斯坦的相对论提早了几千年！牛顿的经典物理学认为，时空是可以分离的；爱因斯坦的相对论认为，时空是一体的。**时间是看不见的空间，空间是可见的时间！**

现代物理学认为，要确定一个事件，必须同时使用 3 个空间坐标和 1 个时间坐标，这 4 个坐标所组成的是四维时空。简单来说，**四维时空就是六合加上 1 个时间坐标**。四维时空堪称中医学的根本模型，这是因为疾病的发生、发展与变化，在时间和空间维度上均呈现出显著的规律性！由此衍生出的时空医学，就是中医学与天文学、历法学深度结合的产物，五运六气学说就是中医时空医学的高度凝练与精华所在。中医之道，养生也好，治病也罢，首先考虑的是**天文（时间）**，其次考虑的是**地理（空间）**，第三才是人。**中医学是天地人的时空医学！**

《礼记·月令》曰："立春之日，天子亲帅三公、九卿、诸侯、大夫以迎春于东郊……立夏之日，天子亲帅三公、九卿、大夫以迎夏于南郊……立秋之日，天子亲帅三公、九卿、诸侯、大夫，以迎秋于西郊……立冬之日，天子亲帅三公、九卿、大夫以迎冬于北郊。"

**天地人合一。时空一体→时空人一体→时空人物一体。**春天对应东方，夏天对应南方，秋天对应西方，冬天对应北方。这就是中医之道！

## 二、时间为经，空间为纬，以时空论疾病

春夏秋冬四时，一时有一时之气，春温、夏热、秋凉、冬寒。如果春不温，夏不热，秋不凉，冬不寒，就是气候反常，气候反常一定会引起疾病或疫病，这是以**时间坐标**来论疾病。

《素问·平人气象论》曰："脉有逆从四时，未有藏形，春夏而脉瘦，秋冬而脉浮大，命曰逆四时也。"

《素问·玉机真脏论》曰："**春脉如弦……夏脉如钩……秋脉如浮……冬脉如营**……所谓逆四时者，春得肺脉，夏得肾脉，秋得心脉，冬得脾脉，其至皆悬绝沉涩者，命曰**逆四时**。未有藏形，于春夏而脉沉涩，秋冬而脉浮大，名曰**逆四时**也。"

脉象具有时间规律性。春脉弦，夏脉洪，秋脉毛，冬脉石。与之相反称之为"逆四时"，逆之则病。

《素问·异法方宜论》曰："**故东方之域，天地之所始生也，鱼盐之地，海滨傍水，其民食鱼而嗜咸，皆安其处，美其食，鱼者使人热中，盐者胜血，故其民皆黑色疏理，其病皆为痈疡，其治宜砭石，故砭石者，亦从东方来。西方者，金玉之域，沙石之处，天地之所收引也，其民陵居而多风，水土刚强，其民不衣而褐荐，其民华食而脂肥，故邪不能伤其形体，其病生于内，**

其治宜毒药，故毒药者，亦从西方来。**北方者，天地所闭藏之域也，**其地高陵居，风寒冰冽，其民乐野处而乳食，藏寒生满病，其治宜灸爇，故灸爇者，亦从北方来。**南方者，天地所长养，阳之所盛处也，**其地下，水土弱，雾露之所聚也，其民嗜酸而食胕，故其民皆致理而赤色，其病挛痹，其治宜微针，故九针者，亦从南方来。**中央者，其地平以湿，**天地所以生万物也众，其民食杂而不劳，故其病多痿厥寒热，其治宜导引按跷，故导引按跷者，亦从中央出也。故圣人杂合以治，各得其所宜，故治所以异而病皆愈者，得病之情，知治之大体也。"

一方水土养一方人，一方水土也生一方病，这是以**空间**坐标论疾病。

《礼记·月令》曰："**孟春行夏令，**则雨水不时，草木蚤落，国时有恐。**行秋令则其民大疫，**猋风暴雨总至，藜莠蓬蒿并兴。行冬令则水潦为败，雪霜大挚，首种不入……**仲春行秋令，则其国大水，**寒气总至，寇戎来征。行冬令，则阳气不胜，麦乃不熟，民多相掠。行夏令，则国乃大旱，煖气早来，虫螟为害……**季春行冬令，**则寒气时发，草木皆肃，国有大恐。行夏令，则民多疾疫，时雨不降，山林不收。**行秋令，则天多沉阴，**淫雨蚤降，兵革并起。"

《灵枢·论勇》曰："春青风，夏阳风，秋凉风，冬寒风。凡此四时之风者，其所病各不同形。"

《灵枢·九宫八风》曰："是故太一入徙，立于中宫，乃朝八风，以占吉凶也。**风从南方来，名曰大弱风，**其伤人也，内舍于心，外在于脉，气主热。**风从西南方来，名曰谋风，**其伤人也，内舍于脾，外在于肌，其气主为弱。**风从西方来，名曰刚风，**其伤人也，内舍于肺，外在于皮肤，其气主为燥。**风从西北方来，名曰折风，**其伤人也，内舍于小肠，外在于手太阳脉，脉绝则溢，脉闭则结不通，善暴死。**风从北方来，名曰大刚风，**其伤人也，内舍于肾，外在于骨与肩背之膂筋，其气主为寒也。**风从东北方来，名曰凶风，**其伤人也，内舍于大肠，外在于两胁腋骨下及肢节。**风从东方来，名曰婴儿风，**其伤人也，内舍于肝，外在于筋纽，其气主为身湿。**风从东南方来，名曰弱风，**其伤人也，内舍于胃，外在肌肉，其气主体重。此八风皆从其虚之乡来，乃能病人。三虚相抟，则为暴病卒死。两实一虚，病则为淋露寒热。犯其两湿之地，则为痿。**故圣人避风，如避矢石焉。**其有三虚而偏中于邪风，则为击仆偏枯矣。"

风从八方来，伤人而为病，此是否属于**空间**医学？四时不同，风向和风性不同，导致人体产生疾病，此是否属于**时间医学**？春天，东风、暖风；夏天，南风、热风；秋天，西风、凉风；冬天，北风、寒风。**四时春夏秋冬，风向东南西北。**四时循环一周，风向循环一周。**春行秋令**，春天刮西风、凉风，**夏行冬令**，夏天刮北风、寒风；**秋行春令**，秋天刮东风、暖风；**冬行夏令**，冬天刮南风、热风。这些都属于**异常的时间、空间导致的异常气候**，会致使人体发病。

《素问·宝命全形论》曰："天覆地载，万物悉备，莫贵于人，人以天地之气生，四时之法成。"《素问·六节藏象论》曰："五日谓之候，三候谓之气，六气谓之时，四时谓之岁，而各从其主治焉。五运相袭，而皆治之，终期之日，周而复始，时立气布，如环无端，候亦同法。故曰：不知年之所加，气之盛衰，虚实之所起，不可以为工矣。"《素问·四气调神大论》曰："夫四时阴阳者，万物之根本也。所以圣人春夏养阳，秋冬养阴，以从其根，故与万物沉浮于生长之门。逆其根，则伐其本，坏其真矣。"

三维是**空间**，六合；再加上一维时间，就是**四维时空**。《黄帝内经》始终使用**四维时空坐标**来探讨**天地人物。时空一体，时空人一体，时空人物一体。**

空间的物理属性是静止的，空间的象也是静止的，空间的数同样是静止的，所以近现代科学（基于**还原论的经验性科学体系**）早期存在以静止的角度、机械的规律去研究人与宇宙，将人隔离于宇宙之外，造成物我分离的研究局面。

欧几里得的《几何原本》被公认为西方科学思想的源头，其公理演绎式的逻辑思维形式一直影响着西方学术的发展。**物理学**作为西方科学体系中的重要学科，在理论研究与实践应用方面取得了显著成果。牛顿力学、电动力学、相对论、量子场论等都主要研究空间属性。近现代西方科学在物质结构研究领域成果斐然，对物质粒子结构的深入探索极大地推动了人类对微观世界的认知，物质结构也成为理解事物存在形式与内在规律的重要切入点。

空间的运动过程构成时间，时间的物理属性是运动的，时间的象就是运动的，时间的数就是运动的（旺相休囚死）。因此，中国古代科学（基于**本体论的先验性科学体系**）总是以运动的角度、天人感应的规律去研究人与宇宙，将人与宇宙"冲气以为和""天地人合一"。

《素问·天元纪大论》曰："太虚廖廓，肇基化元，万物资始，五运终天，布气真灵，总统坤元，**九星悬朗**，七曜周旋，曰阴曰阳，曰柔曰刚，幽显既位，寒暑弛张，生生化化，品物咸章。"

中医学，乃至于整个中国传统文化，是建立在**时空体系**上的，**以时间为经，以空间为纬**，以时空为基准建立了**天地人一体的象数模型**，类似于现代科学的**理论试验模型**。一言以蔽之，**中医是时空医学**！中华文化的根本在时空，时空一体、时空人一体、时空物一体、时空人物一体，这是中国古代先贤的**时空观**！

人体小宇宙，宇宙大人体。人以万物之灵的身份，生活在天地之间。中医学绝不仅仅是研究人体本身，而是把人放在天地宇宙之间，来探索人与天地宇宙的关系。也就是说，**中医学的研究背景是宇宙时空**。

如果说无边无际的宇宙大大超出人类的探索能力，那么把这一界限缩小，中医学的研究背景便是**银河系**，是研究人与**银河系**之内的星宿的关系。太阳系作为银河系的一部分，"**七曜周旋**"是太阳系内部的天体运动，而"**九星悬朗**"所代表的北斗星、北极星、二十八星宿，均属于**银河系**中的恒星系统。中医是建立在**黄道坐标系和赤道坐标系**基础上的学术体系。

## 第三节　开阖枢

### 一、门户与开阖枢

**开阖枢**理论始见于《黄帝内经》。《素问·阴阳离合论》曰："三阳之离合也，太阳为开，阳明为阖，少阳为枢。三经者，不得相失也，搏而勿浮，名曰一阳……三阴之离合也，太阴为开，厥阴为阖，少阴为枢。三经者，不得相失也，搏而勿沉，名曰一阴。"

开阖枢是以**门户**为背景的三个相关概念。《说文解字》曰："门，闻也。从二户。象形。"门是象形文字，两片户组成一扇门。《玉篇》曰："人所出入也。在堂房曰户，在区域曰门。"《说文解字》曰："户，护也。半门曰户。象形。"户也是象形文字，像半边的门板，户即单扇门。《康熙字典》曰："户，室之口也。凡室之口曰户，堂之口曰门。内曰户，外曰门。一扉曰户，两扉曰门。"外堂的出入口称为门，内室的出入口称为户。

**开阖枢**是对门户的结构及其功能的完整描述。《说文解字》曰："开，张也。从门，从开。"开，指门闩和顶门闩的木头，开则门户张开。《说文解字》

曰："阖，门扇也。一曰闭也。从门，盍声。"阖，指门扇（今称门板）和放门闩的部位。《说文解字》曰："枢，户枢也。户所以转动开闭之枢机也。"枢，指门轴。门户的正常开闭有赖于其各个部分结构的完整和功能的协调。

《素问·宝命全形论》曰："夫四时阴阳者，万物之根本也，所以圣人春夏养阳，秋冬养阴，以从其根，故与万物沉浮于生长之门。"《素问·六微旨大论》曰："故器者，生化之宇，器散则分之，生化息矣。故无不出入，无不升降。"

《黄帝内经》为什么要讲"与万物沉浮"呢？实际上，万物的沉浮是表象，而它的实质是阴阳在发生变化。再进一步说，阳气的升降沉浮起着决定性作用。因为阴阳之间存在着阳主阴从的关系，即阳的变化起到主导与决定作用，阴是随着阳的变化而变化。沉者入也，浮者出也。一方面，阳气浮于生长之门，这个过程是讲阳气的出、阳气的升，实际上就是阳的释放；另一方面，阳气沉于生长之门，这个过程是讲阳气的入、阳气的降，实际上就是阳的收藏蓄积。这样，原始的门户理论便发展为阳气升降出入理论。

## 二、开阖枢与阳气升降出入

阳气升降出入理论建立了，就必须有一个与之相应的工作机制，这就是**开阖枢机制**。从阴阳上来说，太阳、阳明、少阳等三阳有一个在表的开阖枢，太阴、少阴、厥阴等三阴有一个在里的开阖枢。这就意味着人身应该有两扇门，一扇是三阳主宰的在表的阳门，一扇是三阴主宰的在里的阴门。《黄帝内经》中讲到的只是生长之门，其实这是一个省略，应该还有一个收藏之门。三阳主宰的在表的阳门就可以称之为**生长之门**，三阴主宰的在里的阴门可以称之为**收藏之门**，这是从阴阳角度来讲。如果从五行角度来说，五脏当中，肝为"生门"，心为"长门"，肺为"收门"，肾为"藏门"，而人体阳气的生、长、收、藏四种气机运动之间的转化，则由脾负责，脾为"化门"。《素问·刺禁论》曰："肝生于左，肺藏于右，心部于表，肾治于里，脾为之使，胃为之市。"即肝气行于左，肺气行于右，心气行于表，肾气行于里，脾胃居中调节。无论从阴阳角度还是从五行角度，生长之门与收藏之门都要协调工作。一年当中春夏季节及一天当中的白昼，生长之门与收藏之门逐渐打开，从而实现了阳气的释放；一年当中秋冬季节及一天当中的黑夜，生长之门与收藏之门逐渐关闭，从而实现了阳气的收藏。生长之门与收藏之门协调统一，使得阳气的升降出入顺利进行；如果二者不能协调统一，就会导致阳气的升降出入紊乱，出现《素问·六微旨大论》所说的："出入废则神机化灭，升降息则气立孤危……非出入，则无以生长壮老已；非升降，则无以生长化收藏。"

《素问·阴阳应象大论》曰："阴静阳躁……阳生阴长，阳杀阴藏。"自然界万物和人体都存在着春生、夏长、秋收、冬藏的节律变化，而决定这一节律变化的就是阳的变化，也就是阳的春生、夏长、秋收、冬藏导致了万物和人体的春生、夏长、秋收、冬藏。关于这一点，大儒董仲舒《春秋繁露》说得很清楚："物随阳而出入，数随阳而终始……阳者岁之主也，天下之昆虫，随阳而出入。天下之草木随阳而生落。天下之三王随阳而改正。"生、长、化、收、藏各门的开、阖、枢都决定于阳的升降出入。阳就好比能量、热能，春夏的天气之所以温热，是阳的释放造成的；秋冬的天气之所以凉寒，是阳的收藏造成的。也就是说，寒热是伴随阳的生长收藏的一个表象，阳气释放了，天气就变热，阳气收藏了，天气就变冷，并不是在热之外又有一个独立的属寒的东西。

## 三、开阖枢的功能特点

"开"，是指阳气之门打开，逐渐释放，对应到自然界就是万物生长发育，欣欣向荣，对应到人体则是阳气的各种功用发挥作用。但是阳气的释放不能是无限制的，到达一定程度就要开始减慢、停止，为下一次的"开"积蓄力量，这就依赖于"阖"的功能。"阖"，是指阳气之门闭合，逐渐收藏。而这一开一合之间的调节，则有赖于"枢"的功能。

开、阖、枢是说明由阳到阴，再由阴到阳；由释放到收藏，再由收藏到释放；由初到盛，由盛到衰，由衰到转的阴阳运转递变过程。三阳为腑，三阴为脏，三阳三阴各有开、阖、枢，各司其职，但总体来说，开以升发外散为主，阖以沉降内入为主，枢以协调开阖为主。正如王冰所言："开者，所以司动静之机；阖者，所以执禁固之权；枢者，所以主转动之微，由斯殊气之用，故此三变之也"。

开阖枢理论就是以门的形态结构及功能来形象地描述三阳三阴经脉、脏腑的生理功能、病理变化。汪切庵注："太阳巨阳也，其行在表，敷布阳气，故为开；阳明合于二阳之间，其行在表之里，收纳阳气，故为阖；少阳乃初生之阳，转输阳气，故为枢。"张景岳曰："太阳为开，谓阳气发于外，为三阳之表也；阳明为阖，谓阳气蓄于内，为三阳之里也；少阳为枢，谓阳气在表里之间，可出可入，如枢机也。"

## 四、开阖枢三者间的关系

首先，开、阖、枢是一个完整而统一的整体，相互协调，相互为用。有开则有阖，有阖则有开，开阖之间又离不开枢机的调节。所以开、阖、枢乃是说明同一事物的三个方面，彼此各有所主而又不可分离，是一个不可分割的整体。故张志聪概括曰："舍枢不能开阖，舍开阖不能转枢，是以三经者，不得相失也。"开阖枢理论是用来阐释三阴三阳经络、脏腑的生理功能、病理变化，也就是说，开阖枢功能正常，则人体健康无病；若开阖枢功能失调，则必然导致疾病的发生。

其次，太阳、阳明、少阳这三阳为腑，其"开阖枢"主要负责阳气的升和出，但是这种升和出不能太过，此《素问·阴阳离合论》所谓："三经者，不得相失也，搏而勿浮，命曰一阳。"太阴、少阴、厥阴这三阴为脏，其"开阖枢"主要负责阳气的降和入，但是这种降和入也不能太过，此所谓"三经者，不得相失也，搏而勿沉，命曰一阴"。当然，其中隐含的意思就是，阳气的升降出入同样不能不及。阳气的升降出入太过或不及均会导致人体出现生理功能紊乱，严重时将导致疾病的发生。

## 五、太阳为开，太阴为开

太阳为表中之表，太阴为里中之表，俱属于开。所不同者，太阳为腑，太阴为脏。

太阳包括手太阳小肠和足太阳膀胱。太阳为巨阳、大阳，王冰曰："阳气盛大，故曰太阳。"手足太阳经是人体阳气最为旺盛的经脉。《素问·灵兰秘典论》曰："小肠者，受盛之官，化物出焉……膀胱者，州都之官，津液藏焉，气化则能出矣。"小肠为什么被称为"受盛之官"呢？受即承纳、接受之义，盛呢？《说文解字》云："黍稷在器中以祀者也。"故盛的本义是置于器中以备祭祀用的谷物，既然为祭祀所用，必是精挑细选的上好佳品。因此"受盛之官"的功能是指小肠接受了从胃而来的腐熟的食糜，在脾的运化作用下，将水谷精微化为的营气结合津液形成血，注之于脉以营养全身，如同《灵枢·邪客》所言："营气者，泌其津液，注之于脉，化以为血，以荣四末，内注五脏六腑，以应刻数焉。"如果小肠"受盛化物""泌别清浊"的功能失司，就会导致人体津液代谢失常，因此《灵枢·经脉》谓小肠："是主液所生病者。"而膀胱经作为人体循行最长、分布最广的经脉，其分布在三阳三阴中最外层，为"六经之藩篱"，主要功能是布散阳气于表，起到温煦脏腑、润泽皮毛、护卫肌表、抗御外邪和司汗孔开合、调汗液排泄的作用，就如同《类经》所言："卫气者，所以温分肉，充皮肤，肥腠理，司开阖者也。"膀胱腑又是人体最大的储藏津液的器官，在肾阳的气化蒸腾之下，其内的津液一部分随卫气流走全身，一部分则化为尿液将人体大部分毒素排出体外。**综合手足太阳经、腑的功能，可知"太阳为开"，实际上是指小肠和膀胱的经脉、腑器具有将阳气（主要是卫气）和津液上行外达于皮毛汗孔，下行直通于膀胱，进而发挥卫气温煦、防御、固涩、气化以及津液营养滋润、解毒的功能。**

若太阳开折，开机不利，即手足太阳经腑宣发阳气、输布津液的功能受损，阳气不能正常上行外达，卫气不得正常"熏肤、充身、泽毛"，致皮毛失濡、腠理开阖失司，就会出现恶风、恶寒、发热、无汗（开不及）或自汗（开太过）、鼻塞、流涕、咳嗽、喘息、头项强痛、肌肉关节疼痛等表现，此《灵枢·根结》所谓："皮肉宛膲而弱也。"津液代谢失常，还会出现小便癃闭（开不及）或尿频失禁（开太过）等表现。

太阴包括手太阴肺和足太阴脾。《素问·灵兰秘典论》曰："肺者，相傅之官，治节出焉……脾胃者，仓廪之官，五味出焉。"《素问·六节藏象论》曰："肺者，气之本，魄之处也；其华在毛，其充在皮，为阳中之太阴，通于秋气。"肺作为辅佐君主心的宰相，为"气之本"，主一身之气和呼吸之气。肺的宣发肃降，一方面可将胸中的宗气宣布于肌表，开汗孔，润皮毛，将浊气从鼻呼出体外；另一方面可将自然界清气吸入体内化合成宗气。脾为后天之本，气血生化之源，主运化，主升清，脾阳可将胃受纳腐熟的食糜中的精微物质化为营气，并通过经脉运行全身。**综合手足太阴经及其相关脏腑的功能，可知"太阴为开"，实际上是指肺和脾的经脉、脏器具有生成、输布宗气和营气的功能。**

若太阴开折，开机不利，一方面脾失运化，营气无所生，中气不足甚至下陷，此《灵枢·根结》所谓："则仓廪无所输，膈洞。"（膈洞指膈气痞塞，洞泄无度），人会出现短气、乏力、眩晕、神疲，甚至久泻久痢、肛门下坠、脏器下垂；另一方面，肺宣发布散宗气和一身之气的功能受损，则气化失司，卫外无力，此《灵枢·根结》所谓："气不足而生病也。"人会出现自汗、恶风、易于感冒、鼻塞、流涕、咳嗽、喘息等现象。

### 六、阳明为阖，厥阴为阖

两阳合明为阳明，两阴交尽为厥阴，俱属于阖。所不同者，阳明在表，厥阴在里。阳气升降出入失常时常常郁而化热，阳明的邪热是阳气在外，当降不降，逆而生热，是气分热；厥阴的邪热是阳气在里，当出不出，郁而化热，是血分热。

阳明包括手阳明大肠和足阳明胃，《素问·灵兰秘典论》曰："脾胃者，仓廪之官，五味出焉。大肠者，传道之官，变化出焉。"阳明在张仲景《伤寒论》中属于"胃家"，在《内经》中更是早将大肠归属于胃所管，如《灵枢·本输》所谓："大肠属上，小肠属下，足阳明胃脉也。大肠小肠，皆属于胃，是足阳明也。"那么什么是"两阳合明"呢？《素问·至真要大论》曰："阳明何谓也？岐伯曰，两阳合明也。""合"不是叠加的意思，也不是一加一等于二的意思，"合"是聚合、合拢的意思，正好与"开"相对应，是把阳气从一种生发、释放的状态收拢聚合起来，使它转入蓄积收藏的状态；将太阳、少阳的阳气聚合在一起，这才叫"两阳合明"。阳气被聚合到阳明胃肠中，才能腐熟水谷，蒸化水津，传导化物，化生精气，把水谷之气转化为人体的阳气与津液。**综合手足太阳经、腑的功能，可知"阳明为合"，实际上是指大肠和胃的经脉、腑器具有的聚合阳气于胃肠、腐熟水谷、化合精微的功能。**

若阳明阖折，阖机不利，合之不及，不能腐熟水谷，清气下陷，则出现便溏、泄泻，严重时则下利清谷，此《素问·阴阳应象大论》所谓："清气在下，则生飧泄"。若合之太过，阳郁化热，津液被灼，谷食干结，大肠传导失司则"胃家实"，会出现脘腹胀满、大便秘结，或者小便频数、热结旁流。同时，胃和大肠都属于六腑，六腑之气以"以通为顺，以降为和"，胃和大肠之气本应内行下达，若大便不通，腑气上逆，则出现呃逆、反胃等表现，正如《素问·阴阳应象大论》所云："浊气在上，则生䐜胀。"另外，胃为后天之本，气血生化之源，主肌肉四肢，《素问·痿论》曰："阳明者五脏六腑之海，主润宗筋，宗筋主束骨而利机关也。"若阳明气血生化无源，则会出现乏力，甚至肌肉萎缩、消瘦，此《灵枢·根结》所谓："则气无所止息而痿疾起矣。"

厥阴包括手厥阴心包和足厥阴肝，《素问·灵兰秘典论》曰："肝者，将军之官，谋虑出焉……膻中者，臣使之官，喜乐出焉。"《素问·六节藏象论》曰："肝者，罢极之本，魂之居也；其华在爪，其充在筋，以生血气，其味酸，其色苍，此为阳中之少阳，通于春气。"膻中为"气会"，为心包之窍，而心包作为君主心的使节，可将"心主血脉"的功能状态反映出来，如果这一功能正常，自然是喜笑颜开，即"喜乐出焉"。肝，体阴而用阳，主藏血，主疏泄，如同一个智勇双全的大将军，为君主心出谋划策，斩关夺隘。为何又称其为"罢极之本"呢？罢者，《玉篇》曰："罢，休也。"《论语·子罕》曰："夫子循循然善诱人，博我以文，约我以礼，欲罢不能。"极者，极致也，极端者。人得病就好比乱起于身，如同《素问·四气调神大论》所言："从阴阳则生，逆之则死；从之则治，逆之则乱。"《素问·四气调神大论》所谓："亢则害，承乃制。制则生化，外列盛衰；害则败乱，生化大病。"而乱到极点必然引发战争，因为人体正气必然会奋起抗争，以战争结束战争。由此可知，"罢极之本"就是说肝是结束战乱的根本，和"将军之官"名虽异，实质同。那么厥阴"两阴交尽"又是什么意思呢？《素问·至真要大论》云："帝曰，厥阴何也？岐伯曰，两阴交尽也。"两阴指的是太阴和少阴。同时，《素问·至真要大论》又云："两阴交尽故曰幽。"前云两阴交尽为厥阴，此云两阴交尽故为幽，可知厥阴之为义者幽也。幽为何意？杨惊注："幽，囚也。"囚就是囚禁。囚禁什么呢？实为囚禁阴阳二气之意。而"厥阴为合"，合什么呢？就是闭合阳气和阴血。**综合手足厥阴经、脏的功能，可知"厥阴为合"实际上是指心包和肝的经脉、脏器闭合太阴、少阴阳气和阴血的功能。**

　　刘力红先生的著作《思考中医》谈到心包和肝的经脉、脏气功能时提到"合阴气"，笔者觉得不够全面。心包内藏心血，肝主藏血，闭合阴血当然不会存在争论，但是闭合阳气怎样理解呢？前已论述，阴阳之间是阳主阴从的关系，阴一直在随着阳而运动变化；从根本上看，是阳的生长收藏决定了阴的相应变化。阳气只有很好地收藏、闭合起来，才能在以后更好地生长。具体到心包和肝，先从二者的功能上来看，心包是心的包膜，是一组强有力的肌肉，中医所谓的"心主血脉"的功能实际上是由主管神志的心与心外面的心包共同完成的，因此《灵枢·经脉》才会说心包"是主脉所生病者"，同时心包为心之外护，代心受邪，保护心内所藏的神不受外邪的扰动；肝主藏血，主疏泄，内藏魂，其气通心。若厥阴合折，阖机不利，心包为外邪侵犯，致心内藏的神受扰，或者肝失疏泄，郁而化热扰心，都会导致心神不安，轻则心烦易怒，重则神昏谵语，《灵枢·本神》谓之"肝藏血，血舍魂，肝气虚则恐，实则怒"。若厥阴受损，心包和肝阴血不足，不足以养心，则郁郁寡欢，喜悲伤欲哭，此《灵枢·根结》所谓"气绝而喜悲"。再从时间上看，手厥阴心包经夜晚戌时（19～21点）当令，这时人应该随日落而休息；足厥阴肝经丑时（凌晨 1～3 点）当令，此时人应该进入深度睡眠，这样才能发挥心包和肝闭合阳气、阴血的功能；如果由于运动、工作、熬夜、情志不畅等原因，心包和肝不能闭合阳气、阴血，阳气、阴血得不到很好的收藏蓄积，则阴阳两虚而不利于白昼时的再次释放。这时最容易出现手足厥冷的表现，仲景所谓"阴阳气不相顺接便为厥"。手足厥冷是厥阴病最多见也是最典型的症状，《伤寒论》原文 337 条里说得很清楚："凡厥者，阴阳气不相顺接便为厥。厥者，手足逆冷是也。"另外，根据刘力红先生考证，《伤寒论》厥阴病篇一共有 56 条原文，论及"厥"的地方多达 52 处。厥阴为合，合则肝血足，清阳升，四肢暖；合不及则女子阴冷宫寒、少腹冷痛，男子阴囊缩、囊下湿，男女手足厥冷色青。

## 七、少阳为枢，少阴为枢

开阖关键在于枢，枢又有阳枢、阴枢之分。少阳位于太阳、阳明之间，为阳中之半表半里，转太阳则开，转阳明则阖，故为阳中之枢；少阴位于太阴、厥阴之间，为阴中之半表半里，转太阴则开，转厥阴则阖，故为阴中之枢。

少阳包括手少阳三焦和足少阳胆。《素问·灵兰秘典论》曰："胆者，中正之官，决断出焉……三焦者，决渎之官，水道出焉。"胆既具有五脏"藏而不泄"的特性，同时具有六腑"泻而不藏"的特性，不偏不倚，故为"中正之官"。另外，胆附于肝，排泄胆汁，协助肝行疏泄之功，促进脾胃的运化。《内经》称三焦为"决渎之官"，可以疏通水道，而实际上三焦还是元气的通道，《难经·三十八难》曰："所以腑有六者，谓三焦也。有原气之别焉，主持诸气，有名而无形，其经属手少阳。"《难经·六十六难》曰："三焦者，原气之别使也，主通行三气，经历于五脏六腑。"手足少阳经脉相连，均行于人体外侧，可以调节太阳、阳明经气。三焦和胆又均内寄相火，寓生发、调节之功。三焦经亥时（21～23 点）当令，胆经子时（23～1 点）当令，"子时一阳生"，人体阳气的启动始于子时当令的胆经（实际为三焦经和胆经交会之时），故《素问·六节藏象论》曰："凡十一脏，取决于胆也。"如此，三焦和胆内的阳气（主要是相火）宣达内外，游行上下，从而成为人体阳气布散转输之枢纽。**综合手足少阳经、腑的功能，可知"少阳为枢"实际上是指三焦和胆的经脉、腑器启动和输布阳气（主要是相火），以及调节太阳、阳明经腑阳气开阖的功能，少阳相火为枢。**

若少阳枢折，枢机不利，正邪交争，则寒热往来；若疏泄不利，影响脾胃消化，则出现胸胁脘腹胀满疼痛、不思饮食；若致肝气上逆犯胃，则出现恶心、呕吐；若肝气上逆动膈，则出现反酸、嗳气、呃逆、太息；若胆汁随火上蒸，则口干（或咽干）、口苦；若相火扰心，则情志抑郁或心烦易怒；若相火上扰清空，则头痛、眩晕；若相火上扰耳窍，则耳鸣、耳聋；若相火上扰目窍，则出现目睛胀痛、视物模糊、羞明畏光、流泪等表现；若影响关节运动，则出现关节活动受限等表现，此《灵枢·根结》所谓："骨繇（摇）而不安于地。"

少阴包括手少阴心和足少阴肾。《素问·灵兰秘典论》曰："心者，君主之官也，神明出焉……肾者，作强之官，伎巧出焉。"《素问·六节藏象论》曰："心者，生之本，神之变也；其华在面，其充在血脉，为阳中之太阳，通于夏气……肾者，主蛰，封藏之本，精之处也；其华在发，其充在骨，为阴中之少阴，通于冬气。"作为人生命根本的"君主"，心内寄君火，主管人体的"神"，只有君火旺于本位时"神"的功能才能正常。而心中的君火，实际也是一团阳气，需要肾中元阳的不断补充才能持续地旺于本位，这就需要心和肾的水火既济关系正常。肾主蛰，蛰就是闭藏，而精实际上就是阳气的闭藏状态。阳气闭藏好了，才能持续地上济心之君火，心所主的神才能明。这才是心肾之间水火既济关系的正确理解，限于篇幅，将另作文阐述此问题。那么为什么称肾是"作强之官"呢？强的本义是米中的蠹虫，《尔雅·释虫》云："强，虫名也。"《玉篇》云："米中蠹。"从文字训诂角度看，"强"字的构形与含义或与某种昆虫的形态特征相关。在中医藏象理论中，肾的生理功能涵盖生殖系统的调控。传统医学通过取象比类的思维方式，将肾的功能与"强"的特性相联系，旨在阐释肾在人体生长发育、生殖机能等方面的重要作用。强的引申义是强硬、刚强，骨被视为"人身至刚"之属，骨也为肾所主。同时，中医五行理论将"水"与肾相应，水之"至柔"特性亦归属于肾的功能范畴，这种"肾既主至刚之骨，又主至柔之水"的理论，体现了中医学对生命系统中刚柔相济规律的深刻洞察。这种刚柔互涵的生命机制，正是"伎巧出焉"这一理论表述的深层内涵。**综合手足少阴经、脏的功能，可知"少阴为枢"实际上是指心和肾的经脉、脏器输布阳气（主要是君火、元阳），以及调节太阴、厥阴经脏阳气开阖的功能，少阴君火、元阳为枢。**

若少阴枢折，枢机不利，肾之元阳虚而失布，心之君火暗而不明，则根据患者体质的不同出现寒化或者热化。寒化证见脉微细、嗜睡健忘、畏寒身倦、手足厥冷、下利清谷、多尿、夜尿频多、遗尿、尿后余沥等；热化证见心烦、失眠、惊悸、遗精、五心烦热、潮热盗汗。除此之外，少阴枢机不利还可出现由于水火失济，气机不利，阳气被郁而不能由阴出阳，不能由内向外宣发，疏达于四末而形成的四肢厥冷证，以上种种即《灵枢·根结》所谓的"脉有所结而不通"。因为心主血脉，血脉的畅通有赖于心阳的推动和温煦作用，而肾阳为元阳，是全身阳气的根本，心阳亦以肾阳为根，因此当心肾阳气不足时，不能温通血脉，血脉出现"结"，即瘀阻不通之处，导致阳气不能从阴出阳，直达四末，从而出现各种临床表现，最典型的就是"四肢厥冷"。《伤寒论》第 337 条曰："凡厥者，阴阳气不相顺接便为厥。厥者，手足逆冷是也。"仲景前一句说的是厥证发病的关键病机，后一句说的是厥证的临床表现。关于厥证出现手足厥冷的表现，其实有轻有重，并不是只会出现在危重症之中。

仲景说厥证发病关键在于"阴阳气不相顺接"，那其实质是什么呢？《灵枢·逆顺肥瘦》曰："手之三阴，从脏走手；手之三阳，从手走头；足之三阳，从头走足；足之三阴，从足走腹。"人体十二正经，手三阴与手三阳交会于手指，足三阴与足三阳交会于足趾。因此，**四末厥冷的发病关键就是十二正经的阴阳二气不能在手足四末顺利交接，再进一步说，就是十二正经的阳气不能通达于四肢末端。这就有两种情况，一种是阳气虚损则无余以达，一种是阳气被阻则不能通达。人体阳气以肾为本，因此肾阳不能通达四末是厥证发生的关键。**

有的医生认为四肢禀气于胃，脾主肌肉四肢，因此四肢厥冷的关键是脾胃阳虚。殊不知脾胃阳气也是来源于肾阳。《灵枢·营卫生会》曰："上焦如雾，中焦如沤，下焦如渎。"中焦脾胃就如同人体的一口大锅，腐熟水谷，而烧这口大锅的火就是下面的肾阳。如果"釜底无薪"，脾胃这口大锅的阳气也就不能蒸腾而达于四末。

少阴病的手足厥冷有两种情况，一种是心肾阳虚导致的，这种手足厥冷的程度较重，治疗时当温阳除逆，例如《伤寒论》第 305 条的附子汤证、第309 条的吴茱萸汤证、第 315 条的白通加猪胆汁汤证、第 317 条的通脉四逆汤证、第 324 条的四逆汤证。另一种是少阴调节太阴、厥阴阳气开阖的功能失司，导致阳气被郁，不能达四末，其手足厥冷的程度并不严重，治疗上用四逆散调阴枢，解阳郁即可。林澜《伤寒折衷》中明确指出："按少阴用药，有阴阳之分，如阴寒而四逆者，非姜、附不能疗。此证虽云四逆，必不甚冷，或指头微温，或脉不沉微，乃阴中涵阳之证。此惟气不宣通，乃为逆冷"。张锡驹《伤寒论直解》亦指出："凡少阴病四逆，俱属阳气虚寒，然亦有阳气内郁不得外达而四逆者，又宜四逆散主之。枳实形圆臭香，胃家之宣品也，所以宣通胃络；芍药疏泄经络之血脉；甘草调中；柴胡启达阳气于外行。阳气通而四肢温矣。"

举个生活中的例子来说明的话，冬天我们烧暖气来取暖，如果暖气管道中有气体存在，热水就不能达到暖气片末端；这时只需将暖气片上的排气阀门打开，将堵在暖气管道中的气排出，热流就立刻滚滚而至，屋内就能温暖如春。彼物之理与人身之理相同，四逆散就如同开启人体排气阀的工具，可以理气解郁而除四末不温。

## 八、开阖枢病理状态下的临床表现

综上所述，太阳、太阴开机不利，则可能出现恶（风）寒、发热、无汗、自汗、鼻塞、流涕、咳嗽、喘息、头项强痛、肌肉关节疼痛、短气、乏力、眩晕、神疲、久泻久痢、肛门下坠、脏器下垂等表现。

阳明、厥阴阖机不利，则可能出现便溏、泄泻、下利清谷、脘腹胀满、大便秘结、小便频数、热结旁流、呃逆、反胃、肌肉萎缩、消瘦、郁郁寡欢、喜悲伤欲哭、心烦、失眠、神昏谵语、手足厥冷、女子阴冷宫寒或少腹冷痛，男子少腹冷痛或阴囊缩或囊下湿等表现。

少阳、少阴枢机不利，则可能出现寒热往来、胸胁脘腹胀满疼痛、不思饮食、恶心、呕吐、反酸、嗳气、呃逆、太息、口干（或咽干）、口苦、情志抑郁、心烦易怒、头痛、眩晕、耳鸣、耳聋、目睛胀痛、视物模糊、羞明畏光、流泪、关节活动受限、嗜睡健忘、畏寒身倦、手足厥冷、下利清谷、多尿、夜尿频多、遗尿、尿后余沥、心烦、失眠、惊悸、遗精、五心烦热、潮热盗汗等表现。

## 九、三阴三阳与开阖枢

有学者认为，《内经》三阴三阳的划分是以地球上一年中阴阳之气的盛衰变化为依据的，三阴三阳表述的是天地六合之内阴阳离合的六种状态。

顾植山先生的顾氏三阴三阳太极时相图实际上还是河图、太极图的衍生图。三阳之开、阖、枢，为什么太阳为开，少阳为枢，阳明为阖？**太阳在东**

北方，冬至过后，正是阳气渐开之时，故为阳之"开"；**阳明在西北方，阳气渐收，藏合于阴，故为阳之"阖"**；**少阳在东南方，夏至太阳光直射北回归线，阴阳转枢于此，故为阳之"枢"**。三阴之开、阖、枢同理：**太阴在西南方**，夏至以后，阳光直射点从北回归线向南移动，北半球阴气渐长，故为阴之"开"；**厥阴居东南**，阴气渐消，并合于阳，故为阴之"阖"；**少阴在正北方**，冬至阴极而一阳生，故为阴之"枢"。这里要纠正一个关于三阴三阳内涵的认识误区，三阴三阳的命名，并不是根据学术界所认为阴阳气之多寡来决定，而是决定于其时间和空间方位。**中医是时空医学！**

风寒外感，何以先犯足太阳膀胱经？为什么温邪外感又首先犯手太阴肺经？按三阴三阳六气开阖枢方位，**太阳在东北，阳气始开之位；太阴在西南，阴气始开之位**。《素问·五运行大论》曰："**风寒在下，燥热在上，湿气在中，火游行其间**。"寒为阴邪，故风寒下受，宜乎先犯足太阳膀胱经。温热在上，又属阳邪，故温邪上受，就要先犯手太阴肺经。伤寒六经辨证和温病卫气营血辨证的理论基础都是三阴三阳模式，两者可以统一起来。按照运气学说，后世所谓伤寒学派与温病学派的"**寒温之争**"原本是不存在的！

《素问·六微旨大论》论"标本中见"曰："少阳之上，火气治之，中见厥阴；阳明之上，燥气治之，中见太阴；太阳之上，寒气治之，中见少阴；厥阴之上，风气治之，中见少阳；少阴之上，热气治之，中见太阳；太阴之上，湿气治之，中见阳明。"

六经表里相配：**实则太阳，虚则少阴；实则阳明，虚则太阴；实则少阳，虚则厥阴**。有人提问：为什么不是太阳和太阴、少阳和少阴、阳明和厥阴互为表里和中见关系？看上述三阴三阳开阖枢图，太阳与少阴同居北方，均含**寒水之气**；阳明与太阴同居西方，均含**燥金之气**；少阳与厥阴同居东方，均含**风木之气**。明白了这一关系，其互为表里及中气相通的道理就容易理解了。

## 第四节　标本中气

标本中气是运气学中关于六气与三阴三阳相互关系的理论，主要研究六气变化规律及其与三阴三阳的相互关系。

## 一、标

《说文解字》曰："标，木杪末也。"标的原意是树木的末端。

《素问·六微旨大论》曰："帝曰，愿闻天道六六之节盛衰何也？岐伯曰，上下有位，左右有纪。故少阳之右，阳明治之。阳明之右，太阳治之。太阳之右，厥阴治之。厥阴之右，少阴治之。少阴之右，太阴治之。太阴之右，少阳治之。此所谓**气之标**，盖南面而待也。"

"标"，指三阴三阳：厥阴、少阴、太阴，少阳、阳明、太阳，是六气的阴阳标识。

## 二、本

《说文解字》曰："本，木下曰本。从木，一在其下。"本的原义是木的根。

《素问·六微旨大论》曰："少阳之上，**火气**治之，中见厥阴。阳明之上，**燥气**治之，中见太阴。太阳之上，**寒气**治之，中见少阴。厥阴之上，**风气**治之，中见少阳。少阴之上，**热气**治之，中见太阳。太阴之上，**湿气**治之，中见阳明。**所谓本也**。"

《素问·天元纪大论》曰："厥阴之上，**风气**主之。少阴之上，**热气**主之。太阴之上，**湿气**主之。少阳之上，**相火**主之。阳明之上，**燥气**主之。太阳之上，**寒气**主之。所谓本也，是谓六元。"

"本"，指风气、热气、火气、湿气、燥气、寒气，六种**本元**之气。

## 三、中气

《说文解字》曰："中，而也。从口。丨，上下通。"中，事物的内部。字形以"口"作字根。中间的一竖，表示上下贯通。中，中央、内部。从方位言是中央；从内外言是核心。

《素问·六微旨大论》曰："本之下，中之见也。见之下，气之标也。本标不同，气应异象。"

"**中气**"指处于标、本之间的气，是与**标气**互为表里的气，又是与本气相关或相反的气，通过中气对标气的制约与调节，以维持六气的阴阳平衡。

## 四、标本中气的从化关系

《素问·至真要大论》曰："气有从本者，有从标本者，有不从标本者也。

帝曰，愿卒闻之。岐伯曰，少阳、太阴从本，少阴、太阳从本从标，阳明、厥阴不从标本，从乎中也。"

从中治中，从标治标，从本治本，标本同病则标本同治。标本中气和从化关系见表2-4-1。

这里有一个专业名词需要讨论。后世中医称呼《伤寒论》中的"太阳病"等为"六经病"，此称有待商榷。正确的名称应该是"三阳三阴病"或者"六气病"。理由如下：第一，三阴三阳为标，风热暑湿燥寒六气为本。第二，人体有十二正经，而不是六条正经。第三，人体有经络，而天地没有经络，天地有六气。第四，正化和对化，实际上是在理论层面将五运（五行）与六气做相互转化。

经典中医的理论体系，就是"天五、地六"和"天六、地五"的系统融合。天干五运，五星行五运；五星丽地，下降于地，形气相感，化为地之五行，而有五行之质。地之五行蕴含地支六气，木、君火、相火、土、金、水，地支六气上升于天，化为天之六气，风、热、暑、湿、燥、寒。天五、地六，天六、地五，天地合化，五运六气。五运之中为土，六气之中为太阴湿土和少阳相火。

表 2-4-1　标本中气和从化关系

| 标 | 本 | 中气 | 从化 |
| --- | --- | --- | --- |
| 厥阴 | 风 | 少阳 | 从其中气 |
| 阳明 | 燥 | 太阴 | |
| 少阳 | 暑 | 厥阴 | 标本性同<br>从其本气 |
| 太阴 | 湿 | 阳明 | |
| 太阳 | 寒 | 少阴 | 标本性异<br>从本从标 |
| 少阴 | 热 | 太阳 | |

**1. 少阳、太阴，从本**

少阳之标属阳，少阳之本为暑，也属阳；太阴之标属阴，太阴之本为湿，也属阴；标本的阴阳性质相同，从其本气，故少阳和太阴的从化都是从其本气。**少阳从本为暑，太阴从本为湿。**因此，少阳病，易热化、火化，应该以**清热泻火**为主，可以使用《辅行诀》大阴旦汤（小柴胡加芍药汤）。太阴病，易湿化，应该以**健脾益气化湿**为主，使用《辅行诀》大小补脾汤、大阳旦汤（黄芪人参建中汤）。

少阳从其本气为厥阴，厥阴从其中气为少阳：**少阳病初为实热证**，从其本气厥阴风木，容易化生风证，发展为**热极生风证**，治疗宜**清热兼祛风。厥阴病初为虚寒证**，从其中气少阳相火，容易化生热证，成为虚实夹杂、**寒热错杂证**，治疗宜**攻补兼施、寒热并用**，其代表方是《伤寒论》乌梅丸。

**2. 少阴、太阳，从本从标**

少阴之标属阴，少阴君火之本为热，属阳；太阳之标属阳，太阳寒水之本为寒，属阴；标本的阴阳性质相反，从本从标，故少阴和太阳的从化是从本、从标。**少阴标阴、本热；太阳标阳、本寒**。寒证、热证本于太阳、少阴，**太阳主表**，太阳病有表寒证与表热证之分；**少阴主里**，少阴病分里寒证与里热证。

太阳、少阴从本从标，太阳病、少阴病既存在发生**寒化证**的可能性，又存在发生**热化证**的可能性。

**太阳病寒化证**是从于本，可以使用《辅行诀》小阳旦汤（桂枝汤）、小青龙汤（麻黄汤）、大青龙汤等类方，辛温发散太阳之表寒；**太阳病热化证**是从于标，可以使用温病学派处方。

少阴病**从标**而**寒化**，是**足少阴肾病寒化证**，可以使用《辅行诀》小玄武汤、大玄武汤，以温少阴之寒、渗少阴之水。少阴病**从本**而**热化**，是**手少阴心病热化证**，可以使用《辅行诀》小阴旦汤、小朱鸟汤、大朱鸟汤，以清少阴之邪热、滋少阴之阴液。

**3. 阳明、厥阴，从中气**

厥阴从其中气少阳相火，风火相煽；厥阴从乎中，见少阳相火证，用清热泻火、息风止痉之剂，例如羚角钩藤汤。

阳明病初为热证、燥证，阳明经热证，使用《辅行诀》大小白虎汤；阳明腑燥证，使用《伤寒论》大小承气汤。阳明病日久从其中气太阴湿土，转变为太阴虚寒证，应该温补太阴，可以使用《辅行诀》大小补脾汤、大阳旦汤（黄芪人参建中汤）。

太阴病初为湿证，日久从其本气阳明转化为燥证，由湿而燥。**燥证、湿证本于阳明、太阴，正气实则阳明证，正气虚则太阴证，实则阳明，虚则太阴**。

《伤寒论》六气病正化对化方药对应表见表2-4-2。

表 2-4-2 《伤寒论》六气病正化对化方药对应表

| 三阳三阴 | 正化对化 | 脏腑经络 | 六气 | 五行 | 处方 |
|---|---|---|---|---|---|
| 太阳 | 正化从本 | 足太阳膀胱 | 寒 | 水 | 麻黄汤，葛根汤，麻杏石甘汤，桂枝汤，桂枝加附子汤，小青龙汤，大青龙汤，越婢汤 |
| 从本从标 | 对化从标 | 手太阳小肠 | 寒 | 君火 | 五苓散，猪苓汤，桃核承气汤，抵当汤 |
| 少阳 | 正化从本 | 手少阳三焦 | 暑 | 相火 | 大柴胡汤，柴胡加芒硝汤，柴胡加龙骨牡蛎汤 |
| | 对化 | 足少阳胆 | 风 | 木 | 小柴胡汤，柴胡桂枝汤，柴胡桂枝干姜汤，温胆汤 |
| 阳明 | 正化燥化 | 手阳明大肠 | 燥 | 金 | 白虎汤，茵陈蒿汤，栀子柏皮汤，麻黄连翘赤小豆汤 |
| 从中气 | 对化热化 | 足阳明胃 | 湿 | 土 | 白虎汤，栀子柏皮汤，麻黄连翘赤小豆汤 |
| 太阴 | 正化 | 足太阴脾 | 湿 | 土 | 理中汤，厚朴七物汤，桂枝加大黄汤，苓桂术甘汤 |
| 从本 | 对化 | 手太阴肺 | 燥 | 金 | 甘草干姜汤，桂枝加芍药汤，麦门冬汤，黄芪桂枝五物汤 |
| 少阴 | 正化从本热化 | 手少阴心 | 热 | 君火 | 黄连阿胶汤，桃花汤，甘草汤，桔梗汤，苦酒汤，半夏散及汤，猪苓汤，猪肤汤，大承气汤，半夏泻心汤 |
| 从本从标 | 对化从标寒化 | 足少阴肾 | 热 | 水 | 真武汤，附子汤，白通汤，四逆汤，通脉四逆汤，酸枣仁汤，麻黄附子细辛汤 |
| 厥阴 | 正化从本 | 足厥阴肝 | 风 | 木 | 乌梅丸，白头翁汤 |
| 从中气 | 对化从标 | 手厥阴心包 | 暑 | 相火 | 四逆汤，当归四逆汤，吴茱萸汤，温经汤，麻黄升麻汤 |

## 第五节　《辅行诀》六合辨证

### 一、河图空间模式与河图时间模式

六合是四方上下，上下属中，即中分为上下。在上者轮值，主司；在下者轮休，主闲。**日在上，阳旦主司；月在上，阴旦主司。**这样，六合就转变为五方，东南西北中，对应五行。五行者，五运之行也！《辅行诀》六合辨证及其对应的二旦四神方就可以匹配以五为核心的河图，包括原始的**河图空间模式**（见图 2-5-1）和衍生的**河图时间模式**（见图 2-5-2）。天五、地六，天六、地五，五六结合，中医之道！

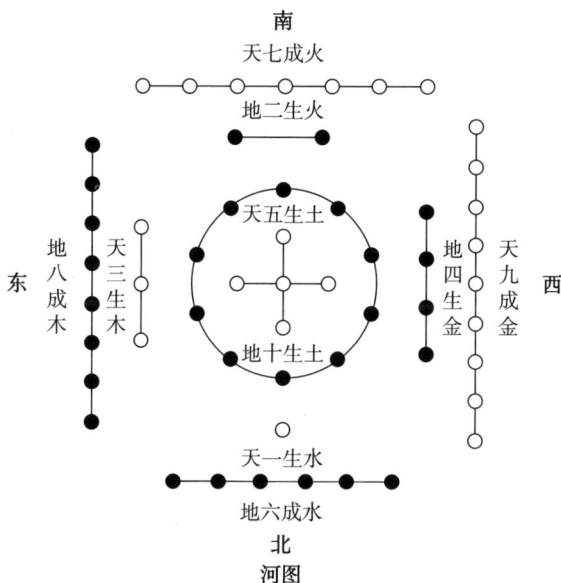

图 2-5-1　河图空间模式图

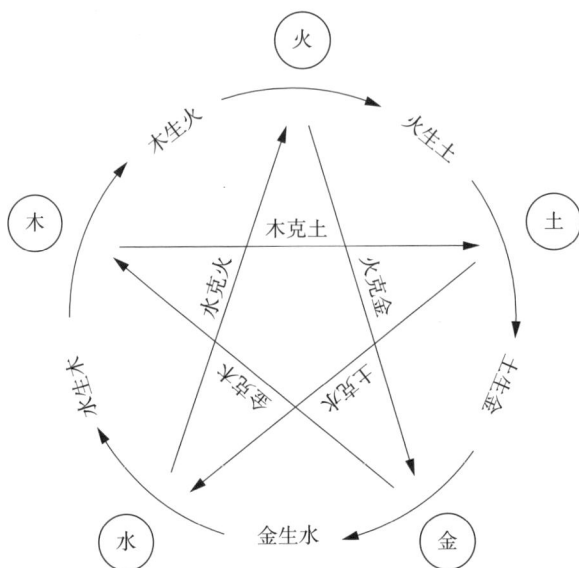

图 2-5-2 河图时间模式图（五行生克图）

衍生的**河图时间模式**，又可以称为**五行生克图**，这幅图在中医规划教材中多次出现。时光一去不复返，时间只能向前，不能向后，因此五行生克图呈现为以**二维平面**的五边形所表达的生克关系，木火土金水，平等占据5个边角，没有突出强调土的特殊性。

原始的**河图空间模式**，在中医规划教材中却很少出现，这幅图是在五方位模式的三维立体空间所表达的生克关系，木火金水，分居东南西北四方，土居中央，通达上下，上为**天之阳土**，下为**地之阴土**，土兼具阴阳两性，可以**升降阴阳**，其地位特别重要，为什么要强调中央土的特殊作用呢？

## 二、二旦四神方的三大组方法则

**升降阴阳、交互金木、既济水火**，是《辅行诀》二旦四神方的三大组方法则。**升降阴阳**是三大组方法则之一。在**河图空间模式**下，土居中央，木与金二者东西对冲，火与水二者南北对冲，解决对冲的关键就是土，有土才能化"**冲**"为"**和**"。

道家经典《道德经·四十二章》曰："道生一，一生二，二生三，三生万物，万物负阴抱阳，**冲气以为和**。"

儒家经典《礼记·中庸》曰："**中也者，天下之大本也；和也者**，天下之达道也。"

道家和儒家都重视"中"、重视"和合"！阴阳本相冲，得中则和合。这是古人对世界万物的根本认识，"道一元论三分法"强调"中"、强调"和合"的理念。

就阴阳而论，既不能过分强调阳，又不能过分强调阴，而要强调"中"，这才是中庸之道、中医之道！所以中医大家张景岳既写了重视阳的"大宝论"，又写了重视阴的"真阴论"。

《黄帝内经》在《阴阳二十五人》和《通天》这两篇有一段完全一样的文字，其曰："天地之间，六合之内，不离于五，人亦应之，非徒一阴一阳而已也。"

就五行而论，土具有区别于其他四行的独特之处，其余木火金水四行必须通过土来生克制化，"无中央不可定四极"，万物生于土，万物归（亡）于土。

阴阳对应二旦，五方则对应四神、五行、六气。

五方对应四神，结合天干五行，分别为东方苍龙主春属甲乙木，南方朱鸟主夏属丙丁火，西方白虎主秋属庚辛金，北方玄武主冬属壬癸水，中央勾陈、腾蛇主长夏属戊己土（戊土为阳土，己土为阴土）。

五方对应四神，结合地支六气，分别为东方苍龙主春属寅卯木，南方朱鸟主夏属巳午火，西方白虎主秋属申酉金，北方玄武主冬属亥子水，四维勾陈、腾蛇主长夏，辰戌丑未属土（辰戌为阳土，丑未为阴土）。

天干地支匹配四时五方五行的综合口诀：东方甲乙寅卯木，南方丙丁巳午火，西方庚辛申酉金，北方壬癸亥子水，辰戌丑未旺四季，戊己中央皆属土。

可见，土不但有中央土，还有四隅土（四季土）！

天地之间有六合，人身经络亦有六合。六气行于六经，六经分手经、足经而为十二经，十二经之间阴阳表里经两两相合，而有六合，即足少阳胆暑木与足厥阴肝风木相合，阴阳表里两木相合；手厥阴心包风火与手少阳三焦暑火相合，阴阳表里两火相合；手少阴心热火与手太阳小肠寒火相合，阴阳表里两火相合；足阳明胃燥土与足太阴脾湿土相合，阴阳表里两土相合；手太阴肺湿金与手阳明大肠燥金相合，阴阳表里两金相合；足太阳膀胱寒水与足少阴肾热水，阴阳表里两水相合。十二经有六合，"不离于五"，因为六合分为五行，手少阴心热火与手太阳小肠寒火属于君火，手厥阴心包风火与手少阳三焦暑火属于**相火**。五行六合，三阴三阳，十二正经。

五运（五行）、六气是**时间**，五方、六合是**空间**，时空人物一体的宇宙观是中华先贤的伟大贡献，中医是时空医学！

## 第六节　阴阳中，五行土

### 一、"中"在人体的解剖学定位

《素问·气交变大论》曰："善言天者，必应于人；善言古者，必验于今；善言气者，必彰于物；善言应者，同天地之化；善言化言变者，通神明之理。"

根据天人合一的理论，人体按照部位上下应该如何区分阴阳？这要从躯干部和四肢部两个方面来区分。

《素问·阴阳系日月》曰："黄帝曰，余闻天为阳，地为阴，日为阳，月为阴，其合之于人，奈何？岐伯曰，**腰以上为天，腰以下为地**，故天为阳，地为阴，故足之十二经脉，以应十二月，月生于水，故在**下者为阴**；手之十指，以应十日，日主火，故在**上者为阳**。"

《素问·至真要大论》曰："帝曰，善。气之上下，何谓也？岐伯曰，**身半以上**，其气三矣，天之分也，**天气主之**。**身半以下**，其气三矣，地之分也，**地气主之**。以名命气，以气命处，而言其病，**半所谓天枢也**。"

《素问·六微旨大论》曰："**天枢之上，天气主之；天枢之下，地气主之；气交之分，人气从之，万物由之，此之谓也。**"

四肢部区分阴阳，上肢为阳，天气主之；下肢为阴，地气主之。

躯干部区分阴阳，就是分为上半身和下半身，以腹部两侧**天枢穴**的水平线来区分，天枢水平线以上为上半身，天气主之；天枢水平线以下为下半身，地气主之。腹部两侧天枢穴的水平线实际上相当于人体的**带脉**，根据天人合一、天人同构的理论，腹部两侧天枢穴的水平线也就相当于地球的**赤道**，将人体区分为上部的北半球和下部的南半球。

《素问·六节藏象论》曰："天食人以五气，地食人以五味。五气入鼻，藏于心肺，上使五色修明，音声能彰。五味入口，藏于肠胃，味有所藏，以养五气，气和而生津液相成，神乃自生。"

人赖以生存的能量来自天、地两个方面，天之气从鼻而入，进入**胸腔**，通过心主血、肺主气的功能形成能量；地之味从口而入，进入**腹腔**，通过六腑的腐熟、运化形成能量。胸腔和腹腔的分界是膈肌，膈肌相当于地球的**北回归线**。

**腹腔和小骨盆的分界线**是骶骨岬、弓状线、耻骨梳、耻骨结节到耻骨联合的水平线，这条分界线相当于地球的**南回归线**。天地人同构，人体小天地，天地大人体。

## 二、土的阴阳五行属性与时空定位

《史记·天官书》曰："太史公曰，自初生民以来，世主何尝不历日月星辰？及至五家、三代，绍而明之，内冠带，外夷狄，分中国为十有二州，仰则观象于天，俯则法类于地。天则有日月，地则有阴阳。天有五星，地有五行。天则有列宿，地则有州域。三光者，阴阳之精，气本在地，而圣人统理之。"

现代汉语经常"**土地**"并称，但是在古汉语中"**土**"和"**地**"不同，其在阴阳五行学说中也有不同的阴阳定性。

《淮南子·天文训》曰："清阳者，薄靡而为天；重浊者，凝滞而为地。"

《素问·阴阳应象大论》曰："故积阳为天，积阴为地。阴静阳躁，阳生阴长，阳杀阴藏。阳化气，阴成形……故清阳为天，浊阴为地；地气上为云，天气下为雨；雨出地气，云出天气。"

可见，如果以天地分阴阳，则**天为阳**，**地为阴**。在阴阳学说中，**地属阴**。但是，"**土**"和"**地**"不同。土在阴阳五行学说中非阴、非阳，属于"**中**"。

**"求地中""择中立国"**的理念在中国由来已久。

《周礼·大司徒上》曰："以土圭之法测土深、正日景，以求**地中**。日南则景短多暑，日北则景长多寒，日东则景夕多风，日西则景朝多阴。日至之景，尺有五寸，谓之**地中**：天地之所合也，四时之所交也，风雨之所会也，阴阳之所和也。然则百物阜安，乃**建王国焉**。"

在夏至时，用立杆测影的方法，八尺圭表日影一尺五寸的地方，就是**地中**。

《尚书·梓材》曰："皇天既付**中国民**，越厥疆土于先王。"

《诗经·民劳》曰："惠此**中国**，以绥四方。"

《吕氏春秋·慎势》曰："古之王者，择天下之中而立国，择国之中而立宫，择宫之中而立庙。"

"中"在中国传统文化中至关重要。中国者，天下之中也。"**择国之中而立宫**"，北京为五朝古都，亦为中华人民共和国的首都。

2024年7月27日，在印度首都新德里举行的联合国教科文组织第46届世界遗产大会上，我国申报的"北京中轴线——中国理想都城秩序的杰作"被正式列入《世界遗产名录》。至此，我国世界遗产数量达到59项。联合国教科文组织世界遗产委员会认可"北京中轴线"所体现的中国传统都城规划理论和"中""和"哲学思想，为世界城市规划史作出了重要贡献。

"**北京中轴线**"纵贯北京老城南北，始建于13世纪，形成于16世纪，此后经不断演进发展，形成今天全长7.8公里、世界上最长的城市轴线。"北京中轴线"由15处遗产构成要素组成。中轴线北端为钟鼓楼，向南经万宁桥、景山，过故宫、端门、天安门、外金水桥、天安门广场及建筑群、正阳门、中轴线南段道路遗存，至南端永定门，太庙和社稷坛、天坛和先农坛分列中轴线东西两侧。这些遗产构成要素涵盖了古代皇家宫苑建筑、古代皇家祭祀建筑、古代城市管理设施、国家礼仪和公共建筑、居中道路遗存等5种不同类型的历史遗存，其选址、格局、城市形态和设计体现了《周礼·考工记》所记载的理想都城范式，展现了中国古代王朝制度和城市规划传统，见证了北京城市的发展演变。

"**择宫之中而立庙**"，首都北京有天坛、地坛、日坛、月坛，都是明代时建造，清代时继续使用，明、清两朝帝王用于祭祀天、地、日、月。北京的天坛、地坛、日坛、月坛实际上就是京都的子午卯酉，天坛、地坛之子午线位于中轴线的东边，日坛、月坛则是贯穿南北中轴线核心的紫禁城的卯酉线。

天坛在北京的南方，地坛在北京的北方，符合"**天南地北**"的理念。日坛在北京的东方，月坛在北京的西方，符合"**日东月西**"的理念。在这四个祭坛的**中央**，是**故宫**，又称**紫禁城**，代表了皇家的统治核心地位。天坛是圆坛，地坛是方坛，天圆地方。天坛的院子，被两重坛墙分隔成内坛和外坛，形似"回"字。天坛南半部院子是方形，方墙方角方院，北半部院子是圆形，圆墙圆角圆院，象征着"**天圆地方**"。

《素问·太阴阳明论》曰："帝曰，脾不主时，何也。岐伯曰，脾者土也，治中央，常以四时长四藏，各十八日寄治，不得独主于时也。脾藏者，常著胃土之精也，土者，生万物而法天地，故上下至头足，不得主时也。"

从空间方位上，土居中央，均四方，非阴非阳；而且，东南西北四方都是根据中央而立，所谓"无中央不可定四极"。在时间上，以四时而分，土为春夏秋冬每时之末各 **18 天**，合计 **72 天**，这属于上古十月太阳历。如果把十月太阳历用于过年的 5 天加上，按照一岁 365 天计算，春属木、夏属火、长夏属土、秋属金、冬属水，五行均分，每一行是 **73 天**，则长夏之土均分应该为春夏秋冬每一时的末期各 **18.25 天**。

可见，在**五行学说**中，**土非阴非阳，属中**。由于土属中，均分四方，半阴半阳，在五行中地位特殊，其余四行必须通过**中土**来发生作用，**中土**是其余四行的共同媒介。道家对此有着深刻的认识，张伯端《紫阳真人悟真篇》曰："四象五行全藉土，三元八卦岂离壬。"

阴阳具有无限可分性，如果将四时之末的长夏再分阴阳，还可以区分长夏之阳土、阴土。与《周易》有血缘关系的堪舆家学说中，有"艮为土，胃属之"的内容。艮位在**东北**，时在农历十二月，季冬，大寒与立春之间，此土为阳土。以此类推，**巽位在东南**，时在农历三月，季春，谷雨与立夏之间，此土为阳土；**坤位在西南**，时在农历六月，季夏，大暑与立秋之间，此土为**阴土**；**乾位在西北**，时在农历九月，季秋，霜降与立冬之间，此为阴土。虽云四时之末，实际上跨越两时，为两时之中，四时交替之季，季春、季夏、季秋、季冬。**艮土，季冬**（农历十二月，冬末春初 18 天）；**巽土，季春**（农历三月，春末夏初 18 天）；二者为**阳土**；**坤土，季夏**（农历六月，夏末秋初 18 天）；**乾土，季秋**（农历九月，秋末冬初 18 天）；二者为**阴土**。

总之，以阴阳学说为土定性，**土属中**，即"阴、阳、中"的"中"。以五行学说为土定性，**土属中**，"四方""五行"之中。

《辅行诀》的六合辨证，以空间方位、时间季节、五脏、五行等综合而论，东方春肝木，南方夏心火，中央长夏脾土，西方秋肺金，北方冬肾水。土在空间方位上包括**中央戊己土和四隅土（艮巽坤乾）**；在时间季节上区分为季冬、季春的阳土，季夏、季秋的阴土。与五脏功能和气的升降出入相匹配，肝木出，肺金入，肾水升，心火降。脾土居中而"升降阴阳"，同时脾土调节肝木、肺金的出入，谓之"**交互金木**"；调节心火、肾水的升降，谓之"**既济水火**"。升降阴阳、交互金木、既济水火，是《辅行诀》二旦四神方的三大组方法则。

### 三、胃为阳土，脾胰为阴土

关于土所匹配的脏腑，通常中医理论认为**胃为阳土，脾为阴土**。笔者认为，更加详细的配属应该是**脾、胰同为阴土**。

中医理论中脾有三大生理功能：主运化、主升清、主统血。现代西医理论认为，脾和肝都是人体的血库，有储藏血液和过滤血液的作用，这一点与中医之脾"主统血"的功能类似。同时脾是重要的淋巴器官，有重要的免疫功能，这一点与中医之脾"运化水液"和"主升清"的功能类似。但是，中医之脾"运化水谷"的功能实际上不是解剖学上的脾的功能，而是与其相邻的**胰腺**的功能。根据现代西医理论，胰腺尾部末端与脾相触，同时具有内分泌与外分泌两种功能，内分泌的物质主要是**胰岛素**，可以降低血糖；外分泌的物质是**胰液**，含有胰蛋白酶原、胰脂肪酶、胰淀粉酶等，参与消化功能。胰液分泌不足，影响食物消化，临床多见腹胀腹痛；胰岛素分泌不足，会导致糖尿病，中医名为"**消渴**"，又称为"**脾瘅**"。所以，当我们谈论中医理论的"脾"时，应该知道其对应的两个具体的器官是**脾脏和胰腺**。

传统的背俞穴，第 11 胸椎棘突下，旁开 1.5 寸是脾俞，第 8 胸椎棘突下，旁开 1.5 寸，此处为胃脘下俞，又称为胰俞。

第三章

二旦四神汤的方药时空

# 第一节　二旦四神汤的方和药

## 一、为什么用"二旦四神"做方剂名称？

《周易·系辞》曰："在天成象，在地成形，变化见矣……法象莫大乎天地，变通莫大乎四时，悬象著明莫大乎日月。"

"在天成象"，中国在北半球，古人可以看到的最大的象是什么呢？面向南，古人看到的天上最大的象是"七曜周旋"，即日月五星，太阳、月亮、木星、火星、土星、金星、水星；面向北，古人看到的天上最大的象是北极星、北斗星，"九星悬朗"。

张仲景的六经辨证实际上是六气辨证，桂林古本《伤寒杂病论·伤寒例第四》记载"四时八节二十四节气七十二候决病法"。《辅行诀》的作者陶弘景也精通天文历法，他曾制作浑天仪，《南史》记载陶氏"又尝造浑天象，高三尺许，地居中央，天转而地不动，以机动之，悉与天相会"。陶弘景撰有《帝王年历》《天文星经》《天仪说要》《象历》《七曜新旧术》等天文历法学著作。衣之镖先生认为，《伤寒论》六经辨证体系是以二十八星宿观象授时体系为主，《辅行诀》六合辨证体系是以斗建观象授时体系为主。

二十八星宿系统在形成过程中，与斗建系统相融合。郑文光《中国古代天文学源流》指出："没有浑天说的宇宙结构论，没有赤道坐标系统以及按这个系统装置的浑天仪，是不可能有甘氏（甘德）、石氏（石申）星表的诞生的，也不可能有马王堆汉墓帛书中比较精确的五星行度表的诞生的。"并且郑文光指出："（二十八宿和斗建系统）这两种观象授时系统的融合、影响就是二十八宿体系形成的过程。"

"在地成形"，地球上的事物并非都是有形的，也有无形的。《周易·系辞》曰："形而上者谓之道，形而下者谓之器。"地球上以水（液态）、火（气态）形态存在的是无形的事物，以木、土、金三大类固态存在的有形的事物，可以制作"器"。

"悬象著明莫大乎日月",对于地球上的人类来说,悬挂在天上最明亮的星体就是太阳和月亮,二者分别是地球白天和夜晚自然光的来源。甲骨文的"明"字由左日、右月组成,日月悬挂于天,地则明。日月合则明,光照六合,古今往来。当然,现代人都知道月亮本身不会发光,其发出的光是反射太阳的光。太阳是恒星,太阳光伴随热量,所以是**阳光**;月亮是地球的卫星,月光没有热量,所以是**阴光**。因此,古人称**太阳是阳旦,月亮是阴旦**。《辅行诀》二旦四神方中的"二旦"就是指阳旦、阴旦。

《说文解字》曰:"旦,明也。从日,见一上。一,地也。凡旦之属皆从旦。""旦"字是日悬于地上(地平线)。可见,"旦"字的本义是指太阳,与月亮无关。"阳旦",日升东方。"阴旦",日落西方。日落西方的同时也意味着月亮升起,日月交替。后世文字演变,用单字"旦"来表示"阳旦",用单字"昏"来表示"阴旦"。《说文解字》曰:"昏,日冥也。从日、氏省。氏者,下也。""旦"和"昏"代表太阳的升降,"旦""阳旦"代表太阳、阳气上升,"昏""阴旦"代表太阳、阳气下降,阳降则阴升,太阳降则太阴(月亮)升。

以"日"作为时间单位来区分阳旦、阴旦,阳旦是太阳,阴旦是月亮。那么,以"岁"为时间单位该如何区分阳旦、阴旦?

《素问·六元正纪大论》曰:"数之始,起于上而终于下。岁半之前,天气主之;岁半之后,地气主之。上下交互,气交主之,岁纪毕矣。"

一岁一分为二,上半年**春夏属阳旦**,天气主之,运气学说谓之"**司天**";下半年**秋冬属阴旦**,地气主之,运气学说谓之"**在泉**""**司地**"。

《素问·五常政大论》提到了"五虫",此说来源于道家。人为倮虫之长,虎为毛虫之长,凤凰为羽虫之长,龟为介虫之长,龙为鳞虫之长。

《礼记·礼运》曰:"何谓四灵?麟凤龟龙,谓之四灵。"四灵是动物中的王者,麒麟为兽中之王,凤凰为禽中之王,龟为介中之王,龙为鳞中之王。

《辅行诀》二旦四神方中的"四神"即"四灵",又称"四象"。青龙、白虎、玄武、朱雀,四象为四神在天之象,二十八星宿,分四方,呈四象,每宿七星。二十八星宿代表的四神与四方、四时、四色等相互配属,构成一个完整的星官体系。具体为东宫苍龙主春,包括角、亢、氐、房、心、尾、箕,共有46个星官;西宫白虎主秋,包括奎、娄、胃、昴、毕、觜、参,共有54个星官;南宫朱雀主夏,包括井、鬼、柳、星、张、翼、轸,共有42个星官；北宫玄武主冬，包括斗、牛、女、虚、危、室、壁，共有65个星官。

总而言之，二旦是阳旦和阴旦。一天，阳旦（太阳）主昼为阳，阴旦（月亮）主夜为阴；一岁，上半岁属阳为阳旦，下半岁属阴为阴旦。四神，是指青龙、白虎、玄武、朱雀，二十八星宿所代表的时空。

## 二、三十味药物对应地数三十

《周易·系辞》曰："天一地二，天三地四，天五地六，天七地八，天九地十。天数五，地数五，五位相得而各有合。天数二十有五，地数三十，凡天地之数五十有五。此所以成变化而行鬼神也。"

天为阳，奇数为阳，一、三、五、七、九，相加之和是二十五，故天数二十五。地为阴，偶数为阴，二、四、六、八、十，相加之和是三十，故地数三十。

二旦四神方用药共三十味，分别是芍药、炙甘草、人参、半夏、桂枝、黄芩、大枣、麻黄、石膏、鸡子黄、黄芪、柴胡、附子、杏仁、阿胶、细辛、五味子、麦冬、白术、黄连、竹叶、知母、茯苓、粳米、饴糖、白蔹浆、苦酒、生姜、干姜、热粥饭。

天气下降，地气上升，阴阳和合。《辅行诀》脏腑补泻方"二十五味药精"对应天数二十五。二旦四神方，三十味药物对应地数三十。天地之数是五十五，脏腑补泻方的二十五味药精与二旦四神方的三十味药精相加就是**"天地药精"**。

## 三、二十八味药物对应二十八星宿

二旦四神方的三十味药物，减去食疗所用的苦酒、热粥饭，则为二十八种，上应二十八星宿。二十八星宿分为四象，东方青龙，西方白虎，南方朱雀，北方玄武，与四神方的方名完美契合。

二旦四神方所用二十八味药中，辛木药有麻黄、桂枝、细辛、生姜、干姜、附子，共六味；咸火药有半夏，仅一味；甘土药有黄芪、人参、甘草、茯苓、大枣、阿胶、粳米、饴糖、鸡子黄，共九种；酸金药有麦冬、五味子、柴胡、芍药、杏仁、白蔹浆、石膏，共七种；苦水药有黄芩、黄连、白术、竹叶、知母，共五种。在这二十八种药中，麻黄、黄芪、大枣、阿胶、粳米、饴糖、鸡子黄、石膏、柴胡、杏仁、知母，这十一种药物，是脏腑补泻方中没有使用的药物。

## 四、二旦四神以应六合

马继兴先生 1998 年出版的著作《敦煌医药文献辑校》记载："弘景曰，阳旦者，升阳之方，以黄芪为主；阴旦者，扶阴之方，以柴胡为主；青龙者，宣发之方，以麻黄为主；白虎者，收重之方，以石膏为主；朱鸟者，清滋之方，以鸡子黄为主；玄武者，温渗之方，以附子为主。补塞之方，以人参为主；泻通之方，以大黄为主。此八方者，为六合、八正之正精，升降阴阳，交互金木，既济水火，乃神明之剂也。"本书将《辅行诀》本部分的处方称为"八方""六合"。

2008 年出版的《张大昌医论医案集》曰："按陶氏六神方中有北方玄武汤，东北阳旦汤，东方青龙汤，南方朱鸟（雀）汤，西南阴旦汤，西方白虎汤。"张大昌先生的著作将《辅行诀》本部分的处方称为"陶氏六神方"。

衣之镖先生 2009 年的著作《辅行诀五脏用药法要研究》曰："弘景曰，阳旦者，升阳之方，以黄芪为主；阴旦者，扶阴之方，以柴胡为主；青龙者，宣发之方，以麻黄为主；白虎者，收重之方，以石膏为主；朱鸟者，清滋之方，以鸡子黄为主；玄武者，温渗之方，以附子为主。此六方者，为六合之正精，升降阴阳，交互金木，既济水火，乃神明之剂也。"本书将《辅行诀》本部分的处方称为"六方""六合"。

衣之镖先生 2018 年的著作《辅行诀五脏用药法要·二旦四神方述义》将《辅行诀》本部分的处方称为"四神"。

称"六神"，就是把阴旦汤、阳旦汤作为二神，与青龙、白虎、朱鸟、玄武之四神方相合而为六神，从而与六合相对应。

二旦四神方的主药、治法和治则见表 3-1-1。

表 3-1-1　二旦四神方的主药、治法和治则

| 二旦四神方 | 主药及治法 | 三大治则 |
|---|---|---|
| 阳旦 | 桂枝（升）黄芪（阳） | 升降阴阳（升阳扶阴） |
| 阴旦 | 柴胡（降）黄芩（阴） | |
| 青龙 | 桂枝（宣）麻黄（发） | 交互金木（宣发收重） |
| 白虎 | 麦冬（收）石膏（重） | |
| 朱鸟 | 阿胶鸡子黄（滋）黄连黄芩（清） | 既济水火（清滋温渗） |
| 玄武 | 附子生姜（温）茯苓白术（渗） | |

《辅行诀》二旦四神方组方的三大治则：升降阴阳、交互金木、既济水火。**升降阴阳（升阳扶阴）**可以细化为两种治法：升阳法、降阳法（扶阴法），阳降则阴升。**交互金木（宣发收重）**可以细化为两种治法：宣发法和收重法。宣即辛温发散，发即发汗解表；收即收敛固涩，重即重镇下降。**既济水火（清滋温渗）**可以细化为两种治法：清滋法和温渗法；清即清热泻火，滋即滋阴润燥；温即温阳散寒，渗即淡渗利湿。

表 3-1-1 中的柴胡主降，与现代主流中医界对"柴胡主升"的认识不同，笔者将在后文进行阐述，到底是"柴胡主升"，还是"柴胡主降"。

## 第二节　天地时空　阴阳四时

### 一、天地人合一

纵览全书，《辅行诀》的前一部分使用**脏腑经络辨证，简称脏腑辨证，以人为核心**，以应对普通的外感病和内伤病；后一部分使用**六合时空辨证，简称六合辨证，以天地为核心**，是《黄帝内经》五运六气学说的体现，以应对疫疠邪气导致的外感天行病。前后两部相合为古人"**天地人三才合一之道**"。脏腑辨证与六合辨证也可以结合、统一。笔者在《辅行诀脏腑补泻方临证发微》一书中论述了如何将"脏腑补泻方"转化为运气处方。本书所论述的"二旦四神方"也可以转化为"脏腑补泻方"。例如，《辅行诀》大青龙汤，如果用脏腑辨证组方分析，是补肝方与补肺方的组合。这也是天人合一思想的典型体现。

《张大昌医论医案集》曰："按陶氏六神方中有北方玄武汤，东北阳旦汤，东方青龙汤，南方朱鸟（雀）汤，西南阴旦汤，西方白虎汤。"

《张大昌医论医案集》曰："**四正方，东方甲乙木，其季春，其位卯，其神勾芒，其兽青龙，其宿角、亢、氐、房、心、尾、箕。其气散，其剂轻。经云，轻可祛实（一云闭，邪气闭实也）。其方青龙**，麻黄、甘草、杏仁、桂枝属。西方庚辛金，其季秋，其位酉，其神蓐收，其兽白虎，其宿奎、娄、胃、昂、毕、觜、参。其气肃，其剂收。经云，收可已耗。**其方白虎**，石膏、粳米、知母、甘草属。南方丙丁火，其季夏，其位午，其神祝融，其兽朱鸟（雀），其宿井、鬼、柳、星、张、翼、轸。其气润，其剂滋（一云润）。经云，滋可已枯。**其方朱鸟**，阿胶、鸡子黄、黄连、黄芩属。北方壬癸水，其季冬，其位子，其神玄冥，其兽玄武，其宿斗、牛、女、虚、危、室、壁。其气凛，其剂渗。经云，渗可祛湿。**其方玄武**，白术、茯苓、生姜、甘草属。"

《辅行诀》二旦四神方的时空对应，实际上是天文学、历法学、地理学和中医学相融合的产物，是中国古人"**天地人合一**"思想的高度体现。

## 二、地球五带

地球五带（Five Zones）是现代地理学术用语，又称为**天文气候带**。其划分方法是以赤道为核心，北纬 23.5°（北回归线）和南纬 23.5°（南回归线）之间是**热带**（低纬度区）。北纬 23.5°（北回归线）至北纬 66.5°（北极圈）之间是**北温带**（中纬度区），南纬 23.5°（南回归线）至南纬 66.5°（南极圈）之间是**南温带**（中纬度区）。北纬 66.5° 至北极是**北寒带**（高纬度区），南纬 66.5° 至南极是**南寒带**（高纬度区）。

**热带**：在南回归线和北回归线之间，这是地球上唯一的阳光能够**始终直射**的地带，地面获得的太阳光照和热能最多。热带地区气候终年炎热，四季和昼夜长短变化都不明显。

**温带**：是南回归线至南极圈、北回归线至北极圈之间的广大地区。北回归线和北极圈之间为**北温带**，南回归线和南极圈之间为**南温带**。温带地区，地面**阳光斜射**，寒暖适中，地表得到的太阳光照和热能比热带少，但比寒带多；冬冷夏热，四季分明；夏天昼长夜短，冬天昼短夜长，昼夜长短变化明显。

**寒带**：南极圈和南极点、北极圈和北极点之间的地区。北极圈以北的地区是**北寒带**，南极圈以南的地区是**南寒带**。寒带地区，太阳光**明显斜射**，一年中有一段时间是漫长的黑夜，因此，地表得到的太阳光照和热能最少。寒带气候终年寒冷，没有明显的四时变化，有**极昼**、**极夜**现象。

在热带和寒带，四时变化相对于温带尽管不明显，但是生物节律同样存在，人与动物的生、长、壮、老、已，植物的生、长、化、收、藏，阴阳五行的规律体现在整个地球，无处不在。

盖天说的集大成著作《周髀算经》中的"**七衡六间**"与现今地球上的五带划分存在着对应关系，**中衡**对应**赤道**，**内衡**对应**北回归线**，**外衡**对应**南回**

归线；盖天说所说的"**极下**"，就是现在所说的地球**北极**。

《周髀算经》曰："**中衡**左右，冬有不死之草，夏长之类。此阳彰阴微，故万物不死，五谷一岁再熟。"生活在北温带的古人是否到达过赤道？这还需要考证。但是我国古人很早就对**赤道**左右的南热带和北热带地区的**气候**、**物候**做出了精确说明，这是不争的事实。

《周髀算经》曰："**极下**不生万物。何以知之？以何法知之也。冬至之日，去夏至十一万九千里，万物尽死；夏至之日去北极十一万九千里，是以知极下不生万物。**北极**左右，夏有不释之冰……凡北极之左右，物有朝生暮获。"北寒带常年结冰，并且一年中 6 个月为极昼，6 个月为极夜，1 年 1 个昼夜，朝为昼，暮为夜，所以作物也在极昼生长，极夜前收获。

生活在北温带的中国古人，对于热带和寒带如此了解，恐怕不只是在天文学、历法学方面有令世界惊叹的成就，应该有先贤实地考察过，否则不可能仅凭想象、推理就完成以上著作。

## 三、黄赤交角

地球五带形成的原因：五带的划分只考虑**天文因素**，而不考虑**地理因素**。划分五带的天文因素是太阳光直射的角度、昼夜长短和获得太阳热能的多少。因此，地球五带实质上是**天文气候带**。

地球公转轨道平面无限延长与天球相交的大圆圈称**黄道**。地球赤道无限延长的平面与天球相交的大圆圈称**天赤道**。**黄赤交角**，是指地球公转轨道面（黄道面）与赤道面（天赤道面）的交角，也称为太阳赤纬角或**黄赤大距**。

地球五带的形成与黄赤交角密切相关。黄赤交角与回归线的大小相同，变化一致；黄赤交角增大，回归线度数增大，反之亦然。黄赤交角引起了太阳直射点的回归运动，从而决定了**太阳光的直射范围**，也确定了地球五带的范围。

中国古人很早就认识到天球和地球并不是正立的球体，而是斜着的球体。战国时期的**慎到**（公元前 390—公元前 315 年），兼具道家和法家的双重身份，在其著作《慎子》中提出"**天体如弹丸，其势斜倚**"，天体是圆球形的，沿着倾斜的极轴在不停地转动。这种认识与古人"**浑天说**"的宇宙模型完全一致。

地球总是斜着身子围绕太阳公转，地轴的上端总是指向北极星，地轴与轨道面的铅垂线有 23°26' 的倾斜，而且倾斜方向不变，也就是黄赤交角基本

不变，因而导致太阳照射地球直射点的回归运动，**即太阳直射点徘徊于南回**
**归线和北回归线之间**，**春分和秋分直射赤道**，**夏至直射北回归线**，**冬至直射**
**南回归线**。**黄赤交角**的存在，具有重要的天文和地理意义，它是地球上**四时**
**变化和五带区分**的根本原因。

由于太阳的直射点在一年之间在北回归线和南回归线之间往返移动，以
**赤道**为中心的**热带**始终可以获得阳光直射，因此获得太阳的热量最多，终年
炎热。北温带四时分明，**夏至太阳直射北回归线**，北半球获得太阳的热量最
多，**北半球**是**夏天**，同时期的南半球是冬天。南温带四时分明，**冬至太阳直**
射**南回归线**，南半球获得太阳的热量最多，**南半球**是**夏天**，同时期的北半球
是冬天。北寒带和南寒带没有阳光直射，因此终年严寒，而且有极昼、极夜，
不适合人类居住生活。

## 四、阴阳二旦与四时四象

《说文解字》曰："旦，明也。从日见一上。一，地也。凡旦之属皆从
旦。"旦的本义是**太阳**。

《周易·系辞》曰："法象莫大乎天地，变通莫大乎四时，悬象著明莫大
乎日月。"对地球来说，天地之间最大的象莫过于高高悬挂在天上的太阳和
月亮。

按照阴阳二分法，春夏为上半年属阳，秋冬为下半年属阴。再继续细分，
按照四时的四象，**春天**，寅月、卯月、辰月，为**少阳**；**夏天**，巳月、午月、
未月，为**太阳**；**秋天**，申月、酉月、戌月，为**少阴**；**冬天**，亥月、子月、丑
月，为**太阴**。在温度上，春温、夏热、秋凉、冬寒。

群经之首《易传·系辞上传》曰："是故易有太极，是生两仪，两仪生四
象，四象生八卦。"孔颖达疏："不言天地而言两仪者，指其物体；下与四象
（青龙、白虎、朱雀、玄武）相对，故曰两仪，谓两体容仪也。"

儒家董仲舒《春秋繁露·五行相生》曰："天地之气，合而为一，分为阴
阳，判为四时，列为五行。行者行也，其行不同，故谓之五行。"

医圣仲景记载有"四时八节二十四节气七十二候**决病法**"，四时是春夏秋
冬，八节就是二十四节气中最重要的八个节气，包括四立（立春、立夏、立
秋、立冬）、二分（春分、秋分）和二至（夏至、冬至）。

可见，道家、儒家、医家在"四时、八节、二十四节气"的层面达成了
共识。原来，医圣仲景的六经辨证果真与斗建、二十八星宿有密切的联系，

六经辨证的内涵就是五运六气学说，六经辨证的本质与《辅行诀》的六合辨证的本质是一样的：二者同为时空辨证，以五运六气理论为核心！《辅行诀》二旦四神方的秘密就隐藏在"分至启闭"八节之中！

根据《伤寒例》中"二十四节气七十二候图"，一年当中，春夏为阳，从立春至立秋为阳，**立春**在东北方艮位少阳初升，为小阳旦（立春太阳出土于东北方）；**立夏**在东南方巽位太阳当空，为大阳旦；秋冬为阴，从立秋至立春为阴，**立秋**在西南方坤位少阴初升，为小阴旦（每月初三昏，新月初见于西南）；**立冬**在西北方乾位太阴当空，为大阴旦。

《素问·四气调神大论》曰："夫四时阴阳者，万物之根本也。所以圣人春夏养阳，秋冬养阴，以从其根，故与万物沉浮于生长之门。逆其根，则伐其本，坏其真矣。"

春夏养阳，从立春至立秋期间应当顺应天地之气的生长，**生长谓之养阳**。

秋冬养阴，从立秋至立春期间应当顺应天地之气的收藏，**收藏谓之养阴**。

《素问·六元正纪大论》曰："用寒远寒，用凉远凉，用温远温，用热远热，食宜同法。"

请注意，以上的阴阳二旦的对应是根据**天道**所作。人居于天地之间，既要顺应自然，又要懂得趋利避害。因此，我们在临床实践中，二旦四神方的对应不应该仅仅根据天上的太阳做对应，而是要根据太阳对地球，以及地球上生物的影响来做对应，也就是要综合考虑**天气**、**地气**、人气。中医要做的是雪中送炭的善举，不能做火上浇油的蠢事。

## 五、天之阳气的升降出入

中医学非常重视气的升降出入。天地万物皆有气的升降出入。天之阳气的升降出入是怎样的呢？答案：**天之阳气的升降出入体现为空间三线、时间四点**。

**空间三线**，就是划分地球五带的三条线，包括赤道线、南回归线、北回归线。**时间四点**，包括冬至、夏至、春分、秋分，这也是二十四节气中最重要的4个关键节气点。冬至、夏至，**两至点**，是阴阳二气（天气）的**极致点**。春分、秋分，**两分点**，是阴阳二气（天气）的**平分点**。

气的**升降**，典型体现于**十月太阳历**。故《素问·五运行大论》曰："论言天地之动静，神明为之纪。**阴阳之升降，寒暑彰其兆**。"

一个太阳回归岁，体现阴阳最明显的就是地球的寒暑，寒为阴，暑为阳。

对于**天之阳气**而言，从冬至到夏至，阳气升，从九泉之下向上升；从夏至到冬至，阳气升到极点，从九天之上开始下降，阳气降而阴气生。

气的**出入**，典型体现于十二月**太阳历**。对于**天之阳气**而言，从春分到秋分，阳气出，上出于地面；从秋分到春分，阳气入，沉入于地下。《淮南子·天文训》曰："八月、二月，阴阳气均，日夜分平，故曰刑德合门。"《文子·上仁》曰："老子曰，天地之气，莫大于和，和者，阴阳调，日夜分，故万物春分而生，秋分而成，生与成，必得和之精。故积阴不生，积阳不化，阴阳交接，乃能成和。"

二分二至，**冬至一阳升，夏至一阳降，春分阳气出，秋分阳气入**，此为**天之阳气的升降出入**。天气的升降出入有上述规律，那么地气、人气的规律又是怎样的呢？

## 第三节 天气 地气 人气

《素问·气交变大论》曰："上经曰，夫**道**者，上知**天文**，下知**地理**，中知**人事**，可以长久，此之谓也……帝曰，何谓也？岐伯曰，本气，位也。位天者，**天文**也。位地者，**地理**也。通于人气之变化者，**人事**也。故太过者先天，不及者后天，所谓治化而人应之也。"

天文、地理、人事，道无处不在。

《周易·系辞》曰："一阴一阳之谓道。"

一阴一阳之谓道，此为**天道**。一**岁之天道**，春夏为阳，秋冬为阴，阴阳交替；一**日之天道**，太阳主昼，月球主夜，日月轮回，明暗交替。

《灵枢·阴阳系日月》曰："天为阳，地为阴；日为阳，月为阴。"二阴二阳之谓理，此为**地理**。地球自转的同时围绕太阳公转，黄赤交角、地球五带的存在，太阳的光热辐射在地球上呈现出时间的变化。一**岁**一分为二，太极分为阴阳**两仪**，上半岁为阳，下半岁为阴。一岁二分为四，阴阳两仪化为**四象**，而分四时，少阳、太阳、少阴、太阴，少太相生，春夏秋冬，**四时**交替；温热寒凉，一气周流，周而复始，原始反终，循环往复。

周敦颐《太极图说》曰："立天之道，曰阴与阳；立地之道，曰柔与刚；立人之道，曰仁与义。"

三阴三阳之谓人，此为**人德**。人之十二正经，分为手足六经，与天地六合、一岁十二月之气相应，是谓有德。

以上为天、地、人三才之道、理、德，**天道**、**地理**、**人德**。

《辅行诀》曰："**肝德在散**。故经云，以辛补之，酸泻之。**心德在耎**。故经云，以咸补之，苦泻之。**脾德在缓**。故经云，以甘补之，辛泻之。**肺德在收**。故经云，以酸补之，咸泻之。**肾德在坚**。故经云，以苦补之，甘泻之。"

《张大昌医论医案集》曰："**德用**，木主散、火主软、土主缓、金主敛、水主坚。**淫祸**，木过则急、火过则缓、土过则淖、金过则抑、水过则凝。"

天之五运，化为地之五行，人之五脏与天地相应。人之气与天地之气相应，谓之**有德**；人之气不能与天地之气相应，谓之**失德**。失德之因，或为太过，或为不及。因此，中医的阴阳五行贵在"**中**"，五运六气学说崇尚"**平气**"，都是在强调平衡与和谐。

可见，中医的阴阳五行、五运六气的诊疗模式是建立在**天地人三才模式**之上。

**二十四节气**也是以天地人的三才模式命名。

春分、秋分、冬至、夏至，这4个节气是以**天气（太阳）**命名，春分、秋分是阴阳均衡的**太阳黄道**位置，冬至、夏至是阴阳极变的**太阳黄道**位置。即春分、秋分为天气阴阳均衡，冬至阴极生阳，夏至阳极生阴。

小寒、大寒、雨水、惊蛰、清明、谷雨、小满、芒种、小暑、大暑、处暑、白露、寒露、霜降、小雪、大雪，这16个节气是以**地气（地球）**命名。

立春、立夏、立秋、立冬，这4个节气是以**人气（人）**命名的。

为什么二十四节气要这样命名？其内涵是什么？答案：因为天气、地气、人气的节律不同，这三气的起始时间不同。问题接踵而至，何谓天气？何谓地气？何谓人气？三者的起始时间是哪一天？

《礼记·乐记》曰："大乐与天地同和，大礼与天地同节……乐者，天地之和也；礼者，天地之序也。"

朱载堉（1536—1611年），明仁宗第二子郑靖王朱瞻埈之后，明太祖朱元璋的八世孙。他是明代乐律学家、音乐家、数学家、乐器制造家、物理学家、天文学家、散曲作家，首创十二平均律。其在著作《历律融通·律率》中将十二律与十二气一一对应：黄钟，冬至；大吕，大寒；太簇，雨水；夹钟，春分；姑洗，谷雨；仲吕，小满；蕤宾，夏至；林钟，大暑；夷则，处暑；南吕，秋分；无射，霜降；应钟，小雪。黄钟为始，应钟为终。

十二律为首的是**黄钟**，对应**冬至**；十二律的第二律是**大吕**，对应**大寒**。冬至，太阳光直射于**南回归线**。冬至，是天地之和的起始点。**冬至**这一天的天籁之音，中华先贤界定为**黄钟**；**大寒**这一天的地籁之音，中华先贤界定为**大吕**。

**冬至为岁首，冬至一阳生**，冬至是**天之阳气**开始生发的日期。以冬至为起始点的 6 个月，十一月、十二月、正月、二月、三月、四月，这 6 个月是**天之气**的第一气至第六气。阳降而阴生，以**夏至**为转折点的 6 个月，五月、六月、七月、八月、九月、十月，这是**地之气**的第一气至第六气。这种区分与**彝族**保留的历法中关于"六气"的区分是一致的。

《中国彝族通史·第二章》曰："十一**鼠**相月，是为乾一气；十二**牛**相月，是为乾二气；十一月、十二月，是**萌气掌时令**。一月**虎**相月，是为乾三气；二月**兔**相月，是为乾四气；这两个月份**生气掌时令**。三月**龙**为主，是为乾五气；四月**蛇**为主，是为乾六气；此二月**长气管时令**。五月**马**为主，是为坤一气；六月**羊**为主，是为坤二气；此二月**沉气主时令**。七月**猴**为主，是为坤三气；八月**鸡**为主，是为坤四气；此二月**收气掌时令**。九月**狗**为主，是为坤五气；十月**猪**为主，是为坤六气；此二月**藏气管时令**。"

萌气、生气、长气、沉气、收气、藏气，2 个月为一气，一岁（1 个太阳回归岁）分为 12 个月，总计六气。

（宋）黎靖德《朱子语类·卷四十五》曰："周问，三正之建不同，如何？曰，**天开于子，地辟于丑，人生于寅**。盖至子始有天，故曰**天正**；至丑始有地，故曰**地正**；至寅始有人，故曰**人正**。康节分十二会，言到子上方有天，未有地；到丑上方有地，未有人；到寅上方始有人。子、丑、寅皆天地人之始，故三代即其始处建以为正。"这本书是宋代理学大师朱熹与其弟子问答的语录汇编。本段文字谈到了关于"三正"的问题。

（明）吴承恩《西游记·第七十七回》也有类似的内容，其曰："如来道，自那混沌分时，**天开于子，地辟于丑，人生于寅**。天地再交合，万物尽皆生。"

《说文解字》曰："建，立朝律也。从聿，从廴。""建"的本义是指建立朝代的**律法、历法**。

"三正之建不同"，就是天气、地气、人气的起始时间不同。"天开于子，地辟于丑，人生于寅"，这里蕴含着成语"开天辟地"，天气始于子，子为冬至；地气始于丑，丑为大寒；人气始于寅，寅为立春。天气始于冬至，地气始于大寒，人气始于立春。为什么天、地、人三气的起始时间不一样呢？

春秋时期法家代表管仲《管子·五行》曰："日至，睹甲子，木行御。"西汉大儒董仲舒《春秋繁露·治水五行》曰："日冬至，七十二日木用事，其气燥浊而青。"宋代易学大师邵雍有一首脍炙人口的诗——《冬至吟》，其曰："冬至子之半，天心无改移。一阳初动处，万物未生时。"冬至之日为甲子日，是天气一阳初动的日期。为什么冬至是天气的起始呢？

要回答上面的问题，必须要懂得天文学、历法学和运气学，懂得天气、地气、人气的本质。**天气主要指太阳辐射，地气主要指地表温度，人气主要指人体正常体温**。根据现代科学，星体之间，以及星体与生物之间通过四大基本力（引力、电磁力、强作用力、弱作用力）相互影响。

地球围绕太阳公转的轨道其实并不是一个正圆，而是一个**椭圆**。公历1月初，最接近的节气是**小寒**，地球离太阳最近，约 $1.471 \times 10^8$ 公里；公历7月初，最接近的节气是**小暑**，地球离太阳最远，约 $1.521 \times 10^8$ 公里。**近日点和远日点**的距离相差大约 500 万公里。那为什么地球离太阳近的时候北半球反而是冬天？这与**太阳辐射**的强度与太阳的高度角、日照时间有关。由于**黄赤交角**，**近日点时太阳直射南回归线**，南半球是炎热的夏天，而北半球此时昼短夜长，接受太阳辐射的时间短，北半球是寒冷的冬天；**远日点时太阳直射北回归线**，北半球此时昼长夜短，接受太阳辐射的时间长，所以北半球是炎热的夏天。

理论上对于北半球来说，太阳对地球的辐射最强时间段是**夏至**，应该是北半球最热的时候；太阳对地球的辐射最弱时间段是**冬至**，应该是北半球最冷的时候。但是实际情况却并未如此，因为**夏至和冬至**是以天气（天之阳气，即太阳辐射）命名，而不是**地气**（地之阳气，即地表温度）。《道德经》曰："地法天。"地球接受太阳辐射而转化为自身的热能，白天吸收热能，晚上释放热能。**地表温度**的上升和下降都有**蓄积效应**。这相当于中医所说的**地气**是下降的天气，简单来说，从冬到春，从春到夏，温度需要时间升高上来；从夏到秋，从秋到冬，温度也需要时间降低下来。事实上，**地气最热**的时间却是在**大暑**的三伏天、四伏天，**地气最冷**的时间却是在**大寒**的三九天、四九天。从**冬至**到**大寒**，相差 2 个节气；从**夏至**到**大暑**，相差 2 个节气。我们是否发现了其中的秘密？**地气（地表温度）落后于天气（太阳辐射）2 个节气**！2 个节气，更精细的时间是多久呢？

《素问·六微旨大论》曰："帝曰，何谓初、中？岐伯曰，初凡三十度而有奇，中气同法……帝曰，初、中何也？岐伯曰，所以分天地也……帝曰，愿卒闻之。岐伯曰，**初者，地气也，中者，天气也**……帝曰，其升降何如？岐伯曰，气之升降，天地之更用也……帝曰，愿闻其用何如。岐伯曰，升已而降，降者谓天。降已而升，升者谓地……天气下降，气流于地；地气上升，气腾于天。故高下相召，升降相因，而变作矣。"

根据运气理论，一个太阳回归年是 365.25 日，被六气均分，每气为60.875 日，每气再被分为**初气**和**中气**，则初气和中气各为 30.4375。比如初之气厥阴风木，60.875 日，被分为**初气**和**中气**。**初气**是**地气**，**中气**是**天气**；天为阳，地为阴；天气下降，地气上升；**天气**和**地气**相差 **30.4375 日**，30.4375 日就是《黄帝内经》所谓的"**三十度而有奇**"，相当于二十四节气的2 个节气。也就是说，地气落后于天气 2 个节气，即 30.4375 日。

古六历包括黄帝历、颛顼历、夏历、殷历、周历、鲁历。

《尚书大传·卷五》曰："**夏**以孟春为正，**殷**以季冬为正，**周**以仲冬为正。"

饶尚宽《春秋战国秦汉朔闰表》曰："因为诸侯国各自为政，建正不一，大致是齐鲁**建子为正**，秦楚晋各国**建寅为正**。"

《周礼·春官宗伯》曰："以冬日至致天神、人鬼，以夏日至致地示、物魅。"就是在冬至日举行天、人祭祀，在夏至日举行地、物祭祀。颛顼历以十月为岁首，**黄帝历、周历、鲁历**，三者均以**十一月（子月，冬月）**的冬至为岁首（甲子日夜半冬至合朔齐同）。岁以冬至开始，"**天开于子**""**冬至一阳生**"。冬至生的一阳是指天气（**天之阳气，即太阳辐射**），此时**太阳辐射**最强，但是此时北半球昼短夜长，吸收热能的时间短于释放热能的时间，所以北半球的表面温度（地气）持续寒冷。

**殷历**以**十二月（丑月，腊月）**的大寒为岁首。"**地辟于丑**"，丑为**大寒**，大寒是地表温度的最低点，阴极生阳，地表温度到达最低点后触底反弹，开始回升，这是**地气**的一阳初生。从冬至，经小寒，到大寒，地气落后于天气2 个节气，30.4375 日。运气学说关于岁首的解读之一是以**大寒**为始，也就是以**地气**为始，而非天气。

开天辟地之后，人气从哪一天才能一阳初生呢？换句话说，人气落后于**天气、地气**多少天呢？

"**人生于寅**"，人气生于**寅**，即立春。夏历以一月（寅月，正月）的立春为岁首（己巳日夜半立春合朔齐同），汉武帝的太初历以立春为岁首，这两种历法的岁首相同，以人气一阳初生的日子确定为岁首，与现代人所说的"以人为本"理念相同。人气主要指人体正常体温。为了维持正常体温，人类需要根据外在环境的温度来增减衣服，从而顺应天地的大环境。

《素问·脉要精微论》曰："是故冬至四十五日，阳气微上，阴气微下；夏至四十五日，阴气微上，阳气微下。"

这段经文中的阳气、阴气就是人气。冬至后45日，跨越了3个节气，到了立春。冬至是天气一阳生，小寒是天气二阳生，大寒是天气三阳生，到了立春，才能"三阳开泰"。也就是到了立春，人气才开始一阳初生。由此可知，人气落后于天气3个节气，人气落后于地气1个节气。

综上所述，"天开于子，地辟于丑，人生于寅"，天道是太阳光在南回归线、北回归线之间的往返运动，农历十一月的子月，冬至为天气之始，天道（太阳）阴极生阳，一阳来复。十二月的丑月，大寒为地气之始，地道（地球）阴极生阳，一阳来复。新年一月的寅月，立春为人气之始，人道（人体）阴极生阳，一阳来复；雨水为万物阳生之时。冬至一（天）阳生，大寒二（地）阳生，立春三（人）阳生，三阳开泰，雨水万物阳生。

地气落后于天气两个节气，精确为30.4375天；人气落后于天气3个节气，精确为45.65625天；人气落后于地气1个节气，精确为15.21875天。也可以说，天气过了2个节气之后转化为地气，又过了1个节气，总共3个节气之后，天气才能转化为人气。全年二十四节气，天气、地气、人气都存在这一规律，即天气、地气、人气并不完全同律，地气、人气需要时间才能与天气同律。

《素问·宝命全形论》曰："人以天地之气生，四时之法成……夫人生于地，悬命于天，天地合气，命之曰人。"天地人合一，按照老子《道德经》的说法是"人法地，地法天，天法道，道法自然"。人追随地球的节律，地球追随太阳的节律，太阳追随银河系的节律，银河系追随宇宙的节律。

天气主要是指黄道日地五星阴阳五行之气。冬至至夏至，天气之极寒到极热，故为子午少阴君火。春分到秋分，天气阴阳之平分，故为卯酉阳明燥金。

地气主要是指白道月地五星九宫飞星之气。大寒至大暑，地气之极寒至极热，故为丑未太阴湿土。芒种至大雪，地气之阴阳平分，故为辰戌太阳寒水。

人气主要是指地平五运六气之气，是天地之气交。立春至立秋，人气之极寒到极热，故为寅申少阳相火。**立夏至立冬，人气阴阳之平分，故为已亥厥阴风木。**

彝族典籍《宇宙人文论》记载的天六气和地六气："**十一月为天一气，**十二月为天二气，正月为天三气，二月为天四气，三月为天五气，四月为天六气。**五月为地一气，**六月为地二气，七月为地三气，八月为地四气，九月为地五气，十月为地六气。"

《中国彝族通史》记载了萌、生、长、沉、收、藏的六气：**冬至，萌气；立春，生气；立夏，长气；夏至，沉气；立秋，收气；立冬，藏气。萌气、生气、长气，是从冬至开始的前半年的三气，从萌气到长气，气一步步上升。沉气、收气、藏气，是从夏至开始的后半年的三气，从沉气到藏气，气一步步沉降。**

彝族以十一月为天一气，以冬至为萌气，这种区分以冬至为首，是对天气的六分法。如果将天气、地气、人气根据二十四节气，详细区分从萌气到藏气的六气，可见表3-3-1。

表3-3-1 萌气至藏气六气表

|  | 萌气 | 生气 | 长气 | 沉气 | 收气 | 藏气 |
|---|---|---|---|---|---|---|
| 天气 | 冬至，小寒大寒，立春 | 雨水，惊蛰春分，清明 | 谷雨，立夏小满，芒种 | 夏至，小暑大暑，立秋 | 处暑，白露秋分，寒露 | 霜降，立冬小雪，大雪 |
| 地气 | 大寒，立春雨水，惊蛰 | 春分，清明谷雨，立夏 | 小满，芒种夏至，小暑 | 大暑，立秋处暑，白露 | 秋分，寒露霜降，立冬 | 小雪，大雪冬至，小寒 |
| 人气 | 立春，雨水惊蛰，春分 | 清明，谷雨立夏，小满 | 芒种，夏至小暑，大暑 | 立秋，处暑白露，秋分 | 寒露，霜降立冬，小雪 | 大雪，冬至小寒，大寒 |

据前文所述，天气转化成**地气**需要两个节气，**地气转化成人气需要一个**节气。而《素问·宝命全形论》曰："人以天地之气生，四时之法成……夫人生于地，悬命于天，天地合气，命之曰人。"人气与天地二气冲和又需要一个节气，**天气、地气、人气**的冲和圆融总计需要四个节气，正好是运气学说中的一气。一年二十四节气，正好分为六气，人之六气，三阴之厥阴、少阴、太阴，三阳之少阳、阳明、太阳，由此而来。

二十四节气，冬至为岁的开始。**黄帝历、周历、鲁历，冬至是岁的开始，是以天气为始。**国家在冬至日举行天人祭祀。从冬至到冬至是一岁，所以民俗称"**冬至大如年**"。云南彝族和广西苗族至今还保持着"**冬至过大年**"的习俗。

中医的五运六气学说，目前学术界内部的主流观点是以**大寒**为起始，是以**地气为始**。**商朝的殷历**，以**大寒**为**岁首**。

《素问·六节藏象论》曰："求其至也，皆归始春。"《难经·六十三难》曰："故岁数始于**春**，日数始于**甲**。"**立春是岁的开始**，是以人气为始，中医经典更关注于人气，**以人为本**。夏朝的**夏历**、汉武帝的**太初历**，二者均以立**春为岁首**，故笔者认为运气的起始应为立春。

**冬至一（天）阳生，大寒二（地）阳生，立春三（人）阳生，三阳开泰。夏至一（天）阴生，大暑二（地）阴生，立秋三（人）阴生，阳极阴生。**

2017年5月12日，国家标准《农历的编算和颁行》（GB/T 33661—2017）由中华人民共和国国家市场监督管理总局、中国国家标准化管理委员会发布，2017年9月1日施行。该标准首次将具有中华文化特点的农历编算和颁行纳入标准范畴，填补了农历历法规范的空白。

《农历的编算和颁行》国家标准主要技术内容包括两部分：编算部分规定了农历的编排规则、计算模型和精度，以及农历的表示方法；颁行部分则规定了农历的颁行要求。其中明确，农历年可采用"干支纪年法"或"生肖纪年法"命名。生肖纪年与干支纪年的循环周期均为12年（对应地支），但两者的起始参考时间存在差异：干支纪年以节气"立春"为分界点（如2024年立春后为甲辰年）；生肖纪年的起算点在民间存在"正月初一"与"立春"两种习俗，国家标准未强制统一，实际应用中需结合具体场景说明。

例如，北京时间公历1984年2月2日0时至1985年2月19日24时的农历年为甲子年（对应正月初一至除夕），其生肖纪年为鼠年。此例中生肖纪年与农历年起始点一致，均为正月初一，但需注意：生肖纪年的起始规则并非完全等同于干支纪年，具体需依据传统习俗或地方规范确定。

生肖（属相）从农历年的正月初一开始计算，依据是中国古代的**阴阳合历**。**阴阳合历是十月太阳历、十二月太阴历、十二月太阳历、北斗历、二十八星宿历等五历融合的复杂历法**。首先十月太阳历转化为十二月太阳历；再通过设置闰月，融合了太阴历、太阳历；又通过寅月定春节，融入了北斗历、二十八星宿历。

关于历法学的内容，笔者将在《中医之道：阴阳五行，五运六气》一书中详细阐述。

## 第四节　五气经天图

《灵枢·卫气行》曰："子午为经，卯酉为纬。天周二十八宿，而一面七星，四七二十八星。房昴为纬，虚张为经。是故房至毕为阳，昴至心为阴。"

《素问·五运行大论》曰："臣览《太始天元册》文，丹天之气经于牛女戊分，黅天之气经于心尾己分，苍天之气经于危室柳鬼，素天之气经于亢氐昴毕，玄天之气经于张翼娄胃。所谓戊己分者，奎壁角轸，则天地之门户也。夫候之所始，道之所生，不可不通也。"

（宋）刘温舒《素问入式运气论奥》记载了"五天气图"，（宋）陈元靓《事林广记》称此图为"五运六气经天之图"，后世称本图为"五气经天图"。田合禄先生根据黄帝坐明堂"始正天纲"，将此图命名为"日月星辰天纲图"。

由于二十八宿在运行过程中有飘移，现代研究认为，其每71.6年移动1°。因此，五气经天图是对《素问·五运行大论》所引《太始天元册》文的示意图，而非真实的二十八宿天象图。

1977年安徽省阜阳市双古堆汝阴侯汉墓M1出土了一个六壬式盘（图3-4-1），有天盘和地盘，天圆地方。此汉墓是汉初排名第八的功臣、汝阴侯**夏侯婴**的儿子**夏侯灶**的夫妇合葬墓。该六壬式盘的天象来源于太阳之缠度过宫和北斗七星之斗建，古人称之为"日躔月建"，天盘来描述"日躔"，即**地球公转**；地盘来描述"月建"，即**地球自转**。天盘刻有二十八宿和十二月次，中间还刻有北斗七星形状。地盘从外至内有三层文字：外层是二十八宿，每边七宿；中层是十二地支，每边三个；内层是十天干，其中戊、己重复一次刻在四角，另外四角增加了"天虏""鬼月""土斗""人日"。天盘无经纬线，不易判断，而地盘所刻十二地支和二十八宿都是按经纬阴阳方位排列的，其布局与《灵枢·卫气行》所载相近。其中，左右正中线处对应的地支是"卯""酉"，星宿是"方（房）""昴"，与《灵枢·卫气行》所载"卯酉为纬""房昴为纬"相合。上下正中线处地支是"子""午"，与《灵枢·卫气行》的"子午为经"同，但星宿则是"虚""星"，与《灵枢·卫气行》的"虚张为经"不同。从**地盘**上看当是"**虚星为经**"。

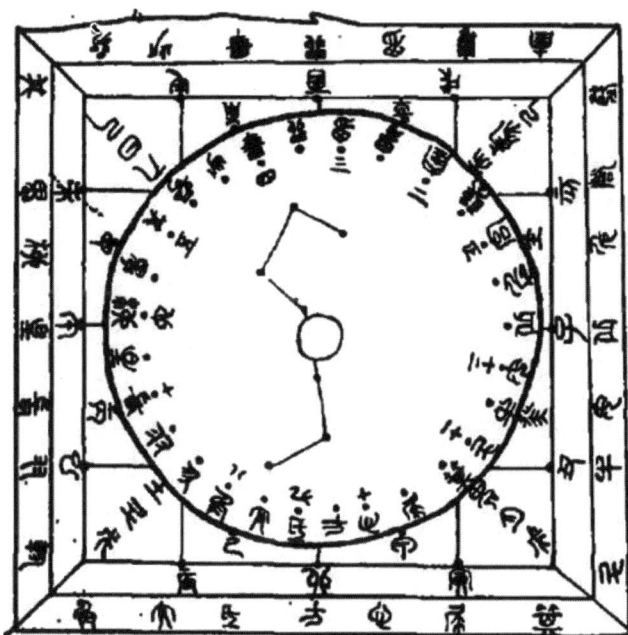

图 3-4-1　安徽阜阳双古堆汝阴侯汉墓 M1 六壬式盘（摹图）

美国的王山教授通过天文软件 Stellarium 证实：五气经天图是中国古代天球**第一赤道坐标**的标度。公元前 5670 年的**伏羲时代**，黄河流域，立春日酉时日落后 42 分 22 秒至日落后 70 分钟初昏的二十八宿的周日视运动，符合上述两段经文里的所有条件。而且也符合太阳周年视运动中，**虚宿对应冬至，星宿对应夏至，昴宿对应春分，房宿对应秋分，奎壁对应立春，角轸对应立秋**。另外，在太阳周年视运动中，《灵枢·卫气行》的"虚张为经"是笔误，应当更正为"**虚星为经**"。

这个重要的出土文物，证明了唐代**杨上善**的观点，国家天文台赵永恒、李勇先和美国的王山教授也支持这一观点：不是"虚张为经"，而是"**虚星为经**"，即以冬至夏至为经，春分秋分为纬；**虚宿（子，冬至）和星宿（午，夏至）为经，房宿（卯，春分）和昴宿（酉，秋分）为纬**。在纬线方向上，六壬式盘与王山教授的结论相反。而实际上，在纬线方向上两种观点均正确。由于地球自转的原因，在**第一赤道坐标系**，由东向西每 4 分钟移动 1°，每 1 小时移动 15°，每 12 小时移动 180°，也就是东西方向每 12 小时对调一次，每 24 小时回到原点。

五气经天图需要由内向外，分五个层次来解读。

图的最中心是一个"地"字，代表观测者**面南观天**，"所谓面南而命其位，言其见也"。

向外第一层，**五气经天**，代表**十天干化五运**：十天干化为五运，丁壬化木运，戊癸化火运，甲己化土运，乙庚化金运，丙辛化水运。五气经天，青色的苍天，红色的丹天，土黄色的黔天，白色的素天，黑色的玄天。苍天为木运，丹天为火运，黔天为土运，素天为金运，玄天为水运。从**苍天木运**开始，顺时针方向旋转，依次为**丹天火运、黔天土运、素天金运、玄天水运**，与五运的**主运次序**相一致。

向外第二层，是**木火土金水五星**的经天之气与二十八星宿的对应：木星称为岁星，火星称为荧惑星，土星称为镇星，金星称为太白星，水星称为辰星。五星运行分别出没于各个节气，东出西没，顺时针右旋，依木火土金水次序，按四时五运出现于北极五方天空之中。五气经天化五运图是五星与二十八星宿相对立体空间位置的二维平面图。

"苍天之气经于危室柳鬼"，在丁壬木运之岁，木星（岁星）的运行轨迹，木星沿着**危宿、室宿**到**柳宿、鬼宿**的轨迹运行（危、室、柳、鬼四宿）。

"丹天之气经于牛女戊分"，在戊癸火运之岁，**火星（荧惑星）**的运行轨迹，火星沿着**牛宿、女宿**到**奎宿、壁宿（戊分）**的轨迹运行（牛、女、奎、壁四宿）。

"黔天之气经于心尾己分"，在甲己土运之岁，**土星（镇星）**的运行轨迹，土星沿着**心宿、尾宿**到**角宿、轸宿（己分）**的轨迹运行（心、尾、角、轸四宿）。

"素天之气经于亢氐昴毕"，在乙庚金运之岁，金星（太白星）的运行轨迹，金星沿着**亢宿、氐宿**到**昴宿、毕宿**的轨迹运行（亢、氐、昴、毕四宿）。

"玄天之气经于张翼娄胃"，在丙辛水运之岁，**水星（辰星）**的运行轨迹，水星沿着**张宿、翼宿**到**娄宿、胃宿**的轨迹运转（张、翼、娄、胃四宿）。

二十八星宿根据颜色区分为四宫，呈现四神、四象，青色为青龙，红色为朱雀，白色为白虎，黑色为玄武。角、亢、氐、房、心、尾、箕属**东方青龙**；井、鬼、柳、星、张、翼、轸属**南方朱雀**；奎、娄、胃、昴、毕、觜、参属**西方白虎**；斗、牛、女、虚、危、室、壁属**北方玄武**。二十八宿的排列顺序是**始于角宿，终于轸宿**，逆时针方向排列。证明本图确实是**面南观天的黄道二十八星宿**，而不是面北观天的赤道二十八星宿。

二十八星宿的外围所标注的数字是每一宿所占天区的度数。据图可见，古人划分二十八宿并没有采用平均分配天区的做法，因而各宿所辖的度数很不一致，最宽者为井宿，达33°（古度）；最窄者为觜宿，仅占2°（古度）。这个结果直接影响到四宫四象的辖度。根据张景岳的描述，东宫苍龙75°，西宫白虎80°，南宫朱雀112°，北宫玄武98.25°，合计**365.25°**，与运气理论所用的一岁周天度数相同。南宫的辖区度数最大，这也与运气理论中六气有两个火有关，一名君火，一名相火，两火占据了六气的三分之一。

向外第三层，二十四山：由十天干中的甲乙丙丁庚辛壬癸（没有戊己）、十二地支和后天八卦中的乾坤巽艮四隅卦交错组成。天干标记月体纳甲，地支标记太阳南北回归线往返十二月，八卦标记太阳南北回归线往来视运动中冬至、夏至日出入的位置。风水上称这24个点为二十四山，用于空间定位，24等分圆周。用于罗盘的话，这个圆周是**360°**。在五运六气体系里，圆周是365.25°。

向外第四层，最外圈365.25度周天及**戊己区分天门、地户**。戊己五行属土，戊为**阳土、天门**，空间上对应后天八卦之**乾卦**之位，时间上对应在二十四节气的立冬。己为**阴土、地户**，空间上对应后天八卦之**巽卦**之位，时间上对应在二十四节气的立夏。因此，《素问·五运行大论》曰："所谓戊己分者，奎、壁、角、轸，则天地之门户也。"**立冬是天门，立夏是地户**。

向外第五层，**天地方位**。太阳，黄道为天左旋；地球，赤道为地右旋。地球公转、自转皆自西向东，逆时针旋转。如图所示，天道左旋，东→南→西→北，顺时针旋转；地道右旋，西→南→东→北，逆时针旋转。东南西北是四正位，加上中央，形成的上下，天顶为上，天底为下，就是上下四方之**六合——地平坐标系**。方位中最重要的一个是"中"，中不仅仅是东南西北的四方之"中"，还代表了"上下"，天在上，地在下，暗示天地人合一之道，人居于天地之"中"，遵从天地规律。故《素问·宝命全形论》曰："天覆地载，万物悉备，莫贵于人，人以天地之气生，四时之法成……夫人生于地，悬命于天，天地合气，命之曰人。"

现代**地图**的方向标注是上北下南，左西右东。本图的方向标注正好相反，上南下北，左东右西，因此本图是**天图**，天图和地图形成镜像关系，天图的本质是上帝视角的**天赤道截面图**，也就是在北天极俯视地球，体现出**浑天说——赤道坐标系**的思想。五气经天化五运图，一张简单的二维平面图，却蕴含了三维立体空间和四维动态时间，不能不让人感叹中国古人的伟大！

接下来，根据本图所示，判定天门、地户、人门、鬼门。

先秦古诗《击壤歌》曰："日出而作，日入而息。凿井而饮，耕田而食。帝力于我，何有哉？"

黄帝至尧帝时代，已进入农耕社会，人们共同遵守大自然的规律，日出而作，日入而息，故定义日出为昼，日入为夜。以日出和日入界定昼夜，除**春分**、**秋分**外，其他日期的白昼与黑夜时长均不相等。

《灵枢·卫气行》记载的"是故房至毕为阳，昴至心为阴"与宋代刘温舒《素问入式运气论奥·论五天之气》记载的"自房至毕十四宿为阳主昼，昴至心十四宿为阴主夜，通一日也"意义相同，都是指太阳的**周日视运动**，在**春分**或者**秋分**，昼与夜平分，二十八星宿平分为两组，各十四宿。

《素问·五运行大论》曰："所谓戊己分者，奎壁角轸，则天地之门户也。夫候之所始，道之所生，不可不通也。"

五气经天图显示的天门地户，表达了中医之道，因此必须弄明白。

（明）张介宾《类经图翼》曰："五运行大论曰，所谓戊己分者，奎壁角轸，则天地之门户也。**夫奎壁临乾，当戊土之位；角轸临巽，当己土之位**。遁甲经亦曰，六戊为天门，六己为地户。然而曰门曰户，必有所谓，先贤俱未详及。予尝考周天七政躔度，则春分二月中，日躔壁初，以次而南，三月入奎娄，四月入胃昴毕，五月入觜参，六月入井鬼，七月入柳星张；秋分八月中，日躔翼末，以交于轸，循次而北，九月入角亢，十月入氐房心，十一月入尾箕，十二月入斗牛，正月入女虚危，至二月复交于春分而入奎壁矣。是日之长也，时之暖也，万物之发生也，皆从奎壁始；日之短也，时之寒也，万物之收藏也，皆从角轸始。故曰**春分司启，秋分司闭**。夫既司启闭，要非门户而何？然自奎壁而南，日就阳道，故曰天门；角轸而北，日就阴道，故曰地户。"

天门、地户的连线与地球的地轴方向是一致的。**天门**是地轴的一端，是十天干之戊，五行之阳土；四象属于白虎与玄武的交界处，二十八星宿的**奎宿、壁宿**。**地户**是地轴的另一端，是十天干之己，五行之阴土；四象属于苍龙与朱雀的交界处，二十八星宿的**角宿、轸宿**。

"所谓戊己分者"，戊己连线是天门和地户的连线，戊属阳土，己属阴土，以五行土为中线，地球以土为"中"；戊己连线与地轴的方向一致，地球环绕地轴自转，地轴的延长线向上指向北极星，北极星是天之"中"。地之"中"指向天之"中"，天地之"中"上下相应。

戊己连线，**戊**所在的空间方位对应后天八卦之**乾卦**，时间上对应二十四节气的立冬。立冬是冬天的开始，阳气潜藏，关"天门"。已所在的空间方位对应后天八卦之巽卦，时间上对应二十四节气的立夏。立夏是夏天的开始，阳气生长，开"地户"。

甲乙木在东，丙丁火在南，庚辛金在西，壬癸水在北，戊己土本应居于中央。图中的戊己土则不居中央，**戊土寄于西北方乾位（戌位），己土寄于东南方巽位（辰位）**。戊己为什么要这样分别寄居乾位（戌位）、巽位（辰位）呢？答案：辰、戌是十二地支的土位，戊、己是十天干的土位，土寄居于土位，干支相合，天地相合，运气相合。

为什么西北方乾位称为"天门"，东南方巽位称为"地户"？

汉代谶纬之书《河图括地象》曰："天不足西北，地不足东南。西北为天门，东南为地户；天门无上，地户无下。"

西北方乾位是**青龙星宿**隐没的方位，龙飞在天，称为"**天门**"；东南方巽位是**白虎星宿**隐没的方位，虎踞在地，称为"**地户**"。

《淮南子·天文训》曰："昔者共工与颛顼争为帝，怒而触不周之山。天柱折，地维绝。天倾西北，故日月星辰移焉；地不满东南，故水潦尘埃归焉。"

颛顼是昌意的儿子，黄帝的孙子，是五帝之一，称为"玄帝""黑帝"，五行属水。共工是水神，青龙是雨神。**玄帝颛顼**与**水神共工**为了争夺帝位而发生了战争。"不周"就是不足，"天不足西北"。不周山不是一座真的山，而是一个天文概念。**立冬节**，**青龙星宿潜入西北方乾位**而隐没不见。龙首是**角宿**，从形象上看如同青龙星宿用龙首之角顶撞西北方的群山，从而演绎为"共工怒而触不周之山"的神话传说。

**戊己连线是天地连线**，将地轴贯穿，与戊己连线相垂直的另外一条线就是人鬼连线。

**戊己连线是冬夏连线**，立冬为天门，立夏为地户。与戊己连线相垂直的寅申连线。寅申连线是春秋连线，立春为人门，立秋为鬼门。

五气经天图，根据空间，二十四山，按照后天八卦的四隅卦区分，乾为天门，巽为地户，艮为人门，坤为鬼门；按照十二地支区分，亥为天门，巳为地户，寅为人门，申为鬼门。根据时间，二十四节气中，亥为立冬，巳为立夏，寅为立春，申为立秋。因此，**立冬为天门，立夏为地户，立春为人门，立秋为鬼门。**

## 第五节　天门　地户　人门　鬼门

　　人气落后于天气 3 个节气，总计 45.65625 天，取整数是 45 天。据此计算，立春是冬至的天气经过 45 日之后，人之阳气生发的时空点，所以称为人门；立夏是春分的天气经过 45 日之后，人之阳气胜于阴气的时空点，所以称为地户；立秋是夏至的天气经过 45 日之后，人之阴气生发的时空点，所以称为鬼门；立冬是秋分的天气经过 45 日之后，人之阴气超过阳气的时空点，所以称为天门。对人气而言，立冬为天门，立春为人门，立夏为地户，立秋为鬼门。总结为口诀："立冬天门阴胜阳，立春人门阳生发，立夏地户阳胜阴，立秋鬼门阴生发。"

　　二十四节气中最重要的八个节气是"分至启闭"。二分二至，春分（卯）、秋分（酉）、冬至（子）、夏至（午），是根据天气命名，因此又称为"天道四正"。四立，立春（寅）、立夏（巳）、立秋（申）、立冬（亥），是根据人气命名，因此又称为"人道四正"。地气落后于天气 2 个节气，谷雨、大暑、霜降、大寒，是"地道四正"，正值传统农历的三月、六月、九月、十二月的中气，是十二地支中的辰（谷雨）、未（大暑）、戌（霜降）、丑（大寒），五行均属土。

　　子午卯酉为天道四正，寅申巳亥为人道四正，丑未辰戌为地道四正。天道四正位于四正位，地道四正和人道四正位于四隅位。天道始于冬至，终于大雪；地道始于大寒，终于小寒；人道始于立春，终于大寒。

　　《素问·天元纪大论》曰："寒暑燥湿风火，天之阴阳也，三阴三阳上奉之。木火土金水火，地之阴阳也，生长化收藏下应之……天以六为节，地以五为制。"

　　六气寒暑燥湿风火是天道的阴阳，名之三阴三阳，称作"天以六为节"。木火土金水是地道的阴阳，名之五行、五运，称作"地以五为制"，经文明确指出，"天以六为节，地以五为制"是天地之道。

　　五气经天图，戊己连线是天地连线、冬夏连线，立冬为天门，立夏为地户。寅申连线是人鬼连线、春秋连线，立春为人门，立秋为鬼门。

　　《辅行诀》二旦汤是大小阴旦汤和大小阳旦汤，用于帮助人气与天气、地气的节律相适应，以致中和，具体可见表3-5-1。

立冬为天门，**地气**（地表温度）下降，**人气开始闭藏**，人气之阴气胜于阳气，四象为**太阴**，故予以**大阳旦汤**，大补阳气以求中。

立春为人门，**地气开始**（大寒）后的第一个节气，地表温度仍然很寒冷，人气之阳气开始生发，四象属少阳初生，不足以抗寒，故予以**小阳旦汤**，小补阳气以求中。

立夏为地户，**地气**（地表温度）上升，人气之阳气胜于阴气，四象为**太阳**，故予以**小阴旦汤**，小补阴气以求中。

立秋为鬼门，地气至极（**大暑**）后的第一个节气，**地气**（地表温度）仍然很炎热，人气之阴气开始生发，四象属少阴初生，不足以抗热，故予以**大阴旦汤**，大补阴气以求中。

阴阳二旦汤是二分法，一岁分为阴阳各半，**阳旦汤升阳**，**阴旦汤扶阴**。

**小阳旦汤**应用周期从立冬至立夏，以立春为核心，**人门**。

**大阳旦汤**应用周期从立秋至立春，以立冬为核心，**天门**。

**小阴旦汤**应用周期从立春至立秋，以立夏为核心，**地户**。

**大阴旦汤**应用周期从立夏至立冬，以立秋为核心，**鬼门**。

阴阳二旦汤统领二十四节气中的立冬（天门）、立春（人门）、立夏（地户）、立秋（鬼门），每汤各统领12个节气。

表3-5-1 《辅行诀》二旦汤应用节气

| 《辅行诀》二旦汤 | 道家称谓 | 核心节气 | 应用区间 |
| --- | --- | --- | --- |
| 大阳旦汤 | 天门 | 立冬 | 立秋→立冬→立春 |
| 小阳旦汤 | 人门 | 立春 | 立冬→立春→立夏 |
| 小阴旦汤 | 地户 | 立夏 | 立春→立夏→立秋 |
| 大阴旦汤 | 鬼门 | 立秋 | 立夏→立秋→立冬 |

# 第六节　二旦四神汤的时空对应

《礼记·中庸》曰："中也者，天下之大本也；和也者，天下之达道也。

致中和，天地位焉，万物育焉。"

用儒家的语言来解释中医，中医的核心理念是"**执两用中，守中致和**"，既不太过，亦无不及，而是守中庸之道。中医自身的术语是"**以平为期**"，也就是《黄帝内经》所强调的阴阳平衡、阴阳和谐。

《素问·至真要大论》曰："谨察阴阳所在而调之，**以平为期**，正者正治，反者反治。"《素问·三部九候论》曰："必先度其形之肥瘦，以调其气之虚实，实则泻之，虚则补之。必先去其血脉而后调之，无问其病，**以平为期**。"

根据人的内、外环境温度来确定治法和处方，人的内、外环境太热了，就要用寒凉药；人的内、外环境太寒了，就要用温热药，故《素问·至真要大论》曰："**寒者热之，热者寒之，温者清之，清者温之。**"人的内、外环境太热了，就要避免用温热药；人的内、外环境太寒了，就要避免用寒凉药，故《素问·六元正纪大论》曰："**用寒远寒，用凉远凉，用温远温，用热远热，食宜同法。**"二旦四神方应对二十四节气见表3-6-1。

表3-6-1　二旦四神方应对二十四节气

| 立夏：小阴旦汤 | 夏至：小朱雀汤 | 大暑：大朱雀汤 | 立秋：大阴旦汤 |
|---|---|---|---|
| 谷雨：大青龙汤 | | | 秋分：小白虎汤 |
| 春分：小青龙汤 | | | 霜降：大白虎汤 |
| 立春：小阳旦汤 | 大寒：大玄武汤 | 冬至：小玄武汤 | 立冬：大阳旦汤 |

## 一、阴阳二旦汤应对四立，阳旦汤升阳，阴旦汤扶阴

一岁之阴阳二分，则阳旦属阳，中医运气学谓之"司天"；阴旦属阴，中医运气学谓之"在泉"或者"司地"。阴阳二旦汤以应天地阴阳，辅助人气以顺应天地阴阳而致中和。**阳旦汤，阳生阳长，补阳气以抵御冬春之寒；阴旦汤，阴生阴长，补阴液以抵御夏秋之热。**再继续细分，一岁分为四时，则阴阳二旦汤区分大小，以对应春、夏、秋、冬，四时之立。

《说文解字》曰："立，住也。从大，立一之上。"立，建立，开始。从"大"，天大、地大、人大，但是天最大，故《道德经》曰："人法地，地法天，天法道，道法自然。""道生一，一生二，二生三，三生万物。"伏羲画八卦，一画开天，乾为天，"立一之上"即根据天气确立。

（元）吴澄《月令七十二候集解》曰："立春，正月节。立，建始也。

五行之气往者过来者续于此。而春木之气始至，故谓之立也。立夏、秋、冬同。"

立春、立夏、立秋、立冬，分别为春、夏、秋、冬，四时之建始。

立春，是春天的开始。《礼记·月令》曰："东风解冻，蛰虫始振，鱼上冰，獭祭鱼，鸿雁来。"《月令七十二候集解》曰："（一候）**东风解冻**。冻结于冬，遇春风而解散；不曰春而曰东者，《吕氏春秋》曰，东方属木，木，火母也。然气温，故解冻。（二候）**蛰虫始振**。蛰，藏也；振，动也。密藏之虫，因气至，而皆苏动之矣。鲍氏曰：动而未出，至二月，乃大惊而走也。（三候）**鱼陟负冰**。陟，升也。鱼当盛寒伏水底而遂暖，至正月阳气至，则上游而近冰，故曰负。"

立春是农历正月，孟春，公历 2 月 3 日至 5 日，此时太阳黄经达 315°，北斗七星的斗柄指向**东北方**，八卦属**艮**，十二地支属**寅**，候平均温度（连续 5 天的平均温度）为 10℃至 22℃，万物开始复苏。贺知章《咏柳》诗曰："不知细叶谁裁出？二月春风似剪刀。"李清照《声声慢》词曰："乍暖还寒时候，最难将息。三杯两盏淡酒，怎敌他、晚来风急！"冬天气候寒凉，人们在房屋内取暖，在外穿厚衣以御寒。春天开始，气温逐渐回升，昼夜气温温差大，如果遭遇"倒春寒"，人们更容易感冒生病。《辅行诀》**小阳旦汤（桂枝汤）**温补阳气，对应**立春**，固表阳以卫外。

立夏，是夏天的开始。《礼记·月令》曰："蝼蝈鸣，蚯蚓出，王瓜生，苦菜秀。"《月令七十二候集解》曰："立夏，四月节。立字解见春。夏，假也。物至此时皆假大也。（一候）**蝼蝈鸣**……（二候）**蚯蚓出**……（三候）王瓜生。"

立夏是农历四月，孟夏，公历 5 月 5 日至 7 日，此时太阳黄经达 45°，北斗七星的斗柄指向**东南方**，八卦属**巽**，十二地支属**巳**，候平均温度（连续 5 天的平均温度）为 22℃。阳气增长，雨量增加，万物迅速增长。立夏温度开始增高，容易损伤阴液，《辅行诀》**小阴旦汤（黄芩汤）清热滋阴**，对应**立夏**，苦寒清热，酸凉养阴。

立秋，是秋天的开始。《礼记·月令》曰："凉风至，白露降，寒蝉鸣。鹰乃祭鸟，用始行戮。"《月令七十二候集解》曰："立秋，七月节。立字解见春秋，揪也。物于此而揪敛也。（一候）**凉风至**。西方凄清之风曰凉风，温变而凉气始肃也。《周语》曰火见而清风戒寒是也。（二候）**白露降**。大雨之后，清凉风来，而天气下降，茫茫而白者，尚未凝珠，故曰白露。降示秋金之白色也。（三候）**寒蝉鸣**。寒蝉，《尔雅》曰寒螿，蝉小而青紫者。马氏曰，物生于暑者，其声变之矣。"

立秋是农历七月，孟秋，公历 8 月 7 日至 8 日，此时太阳黄经达 135°，北斗七星的斗柄指向**西南方**，八卦属**坤**，十二地支属**申**，候平均温度（连续 5 天的平均温度）为 10℃至 22℃。所谓"**热在三伏**""**秋后一伏**"，按照"**三伏**"的推算方法，立秋还处在"**中伏**"期间，尚未出暑，暑热天气还没有结束。"**秋老虎**"的酷热，仍然大量消耗人体阴液，《辅行诀》**大阴旦汤**（小柴胡加芍药汤）**清热滋阴**，对应立秋，祛除暑热，滋补阴液。

立冬，是冬天的开始。《礼记·月令》曰："水始冰，地始冻。雉入大水为蜃。虹藏不见。"《月令七十二候集解》曰："冬，终也，万物收藏也。（一候）**水始冰**，水面初凝，未至于坚也。（二候）**地始冻**，土气凝寒，未至于拆。（三候）**雉入大水为蜃**。"

立冬是农历十月，孟冬，公历 11 月 7 日至 8 日，此时太阳黄经达 225°，北斗七星的斗柄指向**西北方**，八卦属**乾**，十二地支属**亥**，候平均温度（连续 5 天的平均温度）下降到 10℃。《辅行诀》**大阳旦汤**（黄芪人参建中汤）**温补阳气**，对应立冬，以辛甘化阳法抵御冬天之寒气。

**正阳旦汤**等同于《伤寒论》小建中汤，对应小寒。据此推断，《辅行诀》应该还有一个正阴旦汤，对应小暑。

## 二、二旦汤：方在四隅，时在启闭

《辅行诀》阴阳二旦汤，完全符合一岁中阴阳各半、一岁分为春夏秋冬四时的中医运气学理论以及"太极生两仪，两仪生四象"的易理。

《左传·僖公五年》曰："凡分、至、**启**、**闭**，必书云物，为备故也。"《左传·昭公十七年》曰："玄鸟氏，司分者也；伯赵氏，司至者也；青鸟氏，司**启**者也；丹鸟氏，司**闭**者也。"《汉书·律历志》曰："时月以建，分至启闭之分，易八卦之位也。"

二十四节气中最重要的八个节气是"分至启闭"。通常，"分"指春分、秋分，"至"指冬至、夏至，"启"指立春、立夏，"闭"指立秋、立冬。但是《左传》青鸟氏司启，丹鸟氏司闭。青色对应春天，其气开；丹色对应夏天，其气闭。

小阳旦汤应对"**人门**"，四象主少阳。其应用区间，在时间上，横跨冬三月和春三月，农历十月、十一月、十二月、正月、二月、三月，二十四节气从立冬至立夏，以立春为核心；在空间方位上，从西北方（八卦属乾，十二地支属亥）至东南方（八卦属巽，十二地支属辰），以**东北方（八卦属艮，十二地支属寅）**为核心。

小阴旦汤应对"**地户**"，四象主少阴。其应用区间，在时间上，横跨春三月和夏三月，农历正月、二月、三月、四月、五月、六月，二十四节气从立春至立秋，以**立夏**为核心；在空间方位上，从东北方（八卦属艮，十二地支属寅）至西南方（八卦属坤，十二地支属申），以**东南方（八卦属巽，十二地支属辰）**为核心。

大阴旦汤应对"**鬼门**"，四象主太阳。其应用区间，在时间上，横跨夏三月和秋三月，农历四月、五月、六月、七月、八月、九月，二十四节气从立夏至立冬，以**立秋**为核心；在空间方位上，从东南方（八卦属巽，十二地支属辰）至西北方（八卦属乾，十二地支属亥），以**西南方（八卦属坤，十二地支属申）**为核心。

大阳旦汤应对"**天门**"，四象主太阴。其应用区间，在时间上，横跨秋三月和冬三月，农历七月、八月、九月、十月、十一月、十二月，二十四节气从立秋至立春，以**立冬**为核心；在空间方位上，从西南方（八卦属坤，十二地支属申）至东北方（八卦属艮，十二地支属寅），以**西北方（八卦属乾，十二地支属亥）**为核心。

### 三、四神方：方在四正，时在分至

《张大昌医论医案集》曰："按陶氏六神方中有北方玄武汤，东北阳旦汤，东方青龙汤，南方朱鸟（雀）汤，西南阴旦汤，西方白虎汤。"

四神为青龙、白虎、朱雀、玄武，对应四正方是正东、正西、正南、正北。根据一岁四时的温度规律，不难推断出《辅行诀》四神方的二十四节气应对，即四神小汤应对天气（太阳辐射）的二分、二至，**春分**（阴阳均衡）、**秋分**（阴阳均衡）和冬至（阴极生阳）、夏至（阳极生阴）。地气（地表温度）落后于天气（太阳辐射）2个节气，四神大汤应对谷雨、霜降、大暑、大寒。

《辅行诀》青龙汤应对正东方**卯位**，小青龙汤（《伤寒论》麻黄汤）应对**春分**，大青龙汤（《伤寒论》小青龙汤）应对谷雨。

《辅行诀》白虎汤应对正西方**酉位**，小白虎汤（《伤寒论》白虎汤）应对**秋分**，大白虎汤（《伤寒论》竹叶石膏汤减人参加生姜）应对霜降。

《辅行诀》朱鸟汤应对正南方**午位**，小朱鸟汤（《伤寒论》黄连阿胶汤）

应对**夏至**，大朱鸟汤（《伤寒论》黄连阿胶汤加人参干姜）应对**大暑**。

《辅行诀》玄武汤应对正北方子位，小玄武汤（《伤寒论》真武汤）应对**冬至**，大玄武汤（《伤寒论》真武汤合理中汤）应对**大寒**。

应对四方正精的是**四神小方**，而不是**四神大方**。**四神大方**所应对的**天时四象**是雨、霜、暑、寒，大青龙汤降**春雨**，大白虎汤降**秋霜**，大朱雀汤抗**热极**，大玄武汤抗**寒极**。

将二旦方和四神方组合在一年之中，则有如下对应。

## 四、二旦四神方对应春三月

《素问·四气调神大论》曰："春三月，此谓**发陈**，天地俱生，万物以荣，夜卧早起，广步于庭，被发缓形，以使志生，生而勿杀，予而勿夺，赏而勿罚，此春气之应，养生之道也。逆之则伤肝，夏为寒变，奉长者少。"

桂林古本《伤寒杂病论·伤寒例》曰："立春正月节斗指艮，雨水正月中斗指寅。惊蛰二月节斗指甲，春分二月中斗指卯。清明三月节斗指乙，谷雨三月中斗指辰。"

**春天**是从立春到立夏的三个月，历经立春、雨水、惊蛰、春分、清明、谷雨，六个节气。《辅行诀》**小阳旦汤**（《伤寒论》桂枝汤）应对**立春**，**小青龙汤**（《伤寒论》麻黄汤）应对**春分**，**大青龙汤**（《伤寒论》小青龙汤）应对**谷雨**，**小阴旦汤**（《伤寒论》黄芩汤）应对**立夏**。民谚曰："一天之计在于晨，一年之计在于春。""春三月，此谓发陈"，春天是阳气生发的时节，万物生长需要阳光和雨水。小阳旦汤、小阴旦汤，以人体中气为核心组方，**小阳旦汤如同少阳初生，小阴旦汤如同少阴初生**。小青龙汤、大青龙汤，以辛味为主促进春季生发之气，用辛味配酸味、甘味，辛酸化甘，辛甘化阳，如同青龙在天，兴云布雨。

《月令七十二候集解》曰："春分，二月中。分者，半也。此当九十日之半，故谓之分。秋同义。夏、冬不言分者，盖天地闲二气而已。方氏曰：阳生于子，终于午，至卯而中分，故春为阳中，而仲月之节为春分，正阴阳适中，故昼夜无长短云。（一候）元鸟至……（二候）雷乃发声……（三候）始电。"

立春开始进入春天，立春再过 3 个节气是春分。**春分**是农历二月，**仲春**，公历 3 月 20 日至 21 日，此时太阳到达黄经 0°。**春分**是春天的一半，**天气（太阳辐射）**阴阳均衡之时，太阳光直射地球**赤道**，南北半球昼夜平分，各为

12 小时。故《鹖冠子·环流》曰："斗柄东指，天下皆春。"北斗七星的斗柄指向**正东方**，八卦属**震**，十二地支属**卯**。春分之后，太阳直射点由赤道向北半球推移，北半球开始昼长夜短，南半球与之相反。

**地气落后于天气** 2 个节气约 30 天，**人气落后于天气** 3 个节气约 45 天。"**人生于寅**"，人气生于寅，即立春，"**萌气**"的开始。再过 45 天就是春分，再过 60 天就是清明，**清明**是人气"**生气**"的开始。因此，春分标志着人气从"萌气"向"生气"的转变。

桂林古本《伤寒杂病论·伤寒例》曰："凡时行者，春时应暖而反大寒。"从春到夏，阳生阳长，万物最需要的就是阳光和雨水。春天本应温暖，如果阴雨连绵，阳光不足，就会形成"倒春寒"，这样最容易暴发外感天行病。《辅行诀》小青龙汤（《伤寒论》麻黄汤）应对**春分**，辛温发散，可以祛除春季不正之寒气。

**谷雨**是每年公历 4 月 19 日至 21 日，此时太阳黄经 30°。《月令七十二候集解》曰："谷雨，（一候）萍始生……（二候）鸣鸠拂其羽……（三候）为戴任降于桑。"浮萍开始生长，布谷鸟提醒人们播种，桑树上见到戴胜鸟。谷雨之时，降雨明显增加，空气中的湿度逐渐加大，如果阳光不足，则容易生寒湿之邪。《辅行诀》大青龙汤（《伤寒论》小青龙汤）应对**谷雨**，外散在表之寒，内除在里之湿。

## 五、二旦四神方对应夏三月

《素问·四气调神大论》曰："夏三月，**此谓蕃秀**，天地气交，万物华实，夜卧早起，无厌于日，使志无怒，使华英成秀，使气得泄，若所爱在外，此夏气之应，养长之道也。逆之则伤心，秋为痎疟，奉收者少，冬至重病。"

桂林古本《伤寒杂病论·伤寒例》曰："立夏四月节斗指巽，小满四月中斗指巳。芒种五月节斗指丙，夏至五月中斗指午。小暑六月节斗指丁，大暑六月中斗指未。"

夏天是从立夏到立秋的三个月，历经立夏、小满、芒种、夏至、小暑、大暑，六个节气。中医还有一个重要的概念——长夏。长夏是夏至到立秋的一个半月，是夏季的后半部分，经历三个节气。长夏又称"**伏**""**苦夏**"，因为"**热在三伏**"，其气候特点是气温高、气压低、湿度大、风速小。"**伏**"表示阴气受阳气所迫藏伏地下。"**三伏**"是初伏、中伏和末伏的统称，是从小**暑到处暑**的一段时间，**跨越夏秋**。"**夏至三庚入伏**"，夏至后**第三个庚日**是初伏第一天，第四个庚日是**中伏**第一天，立秋后第一个庚日是**末伏**第一天，初伏、末伏各十天，中伏十天或二十天。可见，**夏末初秋**之间，**湿热**是主要致病因素。

《辅行诀》小阴旦汤（《伤寒论》黄芩汤）应对**立夏**，小朱鸟汤（《伤寒论》黄连阿胶汤）应对**夏至**，**大朱鸟汤**（黄连阿胶汤加人参、干姜）应对**大暑**，**大阴旦汤**（《伤寒论》小柴胡汤加芍药）应对**立秋**。小阴旦汤、大阴旦汤，以保护人体阴液为核心理念组方，**小阴旦汤如同少阴初生，大阴旦汤如同满月当空**。小朱鸟汤、大朱鸟汤，清法和滋法并用，在夏三月，清邪热、存津液。

邵雍《观物吟》诗曰："耳聪目明男子身，洪钧赋予不为贫。因探**月窟**方知物，未蹑**天根**岂识人。乾遇巽时观**月窟**，地逢雷处看**天根**。**天根月窟**闲来往，三十六宫都是春。"

何谓"**天根**""**月窟**"？"乾遇巽时观月窟"，乾（☰）上、巽（☴）下，是**姤卦**。《周易·象传》曰："姤，遇也，柔遇刚也。"乾卦遇上巽卦，百炼钢化作绕指柔，从刚而柔，从阳而阴。姤卦是十二消息卦之一，从姤卦到坤卦是"消卦"，阳气渐消，阴气萌发。**姤卦**代表十二月建的**建午**，是一岁中的**五月**，二十四节气的**夏至**，夏至一阴生。"**月窟**"就是**夏至**。

桂林古本《伤寒杂病论》曰："**夏至之后，一阳气下，一阴气上也。**"

**夏至**日太阳光直射北回归线，理论上应该是最热的。但是**地气**（**地表温度**）存在蓄积效应，也就是地球吸收太阳的热能需要时间。根据运气学说，夏至是天之阳气至极。**小朱鸟汤**应对**夏至**。从夏至开始北半球接受阳光的直射，热能逐渐蓄积，从小暑到大暑，通常在**大暑**，也是三伏的**中伏**达到顶点。根据运气学说，地气落后于天气2节约30天，夏至之后2个节气是大暑，大暑是地之阳气至极，也就是北半球最热的节气。**大朱鸟汤**应对**大暑**。随着太阳直射点的向南逐渐偏移，从立秋到处暑，北半球对太阳热能的吸收逐渐下降，温度逐渐变低。**夏至、大暑**，人气均属于"**长气**"。

## 六、二旦四神方对应秋三月

《素问·四气调神大论》曰："秋三月，此谓容平，天气以急，地气以明，早卧早起，与鸡俱兴，使志安宁，以缓秋刑，收敛神气，使秋气平，无外其志，使肺气清，此秋气之应，养收之道也，逆之则伤肺，冬为飧泄，奉藏者少。"

桂林古本《伤寒杂病论·伤寒例》曰："立秋七月节斗指坤，处暑七月中斗指申。白露八月节斗指庚，秋分八月中斗指酉。寒露九月节斗指辛，霜降九月中斗指戌。"

秋天是从立秋到立冬的三个月，历经立秋、处暑、白露、秋分、寒露、霜降，六个节气。《辅行诀》**大阴旦汤**（《伤寒论》小柴胡加芍药汤）应对**立秋**，**小白虎汤**（《伤寒论》白虎汤）应对**秋分**，**大白虎汤**（《伤寒论》竹叶石膏汤）应对**霜降**，**大阳旦汤**（《金匮要略》黄芪建中汤加人参）应对**立冬**。

邵雍《观物吟》诗曰："耳聪目明男子身，洪钧赋予不为贫。因探月**窟**方知物，未蹑**天根**岂识人。乾遇巽时观**月窟**，地逢雷处见**天根**。天根月窟闲来往，三十六宫都是春。"

何谓"**天根**""**月窟**"？"地逢雷处见**天根**"，坤（☷）上、震（☳）下，是**复卦**。《周易·象传》曰："复，亨；刚反，动而以顺行，是以出入无疾，朋来无咎。反复其道，七日来复，天行也。"**复卦**是十二消息卦之一，从复卦到乾卦是"**息卦**"，阳气来复，生生不息。**复卦代表十二月建的建子**，是一岁中的十一月，二十四节气的冬至，冬至一阳生。"**天根**"就是**冬至**，"**月窟**"就是**夏至**。"**天根月窟闲来往**"就是**从冬至到夏至，再从夏至到冬至**，如此循环往复，生生不息。

《月令七十二候集解》曰："**秋分，八月中。解见春分。（一候）雷始收声**。鲍氏曰：雷二月阳中发声，八月阴中收声入地，则万物随入也。（二候）**蛰虫坯户**。淘瓦之泥曰坯，细泥也。按《礼记注》曰，坯益其蛰穴之户，使通明处稍小，至寒甚乃墐塞之也。（三候）**水始涸**。《礼记注》曰，水本气之所为，春夏气至故长，秋冬气返故涸也。"

**地气落后于天气 2 个节气约 30 天，人气落后于天气 3 个节气约 45 天。立秋开始进入秋天，立秋是夏至的天气经过 45 日之后**，人之阴气生发的时空点，所以又称为"**鬼门**"。

**立秋再过 3 个节气是秋分。秋分**是农历八月，**仲秋**，公历 9 月 22 日至 24 日，此时太阳位于黄经 180°。**秋分**是秋天的一半，**天气（太阳辐射）**阴阳均衡之时，太阳直射地球**赤道**，南北半球昼夜平分，各为 12 小时。故《鹖冠子·环流》曰："**斗柄西指，天下皆秋。**"秋分之后，太阳直射点由赤道向南半球推移，北半球开始昼短夜长，南半球与之相反。

现在的**中秋节**由传统的秋分"**祭月节**"而来。最初"**祭月节**"定在秋分，不过由于这天不一定都有圆月，后来就将"**祭月节**"由二十四节气"**秋分**"

调至农历八月十五日。

桂林古本《伤寒杂病论·伤寒例》曰："凡时行者……秋时应凉而反大热。"秋分日的候平均温度（连续 5 天的平均温度）应该在 22℃以下。如果**秋分**之后气温仍然较高，形成"秋老虎"，应凉反热，这样就可予**小白虎汤**，行"**重法**"和"**清法**"。同理，**霜降**之后仍然温度不降，应凉反温，非其时而有其气，则可予**大白虎汤**，行"**重法**""**清法**""**收法**"。

## 七、二旦四神方对应冬三月

《素问·四气调神大论》曰："冬三月，**此谓闭藏**，水冰地坼，无扰乎阳，早卧晚起，必待日光，使志若伏若匿，若有私意，若已有得，去寒就温，无泄皮肤，使气亟夺，此冬气之应，养藏之道也。逆之则伤肾，春为痿厥，奉生者少。"

桂林古本《伤寒杂病论·伤寒例》曰："立冬十月节斗指乾，小雪十月中斗指亥。大雪十一月节斗指壬，冬至十一月中斗指子。小寒十二月节斗指癸，大寒十二月中斗指丑。"

冬天是从立冬到立春的三个月，历经立冬、小雪、大雪、冬至、小寒、大寒，六个节气。《辅行诀》**大阳旦汤**（《金匮要略》黄芪建中汤加人参）应对立冬；**小玄武汤**（《伤寒论》真武汤）应对冬至，**大玄武汤**（真武汤合理中汤）应对**大寒**，**小阳旦汤**（《伤寒论》桂枝汤）应对立春。此 4 方都是用**温热**药物对抗冬三月的**寒气**。

《月令七十二候集解》曰："立冬，十月节。立字解见前。冬，终也，万物收藏也。"

立冬表示进入了冬天，气温会越来越低。服用**大阳旦汤**（黄芪建中汤加人参），滋补人体阳气，抵抗越来越冷的气候。

《素问·五运行大论》曰："论言天地之动静，神明为之纪。阴阳之升降，寒暑彰其兆。"

《素问·六微旨大论》曰："非升降，则无以生长化收藏。"

桂林古本《伤寒杂病论》曰："是故冬至之后，一阳爻升，一阴爻降也。"

立冬的天气（太阳辐射）并未到达"**极致点**"，或者称为"**升降点**"，这个点是冬至。**冬至**，天气（太阳辐射）阴极，太阳直射**南回归线**，北半球的白天得到的太阳热能最少，太阳热能逐渐减少，地表温度持续下降。根据运气学说，冬至是天之阳气至弱，阴气至极。天气（太阳辐射）阴极，服用小玄武汤。

但是，冬至还不是北半球最冷的时候。农谚曰"**冷在三九**"，北半球一岁中最寒冷的时期是"**三九天**"。九，是至大之数，为老阳。数九寒冬，"**冬至逢壬数九**"，就是从冬至逢壬日算起，每九天算一个"九"，第一个九天叫作"一九"，第二个九天叫"二九"，依此类推，一年中最冷的时期便是"**三九天**"，属于**小寒**节气内，"**小寒胜大寒**"，是北半球地表储存太阳热能最少的时候。民谚有云："大寒年年有，不在三九在四九""三九四九冰上走"，所谓"冰冻三尺，非一日之寒"。那么，三九与四九，小寒与大寒，哪个更冷？历史资料统计表明，中国北方**大寒**节气的平均最低气温要低于**小寒**节气的平均最低气温；南方则反之。根据运气学说，**地气落后于天气 2 节约 30 天**，冬至之后 2 个节气是大寒，**大寒是地之阳气至弱，阴气至极。地气（地表温度）**阴极，服用**大玄武汤**。

大寒之后就是立春。李清照《声声慢》曰："乍暖还寒时候，最难将息。三杯两盏淡酒，怎敌他，晚来风急！"四时交替，冬去春来，冬春交界之时，昼夜温差大，人仍然容易感冒。服用**小阳旦汤**（桂枝汤），对抗初春之寒气。

二旦四神方与二十四节气之具体对应见表 3-6-2。

表 3-6-2　《辅行诀》二旦四神方对应二十四节气

| 《辅行诀》二旦四神方对应二十四节气 | |
| --- | --- |
| 小阳旦汤<br>（《伤寒论》桂枝汤） | 始于立冬，终于立夏，以**立春**为核心。<br>**立春**是人门，人气阳生发 |
| 小阴旦汤<br>（《伤寒论》黄芩汤） | 始于立春，终于立秋，以**立夏**为核心。<br>**立夏**是地户，人气阴生发 |
| 大阴旦汤<br>（《伤寒论》小柴胡加芍药汤） | 始于立夏，终于立冬，以**立秋**为核心。<br>**立秋**是鬼门，人气阳胜阴 |
| 大阳旦汤<br>（《伤寒论》黄芪人参建中汤） | 始于立秋，终于立春，以**立冬**为核心。<br>**立冬**是天门，人气阴胜阳 |
| 小青龙汤<br>（《伤寒论》麻黄汤）<br><br>大青龙汤<br>（《伤寒论》小青龙汤） | 寅、卯、辰，<br>农历正月、二月、三月，<br>始于立春，终于立夏，<br>包括立春、雨水、惊蛰、<br>春分、清明、谷雨，六个节气，<br>以春分（天气阴阳均衡）为核心 |

| 《辅行诀》二旦四神方对应二十四节气 ||
| :---: | :---: |
| 小朱雀汤<br>（《伤寒论》黄连阿胶汤） | 巳、午、未，<br>农历四月、五月、六月，<br>始于立夏，终于立秋，<br>包括立夏、小满、芒种、<br>夏至、小暑、大暑，六个节气，<br>以**夏至**（天气阳极生阴）为核心 |
| 大朱雀汤<br>（《伤寒论》黄连阿胶汤加人参、干姜） ||
| 小白虎汤<br>（《伤寒论》白虎汤） | 申、酉、戌，<br>农历七月、八月、九月，<br>始于立秋，终于立冬，<br>包括立秋、处暑、白露、<br>秋分、寒露、霜降，六个节气，<br>以**秋分**（天气阴阳均衡）为核心 |
| 大白虎汤<br>（《伤寒论》竹叶石膏汤减人参加生姜） ||
| 小玄武汤<br>（《伤寒论》真武汤） | 亥、子、丑，<br>农历十月、冬月、腊月，<br>始于立冬，终于立春，<br>包括立冬、小雪、大雪、<br>冬至、小寒、大寒，六个节气，<br>以**冬至**（天气阴极生阳）为核心 |
| 大玄武汤<br>（《伤寒论》真武汤与理中汤合方） ||

第四章

# 阴阳二旦，升阳降阴

《说文解字》曰："小，物之微也。""大，天大、地大、人亦大。故大象人形。""阴，暗也。水之南、山之北也。""阳，高、明也。""旦，明也。从日，见一上。一，地也。"

小与大相对而言，阴与阳相对而言。旦就是**太阳，从地平线上升起**。"**阳旦**"，日升东方。"**阴旦**"，日落西方；同时也意味着日月交替，**月亮升起**。后世文字演变，用单字"**旦**"来表示"**阳旦**"，用单字"**昏**"来表示"**阴旦**"。《说文解字》曰："昏，日冥也。从日、氏省。氏者，下也。""旦"和"昏"代表太阳的升降，"旦""阳旦"代表太阳的光热上升，**太阳主日**；"**昏**""**阴旦**"代表太阳的光热下降，阳降则阴升，**月亮主夜**。

阴阳二旦汤证之病机在于阴阳的升降失常，阳气不升，阴气不降则上下不能交通而痞塞。**阳旦汤证如冬春阳气温升之力不足，阴旦汤证如夏秋阴气凉降之力不足。**

前面已经做了总结：**大阳旦汤以立冬为核心，如同冬天的暖阳；小阳旦汤以立春为核心，如同少阳初升；小阴旦汤以立夏为核心，如同新月初升；大阴旦汤以立秋为核心，如同满月当空。**

## 第一节　小阳旦汤

### 一、木中木　桂枝

明代文学家、戏曲家冯梦龙辑评《桂枝儿》10卷，又名《挂枝儿》，录诗435首。"桂枝儿"是明代万历年间兴起于民间的时调小曲，在晚明甚为风行，曲词曰："不问南北，不问男女，不问老幼良贱，人人习之，亦人人喜听之。"《桂枝儿》其中一首用了十四味中药名，依序分别是：枳实、地骨皮、威灵仙、细辛、厚朴、补骨脂、人参、甘草、黄连、白芷、使君子、半夏、当归、天南星。本词表达了妻子对远出丈夫误解自己的怨气与真诚思念，既有委婉劝诫，又有日夜企望丈夫归来的殷切心情，感人肺腑、催人泪下。曲词曰："你说我，负了心，无凭**枳实**，激得我蹬穿了**地骨皮**，愿对**威灵仙**发下盟誓。**细辛**将奴想，**厚朴**你自知，莫把我情书也当**破故纸**。想**人参**最是离别恨，只为**甘草**口甜甜的哄到如今，**黄连**心苦苦嚅为伊耽闷，**白芷**儿写不尽离情字，嘱咐**使君子**，切莫做负恩人。你果是**半夏当归**也，我情愿对着**天南星**彻夜的等。"

《说文解字》曰："桂，江南木，百药之长。从木，圭声。"桂是生长在南方的树木，是百药的先导。

《吕氏春秋·本味》记载了《汤液经法》的作者、商朝宰相**伊尹**与商朝开国之君**商汤**的对话，其曰："和之美者，阳朴之姜，招摇之桂。"姜和桂都是烹饪常用的调味品，**四川阳朴的姜最好**，**招摇山的桂为最好**。招摇山在哪里呢？

《山海经·南山经》曰："南山经之首曰䧿山。其首**招摇之山**，临于西海之上，多**桂**，多**金玉**。"招摇山中多桂树。

（晋）嵇含《南方草木状·卷中》曰："**桂出合浦**，生必以高山之巅，冬夏常青，其类自为林，间无杂树。"合浦是现今广西北海合浦。

1983年12月，我国第一次全国性山海经学术研讨会"中国《山海经》学术讨论会"在四川省成都市召开，四川省社会科学院历史研究所在研讨会上发表学术研究成果《试论招摇山的地理位置》，论证"**山海经第一山**"招摇山是广西兴安的猫儿山。猫儿山海拔2141米，是广西乃至华南地区的第一高峰，山中及附近一带以产**桂**著称。

《神农本草经》曰："**牡桂**，味辛，温。主上气咳逆，结气，喉痹，吐吸，利关节，补中益气。久服通神，轻身不老。生山谷……**箘（菌）桂**，味辛，温。主百病，养精神，和颜色，为诸药先聘通使。久服轻身不老，面生光华，媚好常如童子。生山谷。"

《名医别录·卷第一》曰："**牡桂**，无毒。主治心痛，胁风，胁痛，温筋通脉，止烦，出汗。生南海……**桂**，味甘、辛，大热，有毒。主温中，利肝肺气，心腹寒热，冷疾，霍乱，转筋，头痛，腰痛，出汗，止烦，止唾、咳嗽、鼻齆，能堕胎，坚骨节，通血脉，理疏不足，宣导百药，无所畏。久服神仙，不老。生**桂阳**。二月、七八月、十月采皮，阴干……**箘（菌）桂**，无毒。生**交趾**、**桂林**山谷岩崖间。无骨，正圆如竹，立秋采。"

交趾是古**交趾郡**，现今越南与我国广西交界的地域；桂阳是古**桂阳郡**，现今湖南、广东、广西的地域；桂林在广西境内。可见，古人认为桂以产自广西为最佳，**广西的"安边桂"**就是著名的道地药材，古代为宫廷贡品。

桂在《神农本草经》《名医别录》中均被称之为桂，并且有**牡桂、菌桂之别**，皆性温、味辛。牡，阳也，与"牝"相对。**牡桂者**，即今之**肉桂、官桂、桂心**。宋元时期，桂树皮被称为"**肉桂**"，作为补火壮阳之品；桂树的嫩枝最初称为"**柳桂**"，其后渐渐改称为"**桂枝**"，用作发表解肌之药，这一情况沿袭至今。

现代《中药学》将**桂枝**归属"解表药"，功效为发汗解肌，温通经脉，助阳化气，平冲降逆；将**肉桂**归属"温里药"，功效为补火助阳，散寒止痛，温通经脉，引火归原。桂的应用：**桂枝**味薄上行，解表散寒，通阳化气；**肉桂**味厚下行，引火下行，补火助阳，温里散寒，完全符合《素问·阴阳应象大论》中"阴味出下窍，阳气出上窍。味厚者为阴，薄为阴之阳。气厚者为阳，薄为阳之阴。味厚则泄，薄则通。气薄则发泄，厚则发热"的阴阳气味理论，以及《易经》中"本乎天者亲上，本乎地者亲下"的唯象学理论。

陶弘景《本草经集注》曰："桂得葱而软，**树得桂而枯**。"

李时珍《本草纲目·木之一》曰："陆佃《埤雅》云，桂犹圭也。宣导百药，为之先聘通使，如执圭之使也。《尔雅》谓之梫者，能侵害他木也。故《吕氏春秋》云，**桂枝之下无杂木**。《雷公炮炙论》云，**桂钉木根，其木即死**，是也。桂即牡桂之浓而辛烈者，牡桂即桂之薄而味淡者，《别录》不当重出。今并为一。"

可见桂枝作为植物具有强烈的排他性，颇有黄巢"我花开后百花杀"的意味，故为**木中之王**，属木中木。

《名医别录》牡桂主治文中有"胁风""胁痛""温筋"等记载；病位之"胁"为肝之位；病状之"风"，为肝之邪；所温之"筋"，为肝之体。《神农本草经》主治文中有"主百病""为诸药先聘通使"的记载。这也是以桂枝为君药的**桂枝汤**在《伤寒论》中为"**群方之祖**"的原因之一。

桂枝味辛，性温，对于阳虚证和寒证颇为适宜，但是对于热证就要谨慎应用。因此《伤寒论·伤寒例》提醒："**桂枝下咽，阳盛则毙**。"

《神农本草经》谓桂枝"主治上气咳逆"，《中药学》将这一功效总结为"平冲降逆"。医圣仲景《伤寒杂病论》治疗**奔豚气**"气从少腹上至心"，用桂枝加桂汤，桂枝的剂量从桂枝汤中的桂枝 3 两，增加至 5 两。

《辅行诀》小补肝汤治疗"气上冲心，越汗出，头目眩晕者"，本证在**"救误泻肾汤"**中称为"阳气素虚，致令阴气逆升"，类似于后世中医的肝阳上亢证，是指由于肝肾阴亏，水不涵木，肝阳亢扰于上所表现的**上实下虚**的证候。

## 二、木中火 / 木中水　姜

（南北朝）刘义庆《世说新语》记载："在洛见秋风起，因思吴中菰菜羹、鲈鱼脍，曰，人生贵得适意尔，何能羁宦数千里以要名爵？遂命驾便归。"可谓生命诚可贵，爱情价更高，若为自由故，两者皆可抛。家乡的美食永远令人魂牵梦系，鲈鱼是肉食，菰菜是素食，姜是能令肉食和素食更加美味、更加和谐的调料。

（唐）李商隐《赠郑谠处士》诗曰："越桂留烹张翰鲙，蜀姜供煮陆机莼。"鲈鱼、莼菜、越桂、蜀姜，均为世间珍馐美料。

《吕氏春秋·本味》记载了《汤液经法》的作者**伊尹**与**商汤**的对话："和之美者，阳朴之姜，招摇之桂。"高诱注："阳朴，地名，在蜀郡。"**四川阳朴的姜最好**。

《论语》是记录孔子及其弟子言行的儒家著作，成书于战国前期。《论语·乡党》曰："不撤姜食，不多食。"孔子对食用姜的建议是每餐必有姜，但不多吃。

中国人远在殷商时代就有种植姜和食用姜的历史了。农历四月取**姜母**种之，五月生苗，苗生四至五个叶时，将**母姜**块取下，谓之**老姜**。至中秋前后，**新姜**开始长出，谓之子姜，因姜芽色紫，故又叫**紫姜**。霜降时则枝叶枯萎，姜已辛味浓厚，可作**姜母**，来年作种用。可见，**生姜**是**仔姜**、**新姜**，当年新长出的姜；**干姜**是**母姜**、**老姜**，2 年或者 3 年生的姜。

《神农本草经·草部中品》曰："**干姜**，味辛温。主治胸满咳逆上气，温中、止血，出汗，逐风湿痹，肠澼下利，**生者尤良**。久服去臭气，通神明。生川谷。"

**"生者尤良"**有两种理解。第一种解释是刚刚从土地中挖出的干姜，效果比挖出时间较长的干姜好，这就说明《神农本草经》只收录了干姜，没有收录生姜，或者说不区分干姜和生姜。第二种解释是《神农本草经》区分干姜和生姜，二者功效类似，生姜的功效比干姜更好。

《名医别录·卷第二》曰："干姜，大热，无毒。主治寒冷腹痛，中恶，霍乱，胀满，风邪诸毒，皮肤间结气，止唾血。生姜，味辛，微温。主治伤寒头痛、鼻塞，咳逆上气，止呕吐。生**犍为**及荆州、扬州。九月采……又，**生姜**，微温，辛，归五脏。去痰，下气，止呕吐，除风邪寒热。久服小志少智，伤心气。"

陶弘景明确区分生姜和干姜，二者功效不同。并且，陶弘景指出"生**犍为**"，**犍为姜**是道地药材。根据清宣统元年所刊《成都通览》记载："犍为县出黄白姜，黄姜每包值银五两，白姜每包值银八几两。"**白姜**又称**麻柳姜**，是四川省乐山市**犍为县**特产。2010 年 3 月 25 日，原中华人民共和国农业部批准对"**犍为麻柳姜**"实施农产品地理标志登记保护。

有学者考查《伤寒杂病论》123 条原文、76 首经方中生姜和干姜的运用规律得出，生姜主要用于标实为主的"呕""吐""寒""痛"证，作用特点是宣通气机；干姜主要用于本虚为主的"寒""咳""利"证，作用特点是温中补虚。可见，"**寒**"证是生姜和干姜的共同证候，**生姜温散，"走而不守"**，适用于**表寒证**；干姜温补，"**守而不走**"，适用于里寒证。

根据《辅行诀》五行互含，姜味辛，"**味辛皆属木**"，五行大类属木。后世称生姜"走而不守"，温散，是言其性如火之动，《尚书·洪范》曰："火曰炎上。"生姜为**仔姜**，得夏火之温升之气，故生姜为**木中火**，入上焦、中焦，善行于表，适用于**表寒证**。干姜"守而不走"，温补，是言其性如水之静，《尚书·洪范》曰："水曰润下。"干姜为**母姜**，得秋金之肃降之气，故干姜为**木中水**，入中焦、下焦，善行于里，适用于**里寒证**。

现代《中药学》将**生姜**归类为"**解表药**"，其功效为"解表散寒，温中止呕，化痰止咳，解鱼蟹毒"。汗为心液，鼻为肺窍，发汗即散心液，通鼻塞即宣肺气，止呕是平抑中焦至上焦的上冲逆气。**生姜为木中火**，振奋上焦心包气、肺气和中焦肝气、脾气，这符合《辅行诀》的"**火土一家**"理论。《辅行诀五脏用药法要》整订稿（以下简称整订稿）脏腑大小补泻方共 24 首，使用**生姜**的处方包括小泻肝汤、大泻肝汤、大泻心包汤、小泻脾汤、大泻脾汤、大泻肺汤、大泻肾汤，共 7 首，均为**泻方**，在所有 12 首**泻方**中的使用率大约为 60%。可以看到，《辅行诀》中**泻方用生姜**！

现代《中药学》将干姜归类为"**温里药**"，其功效为"温中散寒，回阳通脉，温肺化饮"。**干姜为木中水**，温煦中焦脾胃和下焦肾水，这符合《辅行诀》的"**水土合德**"理论。整订稿中脏腑大小补泻方 24 首，使用干姜的处方包括小补肝汤、大补肝汤、大补心包汤、大补心汤、小补脾汤、大补脾汤、大补肾汤，共 7 首，均为**补方**，在所有 12 首**补方**中的使用率大约为 60%。**补方用干姜！**

《辅行诀》小阳旦汤与《伤寒论》桂枝汤的药味完全相同；药量方面只有生姜有区别，小阳旦汤用生姜二两，桂枝汤用生姜三两。用仲景的理论，就是治疗风寒表虚证，营卫不和。

综合《辅行诀》和《伤寒论》，**姜**的应用规律首先分**表里**，**表寒证**用**生姜**，**里寒证**用**干姜**；对于**里寒证**，需要再分**虚实**，**里实寒证**用**生姜**，发邪出表；**里虚寒证**用**干姜**，温中回阳。

## 三、金中木　芍药

### （一）芍药

《本草纲目·草之三》曰："时珍曰，芍药，犹婥约也。婥约，美好貌，此草花容婥约，故以为名。罗愿尔雅翼言，制食之毒，莫良于芍，故得药名，亦通。郑风诗云，伊其相谑，赠之以芍药。韩诗外传云：芍药，离草也。董子云，芍药一名将离，故将别赠之。俗呼其花之千叶者，为**小牡丹**；赤者为**木芍药**，与牡丹同名也……牡丹，以色丹者为上，虽结子而根上生苗，故谓之牡丹。唐人谓之木芍药，以其花似芍药，而宿干似木也。群花品中，以牡丹第一，芍药第二，故世谓**牡丹为花王，芍药为花相**。"

芍药是著名的观赏花卉，**与牡丹并称为"花中两绝"**，二者的花型非常相似。"绰约"的谐音"着约"，也就是守约、赴约的意思，有男女约会的美好愿景。古人认为牡丹第一，芍药第二；谓**牡丹**为"**花王**"，**芍药**则被称为"**花相**"。同牡丹的雍容华贵相比，芍药更显风姿绰约，我国古典小说中常以"烟笼芍药"一词来形容美人。

**牡丹**是**木本植物**，**芍药**是**草本植物**，芍药花的大小能够媲美木本植物牡丹花，这非常难得。从中医的角度看，植物**花**的大小与其**升发**的能量是成正比的，**花**开得越大，证明该植物的**升发**之力越强。芍药**花的升发之力**与**根的收敛**之力是成正比的，根的收敛之力就是五行**金气**的**收敛**、**肃降**之力。中药所用的芍药，不是芍药的花，而是芍药的**根**，味**酸**，**收敛**，五行大类属金。

《神农本草经·中品》曰："芍药，味苦。主治邪气腹痛，除血痹，破坚积寒热疝瘕，止痛，利小便，益气。"

《名医别录·中品》曰："芍药，味酸，微寒，有小毒。主通顺血脉，缓中，散恶血，逐贼血，去水气，利膀胱、大小肠，消痈肿，时行寒热，中恶，腹痛，腰痛。一名白木，一名余容，一名犁食，一名解仓，一名铤。生中岳及丘陵。二月、八月采根，暴干。"

芍药味**酸**，五行大类属**金**无疑，五行小类属**木**，为金中木。《名医别录》芍药的一个别名是"**白木**"，色白属金，"白木"简直就是"金中木"的缩略版。那么，芍药的五行小类属木是从何而来呢？

（明）缪希雍《神农本草经疏·卷八》曰："芍药禀天地之阴，而兼得甲木之气。本经味苦平，无毒。别录加酸，微寒。气薄味厚，升而微降，阳中阴也。又可升可降，阴也，降也。为手足太阴引经药，入肝脾血分。《图经》载有二种：**金芍药，色白**；**木芍药，色赤**。赤者利小便散血；白者止痛下气。**赤行血，白补血；白补而赤泻；白收而赤散。**"

植物一般在春天生根发芽，但是芍药却在阳气收藏、阴气隆盛的冬天生根发芽，此所谓"禀天地之阴"。而植物生根发芽的作用正是五味中之辛味，肝木之用味，此所谓"兼得甲木之气"，故芍药的五行小类属木，为金中木。

《伤寒论·辨太阳病脉证并治》曰："若厥愈足温者，更作芍药甘草汤与之，其脚即伸……夜半阳气还，两足当热，胫尚微拘急，重与芍药甘草汤，尔乃胫伸。"

医圣仲景的芍药甘草汤具有良好的解痉止痛作用。

《用药传奇：中医不传之秘在于量》的作者王幸福先生认为芍药甘草汤的最佳适应证是**内脏平滑肌痉挛**导致的病症，例如**呼吸道平滑肌痉挛**导致的咳嗽哮喘，**胃肠道平滑肌痉挛**导致的胃痛，以及妇人**痛经**。使用芍药缓急止痛必须大量。芍药甘草汤用白芍药4两，炙甘草4两，折合现代剂量，芍药的用量为30g～60g。王幸福先生用芍药缓急止痛，用量多为50g～120g。

### （二）赤芍和白芍

古本草书中赤芍、白芍混用，宋代苏颂《本草图经》开始区分，以**白色者名金芍药，赤色者名木芍药**，沿用至今。白色的芍药被命名为**金芍药**，色白属金，很容易理解。**红色**的芍药被命名为**木芍药**，而不是"**火芍药**"，是因为木性升发疏泄，与**赤芍药**的功效是相符的。

《本草纲目·草之三》曰："时珍曰，昔人言洛阳牡丹、扬州芍药甲天下。

今药中所用，亦多取扬州者。"

李时珍提到的扬州芍药是**观赏性**芍药，不是**药用**芍药，道地药材白芍包括亳白芍和杭白芍，**亳白芍**产于安徽亳州，**杭白芍**产于浙江磐安等地。亳州是全国四大药都之首，中国《药典》上冠以"亳"字的有亳芍、亳菊、亳桑皮、亳花粉四种。亳芍就是亳州白芍，产量约占全国的70%以上。

现代《中药学》将白芍归类为**"补血药"**，功效为养血调经，敛阴止汗，柔肝止痛，平抑肝阳。赤芍归类为**"清热凉血药"**，功效为清热凉血，散瘀止痛。白芍主治阴血亏虚，肝阳偏亢诸证；赤芍主治血热、血瘀、肝火所致诸证。白芍、赤芍皆能止痛，均可用治疼痛。但白芍长于养血柔肝，缓急止痛，主治肝阴不足，血虚肝旺，肝气不舒所致的脘腹胁肋疼痛、四肢拘挛作痛；而赤芍则长于活血化瘀止痛，主治血瘀诸痛，因其能清热凉血，故以**血瘀、血热**者尤为适宜。

（唐）孙思邈《备急千金要方·卷一》曰："凡茯苓、芍药，补药须白者，泻药惟赤者。"

（金）成无己《注解伤寒论·卷二》曰："芍药，**白补而赤泻，白收而赤散**也。酸以收之，甘以缓之，酸甘相合，用补阴血。"

（明）缪希雍《神农本草经疏·卷八》曰："赤行血，白补血；**白补而赤泻；白收而赤散**。"

**白芍补、赤芍泻，白芍收、赤芍散**，这是白芍和赤芍的主要区别。据此，笔者建议，**泻方用赤芍**，泻肝用而补肝体，**增强肝主疏泄的功能；补方用白芍**，补肝体而泻肝用，**增强肝主藏血的功能**。具体来讲，《辅行诀》小泻肝汤、大泻肝汤、救误小泻肝汤、救误大泻肝汤、小阴旦汤、大阴旦汤，使用**赤芍**；养生补肝汤、建中补脾小汤、建中补脾大汤、小阳旦汤、正阳旦汤、大阳旦汤，使用白芍。

汪承柏是西医出身，后自学中医，在中西医结合诊治肝病领域取得了卓越成就，承担了多个国家攻关课题。根据《伤寒杂病论》，湿热黄疸和瘀血黄疸的重要区别是小便，小便不利是湿热黄疸，小便自利是瘀血黄疸。对于**瘀血黄疸**的治疗，汪承柏先生采用凉血活血法，重用**赤芍**，赤芍用量达120g，取得了非常好的疗效，并借此研制开发出我国首个专门治疗**淤胆型肝炎**的中成药——**赤丹退黄颗粒**。瘀血属于实证，与**"泻方用赤芍"**的规律是相符合的。

### （三）白芍配赤芍，相须药对

赤芍和白芍合用，一散一收，一泻一补，共奏清热凉血、活血化瘀、养血和营、柔肝止痛之功。

我国历史上第一部成药典——宋代《太平惠民和剂局方》的"**黑神丸**"就是一个白芍与赤芍同用的处方，其曰："黑神丸，治一切风疾，及瘫痪风，手足颤掉，浑身麻痹，肩背拘急，骨节疼痛。兼治妇头旋眼晕，精神困倦。牡丹皮、白芍药、川芎、麻黄（去根、节，各四两），赤芍药、甘草（各十两），荆芥、草乌（炮，各六两），乌豆（八两）、何首乌（米泔浸，切，焙，十二两）。上为细末，水糊为丸，如鸡头大（疑为芡实大）。每服一丸，细嚼，茶酒任下，不计时候。妇人血风流注，用黑豆淋酒下。小儿惊风，煎金银汤下。伤风咳嗽，酒煎麻黄下。头痛，葱茶下。"

北京四大名医之一的**施今墨**先生擅用**白芍配赤芍**的药对。二药伍用，善入阴分，一补一泻，一敛一散，以达相辅相成之功效。白芍养血敛阴，赤芍凉血，二药相合，而退血分之热（敛阴凉血而不恋邪）。白芍养血柔肝，赤芍行血散滞，二药参合，止痛之功相得益彰。故凡腹痛坚积、经闭目赤，因于积热者其效更著。若营卫不和，气血不调，络道不畅，肢体疼痛者，可与柴胡、桂枝伍用，其效更佳。白芍生用、重用，30～50g 有通便之功；若治大便秘结，与生地黄 30～50g 为对，其效更捷。

国医大师**刘尚义**也擅用**白芍配赤芍**的药对。他将白芍与赤芍配伍使用时，其用量比例关系通常为白芍 10g、赤芍 20g。

## 四、土中火　炙甘草

《神农本草经百种录》曰："甘草，味甘，平。主治五脏六腑寒热邪气，坚筋骨，长肌肉，倍力，金创，尰，解毒，久服轻身延年。"

《名医别录·上品》曰："甘草，无毒。主温中，下气，烦满，短气，伤脏，咳嗽，止渴，通经脉，利血气，解百药毒为九土之精，安和七十二种石，一千二百种草。一名蜜甘，一名美草，一名蜜草，一名蕗。生**河西**积沙山及**上郡**。二月、八月除日采根，暴干。十日成。"

《名医别录》所称之"**上郡**"是现今陕西榆林，"河西"是指河西走廊，即黄河以西，中国西部的甘肃西北部，祁连山和巴丹吉林沙漠中间的狭长地带。河西地跨陕北高原与关中平原，西为洛水，东为黄河。河西走廊自古以来便是沟通中国中原地区与西域的交通要道，主要涉及甘肃武威、金昌、张掖、酒泉、嘉峪关等城市。

甘草以河西走廊所产为道地药材，有"**九土之精**"之称，"**九土**"为"**九州**"之变辞。《尚书·夏》记载大禹治水后将天下分为九州：冀、兖、青、徐、扬、荆、梁、雍、豫。

《汉书·郊祀志》曰："黄帝作宝鼎三，象天地人。禹收九牧之金，铸九鼎，象九州。"

（东晋）王嘉《拾遗记》曰："禹铸九鼎，五者以应阳法，四者以象阴数。使工师以雌金为阴鼎，以雄金为阳鼎。"

"九州"的土壤质色有异，如徐州者为红色黏土。九州以**豫州（今河南省）**为中心，而河西位在西北，属于**豫州**，其土壤为最上等的**黄壤**，黄为土色之正，可称九州土地之精华。

**雍州（今甘肃）**甘草皮红内黄，以黄居多，故雍州产者优良。甘草多生于干旱区钙质土壤上，喜光照充足、降雨量较少、昼夜温差大的生态环境，具有喜光、耐旱、耐热、耐盐碱和耐寒的特性。适宜在土层深厚、土质疏松、排水良好的砂质土壤中生长。

《名医别录》所称的"**河西积沙山**"，笔者认为是现今著名的鸣沙山月牙泉风景名胜区。**鸣沙山**距离甘肃敦煌南郊 5 公里，因沙动成响而得名，又称"**神沙山**"。此山为流沙积聚而成，具五行之色（红、黄、绿、白、黑）。其北麓月牙泉以"山泉共处，沙水共生"奇观闻名，正合《辅行诀》的"**水土合德**"理念。

"二月、八月**除日采根**"，其"**除日**"非指岁末除夕，而是古代占卜择吉所称的"**除日**"。"除日"即以十二神、黄道、黑道，与月支相同的日子起建，顺行第二支为除日。如子月丑日为除日，午月未日为除日等。十二值神依次为：建、除、满、平、定、执、破、危、成、收、开、闭。二月为**卯月**，即以**辰日**为除日；八月为**酉月**，即以**戌日**为除日。可见古人对采药时间要求是何等的严格。采甘草的两个除日，一个在仲春，其苗未发，津气未耗之二月；一个在中秋，枝叶将枯，津气归根之八月，当是取其药气之全。值得注意的是，两个除日的十二地支（**辰和戌**），以五行核之，均为属土之日，而甘草之五行大类属土，为历代本草之共识，在此除日采收药用甘草，能使其更具土气的作用。古人做事非常严谨，按照天地节律采收中药。

明朝李时珍《本草纲目》曰："弘景曰，此草最为众药之主，经方少有不用者，犹如香中有**沉香**也。**国老即帝师**之称，虽非君而为君所宗，是以能安和草石而解诸毒也。甄权曰：诸药中甘草为君，治七十二种乳石毒，解一千二百般草木毒，**调和众药**有功故有国老之号……时珍曰，甘草外赤中黄，色兼坤离；味浓气薄，资全土德。协和群品，有元老之功；普治百邪，得王道之化。赞帝力而人不知，敛神功而己不与，可谓**药中之良相**也。"

（明）陈嘉谟《本草蒙筌》曰："甘草味之**极甘**，当云上发可也。《本草》反言下气何耶？盖甘味有升降浮沉，可上可下，可内可外，有和有缓，有补有泻。居中之道，具尽故尔。"

（清）邹澍《本经疏证》曰："甘草春苗夏叶，秋花冬实，得四气之全。其色之黄，味之甘，迥出他黄与甘之上，以是协土德，和众气，能无处不到，无邪不祛，此所谓主五脏六腑寒热邪气也。土为万物母，凡物无论妍媸美恶，莫不生于土，及其败也，又莫不归于土，化为生生之气，则所谓能解百药毒，安和七十二种石，千二百种草也。"

《本草纲目》《本草蒙筌》《本经疏证》等本草书明确论述甘草味甘，《辅行诀》中记载"味甘皆属土"，甘草的五行大类属土，有坤土载万物之厚德，因此有**"帝师""国老""众药之主""药中良相"**的美誉。

《伤寒杂病论》的 **260** 首处方中有 **164** 首处方使用了**甘草**，其中用量最少的是防己黄芪汤，甘草用量半两。炙甘草汤、芍药甘草汤、甘草泻心汤、甘草干姜汤、桂枝人参汤，这 5 首处方中甘草用量达到 4 **两**，折合现代剂量达到 **30g～60g**。现代药理学研究表明，甘草用量在 **30g** 以上，就会有**类激素**作用。

规划教材《中药学》将甘草归类为**"补虚药"**，功效为补脾益气，清热解毒，祛痰止咳，缓急止痛，调和诸药。清热解毒宜生用，补中缓急、益气复脉宜蜜炙用。

《神农本草经》《名医别录》均不区分生甘草、炙甘草。《辅行诀》对甘草之生、炙分途使用，已经十分明确，**生甘草用于泻方，炙甘草用于补方**。根据《辅行诀》，甘草味甘，五行大类属土，半阴半阳，非寒非热。其双向调节作用体现在**炮制方法**上，**生者性凉，炙者性温**。《素问·阴阳应象大论》曰："阴味出下窍，阳气出上窍。"生甘草气下行，有金气肃降之功，故属土**中金**。**炙甘草**气上行，有火性炎上之功，故属土**中火**。

整订稿脏腑大小补泻方 24 首，使用**生甘草**的处方包括大泻肝汤、大泻心包汤、小泻脾汤、大泻脾汤、大泻肺汤、小泻肾汤、大泻肾汤，共 7 首，均为泻方，在所有 12 首泻方中的使用率大约 60%。**泻方用生甘草！**

整订稿脏腑大小补泻方 24 首，使用**炙甘草**的处方包括大补心包汤、大补心汤、小补脾汤、大补脾汤、大补肺汤、小补肾汤、大补肾汤，共 7 首，均为补方，在所有 12 首补方中的使用率大约 60%。**补方用炙甘草！**

综上所述，把姜和甘草的用药规律结合起来，又可以总结出如下规律：**泻方中生姜和生甘草同用，补方中干姜和炙甘草同用。**

《元气神机：先秦中医之道》的作者张东，依据阴阳归一之理，立两个方剂，归一饮和观复汤。归一饮脱胎于**四逆汤**，观复汤脱胎于**理中丸**，两方均以**炙甘草**为君药。

## 五、土中火　大枣

《神农本草经》曰："大枣，味甘，平。主心腹邪气，安中养脾，助十二经，平胃气，通九窍，补少气，少津液，身中不足，大惊，四肢重，**和百药**。久服轻身长年。"

根据《神农本草经》，大枣也有"和百药"的功效，这与甘草相同。

《名医别录·上品》曰："**大枣**，无毒。补中益气，强力，除烦闷，治心下悬、肠澼。久服不饥神仙。一名干枣，一名美枣，一名良枣。八月采，暴干。三岁陈核中仁，燔之，味苦，主治腹痛，邪气。**生枣，味甘、辛**，多食令人多寒热，羸瘦者，不可食。生河东。"

《本草纲目》曰："瑞曰，此即**晒干大枣**也。味最良美，故宜入药。今人亦有用胶枣之肥大者……杲曰，大枣气味俱厚，阳也。温以补不足，甘以缓阴血。成无己曰，邪在荣卫者，辛甘以解之。故用姜、枣以和荣卫，生发脾胃升腾之气。张仲景治奔豚，用大枣滋脾土以平肾气也。治水饮胁痛，有十枣汤，益土而胜水也。震亨曰，**枣属土而有火**，**味甘**，性缓。甘先入脾，补脾者未尝用甘。故今人食甘多者，脾必受病也。时珍曰，《素问》言**枣为脾之果**，脾病宜食之。谓治病和药，**枣为脾经血分药也**。若无故频食，则生虫损齿，贻害多矣。按，王好古云，中满者勿食甘，甘令人满。故张仲景建中汤心下痞者，减饧、枣，与甘草同例，此得用枣之方矣。"

规划教材《中药学》将大枣归属为"**补气药**"，功效为补中益气，养血安神。大枣味甘，**性温，色红**。朱丹溪谓"**枣属土而有火**"，大枣味甘属土，性温补阳气，色红如火，故属土中火，与炙甘草、肉桂、升麻的五行互含属性相同。大枣味甘甜，甘甜补脾，色红入血分，故李时珍谓"**枣为脾之果**"、为"**脾经血分药**"，但是中焦阻滞不通者，不宜服用。

从术数学的角度，大枣十二枚，对应十二地支，一岁十二个太阴月（朔望月）。

柯雪帆先生实测大枣十二枚约重 30g，则折合汉制**二两**。

## 六、土中火　饴糖

《名医别录·上品》曰："饴糖，**味甘**，微温。主补虚乏，止渴，去血。"

《本草纲目·谷之四》曰："刘熙《释名》云，**糖之清者曰饴**，形怡怡然也。稠者曰饧，强硬如饧也……嘉谟曰，因色紫类琥珀，方中谓之胶饴，干枯者名饧。弘景曰，方家用饴，乃云胶饴，**是湿糖如浓蜜者**。其凝结及牵白者饧糖不入药用。韩保升曰，饴，**即软糖也**。北人谓之**饧**。糯米、粳米、秫粟米、蜀秫米、大麻子、枳椇子……时珍曰，饴饧用麦蘖或谷芽，同诸米熬煎而成，古人寒食多食**饧**，故医方亦收用之……震亨曰，**饴糖属土而成于火**，大发湿中之热。寇氏谓其动脾风，言末而遗本矣……成无己曰：脾欲缓，急食甘以缓之。胶饴之甘以缓中也。好古曰：**饴乃脾经气分药也**。甘能补脾之不足。"

饴糖是以高粱、米、大麦、粟、玉米等淀粉质的粮食为原料，经发酵糖化制成的食品，又称**饧**、**胶饴**。现代称为**麦芽糖浆**或**麦芽糖饴**，是生产历史最为悠久的淀粉糖品。

大枣和饴糖均属土中火，大枣补脾经血分，饴糖补脾经气分。

## 七、小阳旦汤等同于《伤寒论》桂枝汤

《辅行诀五脏用药法要》整订稿曰："**小阳旦汤**，治天行发热，自汗出而恶风，鼻鸣干呕者方。桂枝三两，芍药三两，生姜二两，切，甘草二两，炙，大枣十二枚。右五味（右五味即上五味，因古今排版竖横差异所致，下同。），以水七升，煮取三升，温服一升。服已，即啜热粥饭一器，以助药力。稍令汗出，不可大汗流漓，汗之则病不除也。若不汗出可随服之，取瘥止。日三服。若加饴一升，为**正阳旦汤**也。"

《伤寒论·辨太阳病脉证并治》曰："太阳中风，阳浮而阴弱，阳浮者热自发，阴弱者汗自出，啬啬恶寒，淅淅恶风，翕翕发热，鼻鸣干呕者，桂枝汤主之。"桂枝汤方：桂枝三两，去皮；芍药三两；甘草二两，炙；生姜三

两，切；大枣十二枚，擘。右五味，㕮咀三味，以水七升，微火煮取三升，去滓，适寒温，服一升。服已，须臾啜热稀粥一升余，以助药力。温覆令一时许，遍身漐漐微似有汗者益佳，不可令如水流漓，病必不除。

《伤寒论·辨太阳病脉证并治》曰："**救里宜四逆汤，救表宜桂枝汤。**"

外感天行病，寒邪先伤阳气。里阳伤则救里，用**四逆汤**，即《**辅行诀**》**小泻脾汤**；表阳伤则救表，用**桂枝汤**，即《**辅行诀**》**小阳旦汤**。

《辅行诀》小阳旦汤与《伤寒论》桂枝汤的药味完全相同；药量方面只有生姜有区别，小阳旦汤用生姜二两，桂枝汤用生姜三两。煎服法也完全一致。

小阳旦汤有5味药。河图以五居中。《尚书大传·五行传》曰："天五生土。"天属阳，5为奇数，属阳，**数术学理念蕴含其中**。

小阳旦汤方解见表4-1-1。

## 八、正阳旦汤类似于《伤寒论》小建中汤

《伤寒论·辨太阳病脉证并治》曰："伤寒，阳脉涩，阴脉弦，法当腹中急痛者，先与**小建中汤**；不差者，与小柴胡汤主之。"小建中汤方：桂枝三两，去皮，味辛热；甘草三两，炙，味甘平；大枣十二枚，擘，味甘温；芍药六两，味酸，微寒；生姜三两，切，味辛温；**胶饴一升**，味甘温。右六味，以水七升，煮取三升，去滓，内胶饴，更上微火消解，温服一升，日三服。呕家不可用建中汤，以甜故也。

《**辅行诀**》正阳旦汤与《**伤寒论**》小建中汤的药味完全相同，煎服法相同，区别在于药量。正阳旦汤用生姜二两，小建中汤用生姜三两；正阳旦汤用炙甘草二两，小建中汤用炙甘草三两；正阳旦汤用**芍药三两**，小建中汤用**芍药六两**，芍药的用量是两个处方用量的最大区别。

正阳旦汤有6味药。河图以一、六居北方，属水。《尚书大传·五行传》曰："天一生水……地六成水。"一是水的**生数**，六是水的**成数**。地属阴，6为偶数，属阴，这也是**数术学**的理念。**土中火饴糖**的加入，使**正阳旦汤**成为阴阳双补，以阳为主的处方。

正阳旦汤方解见表4-1-2。

表 4-1-1　小阳旦汤方解

| 方解 | 君药 | 辅臣药 | 监臣药 | 化臣药 | 化臣药 |
|---|---|---|---|---|---|
| 小阳旦汤（桂枝汤） | 桂枝三两 | 生姜二两 | 芍药三两 | 炙甘草二两 | 大枣十二枚二两 |
| 两木一金两土两辛一酸两甘<br><br>辛酸化甘辛甘化阳酸甘化阴以阳为主 | 木中木用味辛<br>**木王**<br><br>辛温发散祛除表寒主于补泻者为君 | 木中火用味辛<br>**脾菜**<br><br>辛温发散祛除表寒助我者为辅 | 金中木用味酸<br><br><br>以酸敛之相反相成金克木克我者为监 | 土中火用味甘<br><br><br>寒淫于内治以甘热木克土我克者为化 | 土中火用味甘<br>**脾果**<br><br>寒淫于内治以甘热木克土我克者为化 |

表 4-1-2　正阳旦汤方解

| 方解 | 君药 | 辅臣药 | 监臣药 | 化臣药 | 化臣药 | 化臣药 |
|---|---|---|---|---|---|---|
| 正阳旦汤（小建中汤） | 桂枝三两 | 生姜二两 | 芍药三两（六两） | 炙甘草二两 | 大枣十二枚二两 | 饴糖一升 |
| 两木一金三土两辛一酸三甘辛酸化甘辛甘化阳酸甘化阴以阳为主 | 木中木用味辛<br>**木王**<br><br>辛温发散祛除表寒主于补泻者为君 | 木中火用味辛<br>**脾菜**<br><br>辛温发散祛除表寒助我者为辅 | 金中木用味酸<br><br><br>以酸敛之相反相成金克木克我者为监 | 土中火用味甘<br><br><br>寒淫于内治以甘热木克土我克者为化 | 土中火用味甘<br>**脾果**<br><br>寒淫于内治以甘热木克土我克者为化 | 土中火用味甘<br>**脾谷**<br><br>寒淫于内治以甘热木克土我克者为化 |

　　《辅行诀》小阳旦汤等同于《伤寒论》桂枝汤，正阳旦汤的药味等同于《伤寒论》小建中汤。

　　《素问·天元纪大论》曰："辰戌之岁，上见太阳……太阳之上，寒气主之。"

　　《素问·六微旨大论》曰："太阳之上，寒气治之，中见少阴。"

　　寒为阴邪，易伤阳气；寒性凝滞，寒性收引。寒邪首犯太阳，发为足太阳膀胱经病证，寒邪伏于卫表肌腠之间，导致卫气不能宣发。卫气与邪气交争，故"发热"；卫气失司，腠理不固，故"汗自出而恶风"；"鼻鸣干呕"者，乃卫气失司，肺合皮毛，肺气不宣，肺之窍鼻同气相应。

《辅行诀》**小阳旦汤**等同于《伤寒论》**桂枝汤**，桂枝汤是《伤寒论》第一方。

（清）柯琴《伤寒来苏集》称桂枝汤："此为仲景**群方之冠**，乃滋阴和阳，调和营卫，解肌发汗之总方也。"

（清）尤怡《金匮要略心典》曰："桂枝汤，外证得之，为解肌和营卫；内证得之，为化气调阴阳也……是方甘与辛合而生阳，酸得甘合而生阴，阴阳相生，中气自立。"

《素问·阴阳离合论》曰："太阳**为开**，阳明为阖，少阳为枢。"

《素问·阴阳应象大论》曰："有邪者，渍形以为汗。"

寒邪侵犯太阳，治以"**升阳开腠**"法。所谓"升阳开腠"，即升卫阳以祛邪解表。卫阳即卫气，《灵枢·本脏》曰："卫气者，所以温分肉，充皮肤，肥腠理，司开合者也。"外寒束表，腠理不通，太阳不能开，卫气抑郁，营阴凝滞，则营卫不和。

《素问·至真要大论》曰："寒淫于内，治以**甘热**，佐以苦辛，以咸泻之，以辛润之，以苦坚之……寒淫所胜，平以**辛热**，佐以甘苦，以咸泻之。"

**寒邪**为病，必须使用**温热药物**。**外寒**使用**辛热**配伍，**内寒**使用**甘热**配伍。

清代医家徐灵胎有名言"药有个性之专长，方有合群之妙用"。关于中药方剂中君臣佐使的确定。《素问·至真要大论》曰："**主病之谓君，佐君之谓臣，应臣之谓使**，非上下三品之谓也。"《辅行诀》曰："**主于补泻者为君**，数量同于君而非主故为臣，从于佐监者为佐使。"

《辅行诀》曰："味辛皆属木，**桂**为之主。"小阳旦汤、正阳旦汤以桂枝、生姜两味辛味药，以辛散之，宣发腠理。《张大昌医论医案集》曰："**温可祛寒。阳旦汤，桂主**。"桂枝味辛，性温，**木中木**，**木王**，宣发卫气，祛散表寒，是两方中的君药。

**生姜属木中火**，帮助桂枝宣发，为辅臣药。根据《辅行诀》脏腑补泻方的规律，干姜是木中水，用干姜辅助桂枝在五行互含的角度比生姜更好。但是脏腑补泻方是针对**脏腑内伤病**，二旦四神方是针对**外感天行病**。根据之前综合《辅行诀》和《伤寒论》得出的姜的使用规律，首先分表里，**表寒证**用**生姜**，**里寒证**用干姜。因此，小阳旦汤、正阳旦汤使用生姜，透邪外出。

金中木芍药，用味酸，主收敛，与味辛宣散的桂枝、生姜相反相成。芍药的五行大类金克制桂枝的五行大类木，金克木，**克我者为监**，芍药是监臣药。

寒邪入里，损伤中阳，**炙甘草、大枣**，两味均为土中火，味甘，性温，以应"**寒淫于内，治以甘热**"。桂枝的五行大类木相克炙甘草、大枣的五行大类土，木克土，"**我克者为化**"，炙甘草、大枣为化臣药。

综观全方，桂枝、生姜之辛，配合芍药之酸，**辛酸化甘，补益中土**；桂枝、生姜之辛，配合炙甘草、大枣之甘，**辛甘化阳**；芍药之酸配合炙甘草、大枣之甘，**酸甘化阴**。阴阳双补，以阳为主；调和营卫，以卫为主。

**小阳旦汤**，全方五味药，两木、一金、两土，两辛、一酸、两甘，辛温发散升阳，使得**在表之寒邪从腠理外散**，**在里之寒邪从内而消**，如同旭日初升则阴寒消散。

从八纲辨证的角度，**小阳旦汤**治疗寒证，表寒证、里寒证、实寒证、虚寒证均可。诚如尤在泾所言，小阳旦汤（桂枝汤）"外证得之，为解肌和营卫；内证得之，为化气调阴阳也"。

**正阳旦汤**，全方六味药，两木、一金、三土，两辛、一酸、三甘，是小阳旦汤加饴糖而成方。**饴糖**亦属土中火，又增加一味甘土药，则温中扶阳的效果更佳，如同正午时的太阳，故谓之正阳旦汤。本方与《伤寒论》小建中汤的药味相同，但是剂量有所不同。**小建中汤**等同于**桂枝汤倍芍药加饴糖**，**小建中汤的芍药用量 6 两**，**小阳旦汤和正阳旦汤的芍药用量 3 两**，这是主要区别。芍药味酸，用量加倍至 6 两，与甘味药配伍酸甘化阴，则**滋阴收敛**效果更佳。阳旦汤、桂枝汤、小建中汤，使用**白芍药**。

## 第二节 大阳旦汤

### 一、大阳旦汤等同于《伤寒论》小建中汤加黄芪人参

《辅行诀五脏用药法要》整订稿："弘景曰，阳旦者，升阳之方，以**黄芪**为主……大阳旦汤，治凡病汗出不止，气息惙惙，身劳力怯，恶风凉，腹中拘急，不欲饮食，皆宜此方。若脉虚大者，为更切证也。黄芪五两，人参、

桂枝、生姜，各三两；甘草炙，二两；芍药六两，大枣十二枚，饴一升。右七味，以水一斗，煮取四升，去滓。内饴，更上火，令烊已。每服一升，日三夜一服。"

## 二、土中金　黄芪

《神农本草经》曰："黄芪，味甘，微温。主治痈疽久败疮，排脓止痛，大风癫疾，五痔鼠瘘，补虚，小儿百病。一名戴糁。生山谷。"

《名医别录》曰："黄芪，无毒。主治妇人子脏风邪气，逐五脏间恶血，补丈夫虚损，五劳羸瘦，止渴，腹痛泄利，益气，利阴气。生白水者，冷补。其茎、叶，治渴及筋挛，痈肿，疽疮。"

《本草纲目·草之一》曰："时珍曰：耆，长也。黄耆色黄，为**补药之长**，故名。今俗通作黄芪……好古曰：黄耆，治气虚盗汗，并自汗及肤痛，是**皮表之药**；治咯血，柔脾胃，是**中州之药**；治伤寒尺脉不至，补肾脏元气，是**里药**。乃上、中、下、内、外、三焦之药也。杲曰：《灵枢》云：卫气者，所以温分肉而充皮肤，肥腠理而司开阖。黄芪既补三焦，**实卫气**，与桂同功；特比桂甘平，不辛热为异耳。但桂则通血脉，能破血而实卫气，则益气也。又黄芪与人参、甘草三味，为除躁热肌热之圣药。脾胃一虚，肺气先绝，必**用黄芪温分肉，益皮毛，实腠理**，不令汗出，以益元气而补三焦……嘉谟曰：**人参补中，黄芪实表**。凡内伤脾胃，发热恶寒，吐泄怠卧，胀满痞塞，神短脉微者，当以**人参为君，黄芪为臣**；若表虚自汗亡阳，溃疡痘疹阴疮者，当以**黄芪为君，人参为臣**，不可执一也。"

现代《中药学》将黄芪归属"**补气药**"，味甘，微温。归脾、肺经。功效：补气升阳，益卫固表，利水消肿，生津养血，行滞通痹，托毒排脓，敛疮生肌。

"芪"的繁体字是"耆"，上"老"，下"日"，"老日"就是"老阳"，何为"老阳"？《朱子语类》曰："春为少阳，**夏为老阳**，秋为少阴，冬为老阴。"张介宾《类经图翼》曰："夏为阳极，阳极则热，故曰**老阳，老阳数九**，阳中阳也，其气火，自南而北……地四生金，四得五而九，故天以九成之而居西。"《尚书大传·五行传》曰："天九成金。"老阳之数是**九**，为阳数之**极**，五行属金，方位对应**西方**，四时对应**夏时**。黄芪，味甘，五行大类属土；黄芪是"皮表之药""实卫气""黄芪实表""温分肉，益皮毛，实腠理"，五行小类属金，故为土中金。

陆仲安，民国初年知名中医，因善用黄芪，人称"陆黄芪"。当时的陆仲安知名度达到什么程度？在北京工作并与胡适有乡亲关系的石原皋在其所著的《闲话胡适》一书中，有着详细的记述："早年，胡适患肾炎，那时，既没有抗生素，更没有激素。西医对这个病束手无策，他乃求之于中医。该时，北京最好的中医，第一块牌子为萧龙友，他是慈禧的御医；第二块牌子为施今墨，第三块牌子为陆仲安。"

陆仲安治愈胡适的水肿病，在当时传为佳话。是谁记录了陆仲安先生的医案呢？不是陆仲安本人，也不是陆仲安的学生，而是当时著名的西医俞凤宾（1884—1930 年）。俞凤宾 1907 年毕业于上海圣约翰大学医学部，1912 年留学美国宾夕法尼亚大学，专修热带病学及公共卫生学，获公共卫生学博士学位。1915 年回国，在上海开业行医。他兼任南洋大学校医，圣约翰大学医学部教授，卫生部中央卫生委员会委员。俞凤宾对中医和中草药有所研究，与中医界关系甚密，主张"去旧医之短，采西医之长"，推动了当时中西医结合。

1920 年，胡适患水肿病，西医诊断不明确，或说糖尿病，或说急性肾炎，"用的药，虽也有点功效，总不能完全治好"。俞凤宾曾托人到胡适那里，抄出全部药方，刊登在丁福保主编的《中西医药报》。俞凤宾在《记黄芪治愈糖尿病方药》一文中云："胡适之先生，患肾脏病，尿中含蛋白质，腿部肿痛，在京中延西医诊治无效，某西医告以同样之症，曾服中药而愈。乃延中医陆君处方，数月痊愈。处方如下（原文是左）：生绵芪四两，潞党参三两，炒於术六钱，杭白芍三钱，山萸肉六钱，川牛膝三钱，法半夏三钱，酒炒芩三钱，云茯苓三钱，福泽泻三钱，宣木瓜三钱，生姜二片，炙甘草二钱。此系民国九年十一月十八日初诊，治至十年二月二十一日止之药方。（《中医季刊》五卷三号九二页）。"

因为翻译《茶花女》而名声大噪的近代文学家、翻译家林纾（1852—1924 年），为陆仲安画一幅，名之曰《秋室研经图》，并请胡适之题字。1921 年 3 月 30 日，胡适《题陆仲安秋室研经图》写道："林琴南先生的文学见解，我是不能完全赞同的。但我对于陆仲安先生的佩服与感谢，却完全与林先生一样。我自去年秋间得病，我的朋友学西医的，或说是心脏病，或说是肾脏炎，他们用的药，虽也有点功效，总不能完全治好。后来幸得马幼渔先生介绍我给陆仲安先生诊看。陆先生有时也曾用过黄芪十两、党参六两，许多人看了，摇头吐舌，但我的病现在竟好了。去年幼渔的令弟隅卿患水鼓，肿至肚腹以上，西医已束手无法。后来头面都肿，两眼几乎不能睁开，他家里才去请陆先生去看，陆先生用参、芪为主，逐渐增到**参、芪各十两**，别的各味分量也不轻。不多日，肿渐消减，便溺里的蛋白质也没有了。不上百天，隅卿的病也好了，人也胖了。隅卿和我的病，颇引起西医的注意，现在已有人想把黄芪化验出来，看它的成分究竟是些什么？何以有这样大的功效？如果化验的结果，能使世界的医学者渐渐了解中国医学药的真价值，这岂不是陆先生的大贡献吗？我看了林先生这幅《秋室研经图》，心里想象将来的无数《试验室研经图》，绘着许多医学者在化学试验室里，穿着漆布的围裙，拿着玻璃的管子，在那里做化学的分析，锅子里煮的中国药，桌子上翻开着《本草》《千金方》《外台秘要》一类的古医学，我盼望陆先生和我都能看见这一日。"

胡适晚年**否认**自己得过糖尿病并且被陆仲安治愈。如1958年4月12日在《复余序洋》的信中，胡适说道："谢谢你的信。你看见一本医书说，我曾患糖尿病，经陆仲安医好，其药方为黄芪四两……我也曾见此说，也收到朋友的信，问我同样的问题。其实我一生从没有得过糖尿病，当然没有陆仲安治愈我的糖尿病的事。陆仲安是一位颇读古医方的中医，我同他颇相熟。"

胡适相信西方科学，认为中医不科学，他患水肿病，西医束手无法，而中医陆仲安居然治愈，社会盛传，从而发生了不信西医的倾向。

## 三、土中土 人参

《神农本草经》曰："人参，味甘，微寒。主补五脏，安精神，定魂魄，止惊悸，除邪气，明目，开心益智……一名人衔，一名鬼盖。生山谷。"

《名医别录·上品》曰："人参，微温，无毒。主治肠胃中冷，心腹鼓痛，胸胁逆满，霍乱吐逆，调中，止消渴通血脉破坚积，令人不忘。一名**神草**，一名人微，一名**土精**，一名血参。**如人形者有神**。生上党、辽东。二月、四月、八月上旬采根，竹刀刮，暴干，无令见风。"

人参味甘属土，别名"**土精**"，得土气最多，为土王，故属土中土。《神农本草经》谓人参"微寒"，《名医别录》谓人参"微温"，实际上都是人参属中土，半阴半阳，非寒非热的特性。

李时珍《本草纲目·草之一》曰："《礼斗威仪》云，下有人参，上有紫气。《春秋运斗枢》云，**瑶光星散而为人参**……弘景曰，上党在冀州西南，今来者形长而黄，状如防风，多润实而甘。俗乃重百济者，形细而坚白，**气味**

**薄于上党者**。次用高丽者，高丽即是辽东，形大而虚软，不及百济，**并不及上党者**。其草一茎直上，四、五叶相对生，花紫色。高丽人作《人参赞》云，三桠五叶，背阳向阴。欲来求我，椴树相寻。椴，音贾，树似桐，甚大，阴广则多生，采作甚有法。今近山亦有，但作之不好。恭曰，人参见用多是高丽、百济者，**潞州太行紫团山**所出者，谓之**紫团参**……颂曰，今河东诸州及泰山皆有之，又有河北榷场及闽中来者，名新罗人参，俱不及上党者佳……时珍曰，上党，今潞州也。民以人参为地方害，不复采取。今所用者皆是辽参。其高丽、百济、新罗三国，今皆属于朝鲜矣。其参犹来中国互市。亦可收子，于十月下种，如种菜法。"

按生长环境，人参可分为山参和园参，野生者名"山参"，栽培者俗称"园参"；播种在山林野生状态下自然生长的称"**林下山参**"，习称"籽海"。按加工方法，人参可分为红参和白参。

目前，按照产地的不同，广义上的人参可分为中国东北吉林、辽宁、黑龙江三省的**辽参**、朝鲜半岛的**高丽参**、美国北部和加拿大南部的**西洋参**（又称**花旗参**）。传统上，**辽参**以吉林抚松县产量最大、质量最好，又称吉林参。

《名医别录》明确表明人参的产地是**上党**和辽东。包括《本草纲目》在内的很多古代本草典籍都明确指出人参的最佳品应是产于**山西上党**的上党人参，品质远超过现代广泛使用的辽参和高丽参。根据现代植物分类，**人参**、**西洋参**属于**五加科**，**党参**属于**桔梗科**，是不同科属的药物。

规划教材《中药学》将**人参**归类为"**补虚药**"，功效为大补元气，复脉固脱，补脾益肺，生津养血，安神益智。《中药学》将**桔梗科**植物**党参**归类为"**补虚药**"，功效为补脾益肺，养血生津。

党参中的"党"字，指古代上党郡，狄子奇《国策地名考》曰："地极高，与天为党，故曰上党。"上党郡是当今**山西省**东南部的**长治市**和**晋城市**，东倚太行山，西屏太岳山，从而形成**长治盆地**和**晋城盆地**，有丰富的水资源，在古代植被繁茂，气候湿润，是党参生长的理想环境。《潞州志》记载："**紫团山**在县东南一百六里，昔常有紫气见山顶，团团如盖，产人参，名**紫团参**。"这与《本草纲目》中"紫团参"的记载是一致的。从外观上区别，东北人参、高丽参的颜色都是**黄色**，去皮后呈白色；而古代党参是**紫色**。

人参的生存对环境的要求非常苛刻，主要生长在椴树、松树等间生的混交林中，喜阴怕光。大博物学家**苏颂**谈人参曰："春生苗，多于深山背阴近椴漆下湿润处。"古上党地区有着丰富的森林资源，这些资源却成了统治者营造宫殿的木材供应基地，据《潞安府志》记载："昔曹魏建邺宫，伐上党山材木，规制极盛。后历代砍伐，加樵牧日繁，虽深山绝顶皆濯濯所呈。"由此可见对森林资源的破坏程度，人为破坏导致自然生态条件的改变是**党参灭绝**的原因之一。党参灭绝的原因之二是人们对党参无节制地采挖。早在唐代，上党人参就是朝廷钦点的贡品，"潞州上党郡，大都督府土贡……上党郡贡人参二百小两"。到了宋朝，党参的进贡变本加厉。《元丰九域志》记载："潞州上党郡贡人参一千斤。"官吏的巧取豪夺，繁重的苛捐杂税也被转嫁到上党参民的头上，他们往往得不偿失。参民因此把党参作为地方灾害，不但不上山采挖，而且将自家的参园都毁掉了。这段历史与李时珍《本草纲目》记载的"上党，今潞州也。民以人参为地方害，不复采取"的记载相符合。

宋代，上党人参越来越少。北宋沈括《梦溪笔谈·人事一》记载："王荆公病喘，药用紫团山人参，不可得。"王荆公即王安石，宋熙宁年间（1068—1077年）宰相，连宰相患病要用**紫团参**亦不可得。到了明代，党参已经基本绝迹。清代《潞安府志》记载："人参出壶关紫团山，旧有参园，今已垦而田矣，而索犹未已，遍剔岩数，根株鲜获。"乾隆年间进士冯文止曾赋《参园》诗，其曰："瑶光华采毓人参，天设园林得气深。一自政和灵瑞绝，空山廖落到于今。"并特别注明："古贡人参，自宋徽宗政和间遂绝，明初除其贡。"如今的党参，是人们通过其他参种运用现代技术改良而来，与古代党参已经没有联系。

《景岳全书》曰："人参、熟地者，治世之良相也；附子、大黄者，乱世之良将也。兵不可久用，故良将用于暂；乱不可忘治，故良相不可缺。"张介宾认为人参"气虚血虚俱能补"，其"气壮而不辛，所以能固气""味甘而纯正，所以能补血"。《景岳全书·新方八阵》中有5阵33首方剂用到了人参，热阵12方，补阵10方，因阵6方，固阵3方，散阵2方。后世将人参推举为中药"四大金刚"之一，**大黄泻下第一，人参补气第一，附子温阳第一，地黄滋阴第一**。

## 四、大阳旦汤方解

《辅行诀》曰："大阳旦汤，治凡病汗出不止，气息惙惙，身劳力怯，恶风凉，腹中拘急，不欲饮食，皆宜此方。若脉虚大者，为更切证也。"

此证属元气亏虚而营卫不和。在外，卫气不固，故"汗出不止、恶风凉"；在内，正气虚损，故"气息惙惙，身劳力怯"。中央脾土正气不足，土虚则木乘，故"腹中拘急，不欲饮食""脉虚大"，脉证相契合。

《金匮要略·血痹虚劳病》曰："虚劳里急，诸不足，**黄芪建中汤**主之。"

**大阳旦汤**等同于**黄芪建中汤**加人参。本方在正阳旦汤基础上加**黄芪、人参**，其温阳补气之功更强，故名大阳旦汤。

《素问·至真要大论》曰："**太阳司天为寒化**，在泉为咸化，司气为玄化，间气为藏化……**寒淫于内，治以甘热**，佐以苦辛，以咸泻之，以辛润之，以苦坚之……**寒淫所胜，平以辛热**，佐以甘苦，以咸泻之。"

本段经文中的"**以辛润之**"，笔者认为有错简，用"**以辛散之**"表达更为贴切。寒邪为病，必须使用**温热**药物。外寒使用**辛热**配伍，内寒使用**甘热**配伍。

大阳旦汤由五土、一金、两木，五甘、一酸、两辛，8味药组成。《尚书大传·五行传》曰："天三生木……地八成木。"河图以三、八居东方，属木，对应春天。大阳旦汤以8味药阴阳双补，以阳为主。

黄芪、人参、炙甘草、大枣、饴糖，这5味甘土药，均味甘，**性温**，祛散内寒，对应"**寒淫于内，治以甘热**"中的"**甘热**"，并且这5味药的五行小类形成了"火生土→土生金"的次第相生格局。8味药的处方中有5味甘土药，君药是甘土药，足可见本方是以**补中气**为主，故医圣仲景称为"**建中**"。

《辅行诀》曰："阳旦者，升阳之方，以黄芪为主。"**土中金黄芪**为方中君药，补气固卫。

《辅行诀》曰："补塞之方，以人参为主。"**土中土人参**，是土王，五行小类土，土生金，人参以土王的身份辅助黄芪，甘当绿叶，是辅臣药。

陈嘉谟曰："人参补中，黄芪实表。"人参和黄芪均能**补气**，二者又可以形成**表里**协同。

炙甘草、大枣、饴糖，三味药的五行小类是火，火生土，直接辅助土中土人参，共同辅助君药土中金黄芪。

金中木芍药六两，用量全方最高。土生金，金为土之子。《难经·七十五难》记载的"**子能令母实**"，衍生出"**虚者补其子**"的治法。五土加一金，是**培土生金法**。本方中的芍药，是**白芍药**，不是赤芍药，赤芍药泻，白芍药补。

两味辛木药，木中木桂枝和木中火生姜，辛温宣散，祛散卫表之寒邪，对应"**寒淫所胜，平以辛热**"中的"**辛热**"。

针对正气内虚和内外寒邪，大阳旦汤全方以5味甘土药温补阳气，祛散内寒；以2味辛温药，宣发腠理，祛散外寒；以合《内经》"寒淫于内，治以甘热""寒淫所胜，平以辛热"的理念。1味酸金药芍药，作为监臣药，同时培土生金，固护卫表。大阳旦汤方解见表4-2-1。

表4-2-1　大阳旦汤方解

| 方解 | 君药 | 辅臣药 | 辅臣药 | 辅臣药 | 辅臣药 | 子臣药 | 监臣药 | 监臣药 |
|---|---|---|---|---|---|---|---|---|
| 大阳旦汤 | 黄芪<br>五两 | 人参<br>三两 | 炙甘草<br>二两 | 大枣<br>十二枚<br>二两 | 饴糖<br>一升 | 芍药<br>六两 | 桂枝<br>三两 | 生姜<br>三两 |
| 五土<br>一金<br>两木<br><br>培土生金<br>辛酸化甘<br>辛甘化阳<br>酸甘化阴<br>以阳为主 | 土中金<br>用味甘<br><br><br>寒淫于内<br>治以甘热<br><br>主于补泻<br>者为君 | 土中土<br>用味甘<br><br>土王<br>寒淫于内<br>治以甘热<br><br>助我者<br>为辅 | 土中火<br>用味甘<br><br><br>寒淫于内<br>治以甘热<br><br>助我者<br>为辅 | 土中火<br>用味甘<br><br>脾果<br>寒淫于内<br>治以甘热<br><br>助我者<br>为辅 | 土中火<br>用味甘<br><br>脾谷<br>寒淫于内<br>治以甘热<br><br>助我者<br>为辅 | 金中木<br>用味酸<br><br><br>子令母实<br>虚补其子<br>土生金<br>我生者<br>为子 | 木中木<br>用味辛<br><br>木王<br>辛温发散<br>祛除表寒<br>木克土<br>克我者<br>为监 | 木中火<br>用味辛<br><br>脾菜<br>辛温发散<br>祛除表寒<br>木克土<br>克我者<br>为监 |

**阳旦汤歌诀**

小阳旦即桂枝汤，发热自汗天行伤。

桂芍炙草生姜枣，性温味辛开腠理。

正阳小建加饴糖，大阳旦汤参芪匡。

## 五、小阳旦汤运气解

《素问·阴阳离合论》曰："太阳为开，阳明为阖，少阳为枢……太阴为开，厥阴为阖，少阴为枢。"

"太阳为开"是三阳之开，宣发卫气。"太阴为开"是三阴之开，输布营气。太阳不开则卫气升发不及，太阴不开则营气输布不及，营卫不足则阴阳两虚。

《辅行诀》曰："阳旦者，升阳之方。"春天是少阳，小阳旦汤如同少阳初升。冬天是太阴，大阳旦汤如同冬天的太阳、暖阳。大小阳旦汤既可以治疗太阳不开，也可以治疗太阴不开。

《张大昌医论医案集》曰："（八维方）东北其位**寅**，**日出之方**，阳气初生，其宿阳旦，其气温。经云，**温可祛寒**。其方阳旦，桂枝、甘草、大枣、生姜属。"

**四神汤是四正方，二旦汤是四隅方**（八维方）。小阳旦汤的时空对应，张大昌先生将其空间对应在**东北方**，这不是四正位，而是**四隅位**，是十二地支、二十四山的**寅**；四时对应是十二地支、二十四山的**寅**，是春天的第一个月，**孟春，正月**；二十四节气对应立春。阳旦汤为升阳之方，小阳旦汤如同东北方寅位之旭日，**少阳初升，春天生发之始**。

**小阳旦汤**的全方五味药，两辛木、两甘土、一酸金，辛甘化阳，酸甘化阴，阴阳双补，以阳为主，调和营卫，但是以辛温发散，升阳散寒为主。因此，从中医运气学的角度，**小阳旦汤（桂枝汤）**是治疗五运的**木运不及**和六气的**厥阴风木不及**，或者称为**厥阴病，寒化证**的代表方剂。

**木运**是五运主运的初运，公历1月20日至4月2日（大寒说），或者2月4日至4月17日（立春说）。**厥阴风木**是六气主气的初气，公历1月20日至3月20日（大寒说），大寒、立春、雨水、惊蛰、春分，始于**大寒**，止于**春分**；或者2月4日至4月4日（立春说），立春、雨水、惊蛰、春分、清明，始于立春，止于清明。

《辅行诀》小阳旦汤等同于《伤寒论》桂枝汤。从八纲辨证的角度，小阳旦汤治疗寒证，表寒证、里寒证、实寒证、虚寒证均可。桂枝汤是《伤寒杂病论》**太阳病**，**中风表虚证**的代表方剂，对应《内经》"太阳为开"。因此，从运气学的角度，小阳旦汤（桂枝汤）也是治疗**太阳寒水病，正化证（寒证）**的运气方剂。太阳寒水是六气主气的**终气**，公历11月22日至1月19日（大寒说），小雪、大雪、冬至、小寒、大寒，始于**小雪**，止于**大寒**；或者公历12月7日至2月3日（立春说），大雪、冬至、小寒、大寒、立春，始于大雪，止于立春。

综上所述，小阳旦汤的运气时空，空间以**东北方寅位**、时间以二十四节气之**立春**为核心，立春是人门，小阳旦汤"**开人门**"，应用于冬天和春天，向前可以上至冬天的立冬，向后可以下至夏天的立夏。

## 六、大阳旦汤、正阳旦汤运气解

《张大昌医论医案集》曰："（八维方）北西其位**亥**，阴气思收，大地闭塞。其宿勾陈，其气补。经云，**补可扶弱**。其方勾陈，甘草、生姜、大枣、人参属。"

大阳旦汤（黄芪人参建中汤）也是治疗**太阳寒水病，正化证（寒证）**的运气方剂。大阳旦汤比小阳旦汤增加了黄芪、人参，益气温阳的功效更强，更加适用于冬天的寒冷天气。

在此，笔者致敬张大昌先生，将其书中相关文字修改如下："北西其位**亥**，阴气思收，大地闭塞。经云，**太阳之上，寒气主之**。天之大宝，只此一丸红日；人之大宝，只此一息真阳。经云，**补可扶弱**。其方大阳旦，黄芪、人参、炙草、大枣属。"

大阳旦汤的运气时空，空间上对应**西北方**，是八维位（四隅位），是八卦方位的**乾位**，是十二地支、二十四山的**亥**；时间上对应**农历十月，孟冬**，二十四节气以**立冬**为核心，立冬是**天门**，大阳旦汤"**开天门**"，应用于秋天和冬天，向前可以上至**立秋**，向后可以下至**立春**。这段时间跨越主气的四气太阴湿土、五气阳明燥金、终气太阳寒水。

正阳旦汤（小建中汤）是6味药，三土、两木、一金；大阳旦汤（黄芪人参建中汤）是8味药，五土、两木、一金，以甘温升阳、祛除内寒为主。正阳旦汤和大阳旦汤还可以对应《内经》"**太阴为开**"。太阴包括手太阴肺和足太阴脾，因此从**脏腑经络辨证**的角度，正阳旦汤和大阳旦汤治疗**肺气虚证**和**脾气虚证**，以**脾气虚证（土虚证）**为主。

从中医**运气学**的角度，正阳旦汤3味甘土药，大阳旦汤5味甘土药，是治疗太阴湿土不及（土虚证）的运气方剂。另外，正阳旦汤是三甘土、两辛木，大阳旦汤是五甘土、两辛木，辛甘化阳，温补阳气。根据《辅行诀》"**火土一家**"的理论，正阳旦汤和大阳旦汤也可以用于治疗**少阴君火不及（君火虚证）**和**少阳相火不及（相火虚证）**的运气方剂，以**土虚证**为主。

《素问·太阴阳明论》曰："帝曰，脾不主时，何也。岐伯曰，脾者土也，治中央，常以四时长四脏，各十八日寄治，不得独主于时也。脾脏者，常著胃土之精也，土者，生万物而法天地，故上下至头足，不得主时也。"

正阳旦汤、大阳旦汤的运气时空，还可以采用"**脾不主时**"的对应方式。春夏秋冬四时之末，四时最后1个月的**18天**，是土所主司，可以借助**天地运气**来增强补土的效果。

辰，三月**季春，谷雨**节气；未，六月**季夏，大暑**节气；戌，九月**季秋，霜降**节气；丑，十二月**季冬，大寒**节气。对于中焦土虚证，用正阳旦汤、大阳旦汤，事半功倍。

## 第三节　小阴旦汤

《说文解字》曰："小，物之微也。""大，天大，地大，人亦大。故大象人形。""阴，暗也。水之南、山之北也。""阳，高、明也。""旦，明也。从日，见一上。一，地也。""昏，日冥也。从日、氏省。氏者，下也。"

小与大、阴与阳、旦与昏，均是相对而言。旦就是**太阳**，从地平线上升起。"阳旦"，日升东方。"阴旦"，日落西方；同时也意味着日月交替，**月亮升起**。后世文字演变，用单字"**旦**"来表示"**阳旦**"，用单字"**昏**"来表示"**阴旦**"。"旦"和"昏"代表太阳的升降，"旦""阳旦"代表太阳的光热上升，**太阳主日**；"昏""阴旦"代表太阳的光热下降，阳降则阴升，**月亮主夜**。

### 一、少阳相火

《灵枢·本输》在论述脏腑相合关系后提出："少阳属肾，肾上连肺，故将两脏。"少阳包括**手少阳三焦经**和**足少阳胆经**，没有什么争议。肾统领的"两脏"是哪两脏，后世分歧较大。

（明）张介宾《类经·藏象类》曰："少阳，三焦也。三焦之正脉指天，散于胸中，而肾脉亦上连于肺；三焦之下属于膀胱，而膀胱为肾之合，故三焦亦属乎肾也。然三焦为中渎之府，膀胱为津液之府，肾以水脏而领水府，理之当然，故肾得兼将两脏。将，领也。两脏，腑亦可以言脏也。《本脏》篇曰，肾合三焦膀胱。其义即此。"张景岳认为"两脏"是三焦和膀胱，**肾统领三焦和膀胱**。日本医家丹波元简认同张氏的观点。

（清）张志聪《黄帝内经灵枢集注·卷一》曰："是一肾配少阳而主火，一肾上连肺而主水，故肾将两脏也。三焦之脉，出于中胃，入络膀胱，约下焦而主决渎，故为中渎之府。"张志聪认为"两脏"是三焦和肺，**肾统领三焦和肺**。

以上两位大家无论谁的解读正确，**肾统领三焦**是共同之处。三焦的特别之处在于三焦腑和三焦经是**水火**的共同通道。《难经·三十一难》曰："三焦者，**水谷之道路**，气之所终始也。"三焦作为六腑之一，其功能主要是**水液**和**元气**的运行通道。《难经·三十八难》曰："所以腑有六者，谓三焦也。有原气之别焉，主持诸气，有名而无形，其经属手少阳，此外府也，故言府有六焉。"手少阳三焦经作为十二正经之一，其功能主要是通行相火。**手少阳三焦经在手臂外侧，通行相火，是阳相火**；**手厥阴心包经在手臂内侧，通行相火，是阴相火**。十二正经配合六脏六腑，六脏者，肝、心包、心、脾、肺、肾（包括命门）；六腑者，胆、胃、大肠、小肠、膀胱、三焦。相火之运行，在躯干之里，通过任脉、督脉和中脉，相火上下通行于心包、肾和命门，水火既济；在四肢百骸，相火通行于上肢内侧的手厥阴心包经和上肢外侧的手少阳三焦经，下肢内侧的足少阴肾经、下肢外侧的足少阳胆经和下肢后侧的足太阳膀胱经。

## 二、小阴旦汤等同于《伤寒论》黄芩汤加生姜

《辅行诀五脏用药法要》整订稿："小阴旦汤，治天行身热，汗出，头目痛，腹中痛，干呕，下利者方。黄芩三两，芍药三两，生姜二两，切；甘草，炙，二两；大枣十二枚。右五味，以水七升，煮取三升，温服一升，日三服。服汤已，如人行三四里时，令病者啜白酨浆一器，以助药力。身热去，自愈也。"

《伤寒论·辨太阳病脉证并治》曰："**太阳与少阳合病，自下利者，与黄芩汤**；若呕者，黄芩加**半夏生姜**汤主之。黄芩汤方，黄芩三两；芍药二两；甘草二两，炙；大枣十二枚，擘。右四味，以水一斗，煮取三升，去滓，温服一升，日再夜一服。"

不论药量，只比较药味，《辅行诀》**小阴旦汤等同于《伤寒论》黄芩汤加生姜**。医圣仲景将芍药用量从三两减量为二两，从而把以**味酸**的**芍药**为君药的**小阴旦汤**，改为以**味苦**的**黄芩**为君药的**黄芩汤**。医圣仲景认为黄芩汤是针对太阳和少阳两感合病的处方。太阳与少阳合病之黄芩汤证，太阳表证在外则身热汗出，少阳胆移热于大肠则下利，胆热上逆犯胃则呕吐。后世医家以方测证，认定此方主治**热痢**，汪昂《医方集解》称**黄芩汤**为"**万世治痢之祖方**"。

## 三、水中木　黄芩

《神农本草经》曰："黄芩，**味苦**，平。主诸热黄疸，肠澼泄痢，逐水，下血闭，恶疮疽蚀，火疡。一名腐肠。"

《名医别录·中品》曰："黄芩，**大寒**，无毒。主治痰热，胃中热，小腹绞痛，消谷，利小肠，女子血闭、淋露、下血，小儿腹痛。一名空肠，一名

内虚，一名黄文，一名经芩，一名妒妇。其子，主肠澼脓血。"

《本草纲目》曰："洁古张氏言，**黄芩泻肺火，治脾湿**；东垣李氏言，**片芩治肺火，条芩治大肠火**；丹溪朱氏言，**黄芩治上中二焦火**；而张仲景治少阳证小柴胡汤，太阳少阳合病下利黄芩汤，少阳证下后，心下满而不痛泻心汤，并用之；成无己言黄芩苦而入心，泄痞热。是黄芩能入手少阴、阳明，手足太阴、少阳等六经矣。盖黄芩气寒味苦，色黄带绿，苦入心，寒胜热，泻心火，治脾之湿热，一则金不受刑，一则胃火不流入肺，即所以救肺也。肺虚不宜者，苦寒伤脾胃，损其母也。少阳之证，寒热胸胁痞满，默默不欲饮食，心烦呕，或渴或痞，或小便不利。虽曰病在半表半里，而胸胁痞满，**实兼心肺上焦之邪**。心烦喜呕，默默不欲饮食，又兼脾胃中焦之证。**故用黄芩以治手足少阳相火**，黄芩亦少阳本经药也。"

《张大昌医论医案集》曰："清剂，经云，**清可祛热（存阴）**。阴旦汤，黄芩主。"张大昌先生认为黄芩是小阴旦汤的君药。但是笔者认为，**小阴旦汤的君药是芍药，而非黄芩**。具体细节详见本书小阴旦汤和大阴旦汤的方解。二旦四神方中使用"**清法**"的是大小朱鸟汤和大小白虎汤，大小阴旦汤使用的是"**酸敛肃降法**"。

规划教材《中药学》将黄芩归属于"**清热燥湿药**"，功效为清热燥湿，泻火解毒，止血，安胎。**黄芩味苦**，五行大类属水，**性大寒**可以清热。黄芩之叶、根均为青色，根为青色的植物很少，青为肝木之色，五行小类属木，故属水中木。

## 四、芍药，生姜，炙甘草，大枣

详见本章第一节。

## 五、金中金 / 金中火 / 金中水　白酨浆

白酨浆是不是酒呢？可以肯定不是酒。《素问·上古天真论》曰："今时之人不然也，**以酒为浆**，以妄为常，醉以入房，以欲竭其精，以耗散其真。"把酒当作浆来喝会毁掉身体。笔者认为，白酨浆之味主要是酸，因此不是以**辛辣味**为主的酒，不是谷物酿造的黄酒或者高粱酒，而是**味酸的醪糟**。

酨，音 zài。《博雅》曰："酨，浆也。"《说文解字注》曰："酨，酢浆也。"酢即醋，醋是酿酒的副产品，所谓"**酒败成醋**"。酨一定与酒、醋有密切的关系。酨，就是**酸味的浆**。白酨浆，《神农本草经》《名医别录》均无记载。

徐灵胎《伤寒论类方》曰："浆水即淘米泔水，久贮味酸为佳。"他提出浆水就是味酸的淘米水。元代朱丹溪、明代王肯堂、现代聂惠民等医家都支持这种说法。问题是书中没有指出是用什么米。大米？小米？还是其他谷物？

《本草纲目·水部》曰："嘉谟曰，浆，酢也。炊粟米热，投冷水中，浸五、六日，味酢，生白花，色类浆，故名。若浸至败者，害人……调中引气，宣和强力，通关开胃止渴，霍乱泄利，消宿食。宜作粥薄暮啜之，解烦去睡，调理腑脏。煎令酸，止呕哕，白人肤，体如缯帛。利小便。"

**粟米**就是北方人所说的**小米**。把煮熟的小米浸泡到凉水中五六天，产生酸味之后的浆水，类似于醋，就是白截浆。当然，浸泡的时间要控制好，如果太久则会有害人体。伤寒学家**郝万山**先生支持这种说法。

有学者认为白截浆是仲景所用的"**清浆水**"。《伤寒论·辨阴阳易差后劳复病证并治》曰："**枳实栀子豉汤方**，枳实三枚，炙；栀子十四个，擘；豉一升，绵裹。右三味，以清浆水七升，空煮取四升，内枳实、栀子，煮取二升，下豉，更煮五六沸，去滓，温分再服，覆令微似汗。"

胥荣东先生认为"**清浆水**"是由**小麦**面团在清水中反复漂洗，并将面中丝筋尽抓揶出而成。小麦秋季播种，冬日孕育，春天生长，夏天收割，秉四时之气，得土气最厚，为五谷之首。小麦味甘，性平，微寒，通心脾二经。具有健脾益气，养心除烦，清热止渴之功。

衣之镖先生认为《辅行诀》的**白截浆**和《伤寒论》的**白酒**，都是南北朝贾思勰《齐民要术》中的**白醪**。《齐民要术·卷八》记载了大酢法、秫米神酢法、秫米酢法、大麦酢法、烧饼作酢法、神酢法，其共同点是"七月七日取水作之"，大多数需要"三七日"，也就是二十一天制作完成。

综上所述，白截浆，首先是由谷物制作而成的浑浊液体，其次其颜色为**白色**。笔者认为**白截浆**就是**醪糟**，又称**酒酿**。其味**酸**属金，色白属金，为**金中金**；性温，有"火性炎上"的特性，为**金中火**；是液体，有水性，又为**金中水**。临床中为了简便有效，白截浆可以首选**醪糟**，次选**白醋**。醪糟和白醋皆味酸，色白，液体，对于患者来说，购买和使用也很方便。白截浆一斗，相当于现代 2000mL。

## 六、小阴旦汤方解

医圣仲景的**黄芩汤**以苦水药**黄芩**为君药，方解见表 4-3-1。通过比较，小阳旦汤和小阴旦汤的区别仅在于**君药**，**小阳旦汤**以**桂枝**为君药，**小阴旦汤**

以**黄芩**为君药。

表 4-3-1　小阴旦汤方解一

| 方解一 | 君药 | 母臣药 | 监臣药 | 监臣药 | 子臣药 |
|---|---|---|---|---|---|
| 小阴旦汤 | 黄芩<br>三两 | 芍药<br>三两 | 炙甘草<br>二两 | 大枣<br>十二枚<br>二两 | 生姜<br>二两 |
| 以苦泻之<br>苦寒清热<br>火淫所胜<br>平以酸冷<br>以酸收之<br>以甘复之<br>酸甘化阴<br>酸苦除烦<br>以辛发之<br>交互金木 | 水中木<br>用味苦<br><br>苦寒泻火<br>酸苦除烦<br><br><br><br>主于补泻<br>者为君 | 金中木<br>用味酸<br><br>平以酸冷<br>以酸收之<br>酸甘化阴<br>酸苦除烦<br><br>金生水<br>助我者为辅 | 土中火<br>用味甘<br><br>以甘复之<br>酸甘化阴<br><br><br><br>土克水<br>克我者为监 | 土中火<br>用味甘<br><br>以甘复之<br>酸甘化阴<br><br><br><br>土克水<br>克我者为监 | 木中火<br>用味辛<br><br>以辛散之<br>相反相成<br>交互金木<br><br><br>水生木<br>我生者为子 |

　　**小阴旦汤**以酸金药**芍药**为君药，方解见表 4-3-2。如果将白截浆作为一味液体药物，则方解见表 4-3-3。如果再结合之后的大阴旦汤，酸金药为君药的方义就更加清晰。

表 4-3-2　小阴旦汤方解二

| 方解二 | 君药 | 子臣药 | 母臣药 | 母臣药 | 化臣药 |
|---|---|---|---|---|---|
| 小阴旦汤 | 芍药<br>三两 | 黄芩<br>三两 | 炙甘草<br>二两 | 大枣<br>十二枚<br>二两 | 生姜<br>二两 |
| 火淫所胜<br>平以酸冷<br>以酸收之<br>以苦泻之<br>苦寒清热<br>以甘复之<br>酸甘化阴<br>酸苦除烦<br>以辛发之<br>交互金木 | 金中木<br>用味酸<br><br>平以酸冷<br>以酸收之<br>酸甘化阴<br>酸苦除烦<br><br>主于补泻<br>者为君 | 水中木<br>用味苦<br><br>苦寒泻火<br>酸苦除烦<br><br><br><br>金生水<br>我生者为子 | 土中火<br>用味甘<br><br>以甘复之<br>酸甘化阴<br><br><br><br>土生金<br>生我者为母 | 土中火<br>用味甘<br><br>以甘复之<br>酸甘化阴<br><br><br><br>土生金<br>生我者为母 | 木中火<br>用味辛<br><br>以辛散之<br>相反相成<br>交互金木<br><br><br>金克木<br>我克者为化 |

表 4-3-3　小阴旦汤方解三

| 方解三 | 君药 | 辅臣药 | 母臣药 | 母臣药 | 子臣药 | 化臣药 |
|--------|------|--------|--------|--------|--------|--------|
| 小阴旦汤 | 芍药<br>三两 | 白酨浆<br>一斗<br>2000mL | 炙甘草<br>二两 | 大枣<br>十二枚<br>二两 | 黄芩<br>三两 | 生姜<br>二两 |
| 火淫所胜<br>平以酸冷<br>以酸收之<br>以甘复之<br>酸甘化阴<br>酸苦除烦<br>以苦泻之<br>苦寒清热<br>以辛发之<br>交互金木 | 金中木<br>用味酸<br><br>平以酸冷<br>以酸收之<br>酸甘化阴<br>酸苦除烦<br><br><br>主于补泻<br>者为君 | 金中水<br>用味酸<br><br>平以酸冷<br>以酸收之<br>酸甘化阴<br>酸苦除烦<br><br>水生木<br>助我者<br>为辅 | 土中火<br>用味甘<br><br><br><br><br>酸甘化阴<br><br>土生金<br>生我者<br>为母 | 土中火<br>用味甘<br><br><br><br><br>酸甘化阴<br><br>土生金<br>生我者<br>为母 | 水中木<br>用味苦<br><br>苦寒泻火<br><br><br>酸苦除烦<br><br>金生水<br>我生者<br>为子 | 木中火<br>用味辛<br><br><br>以辛发之<br>相反相成<br>交互金木<br><br>金克木<br>我克者<br>为化 |

　　小阴旦汤，以"**苦寒泻火法**"为处方中最重要治法，以**苦水药黄芩**为君药。以"**酸冷法**"（**酸敛肃降法**）为处方中最重要治法，则以**酸金药芍药**为君药。这种处方中使用两种主要治法，可以用不同药物作为君药的情况，在《辅行诀》**小朱鸟汤**中也曾出现。

　　《素问·至真要大论》曰："火淫所胜，平以**酸冷**，佐以苦甘，以酸收之，以苦发之，以酸复之，热淫同。"

　　笔者怀疑本段经文有错简，应该为"火淫所胜，平以**酸冷**，佐以苦甘，以酸收之，**以苦泻之，以辛发之，以甘复之**，热淫同"。酸味药的作用是收敛、固涩、肃降，苦味药的作用是清热、泻火、燥湿，辛味药的作用是宣发、散邪、开窍，甘味药的作用是补益、缓急、调和。

　　外感天行，火热病证（火淫、热淫），"**平以酸冷**"，小阴旦汤就如同盛夏的一碗**酸梅汤**。金中木芍药，金中水白酨浆，2 味酸金药，对应"**以酸收之**"。"**平以酸冷**"中的"**冷**"字，表明应当使用**寒凉**药物，同时提示本方应该可以采用反佐法，**热药凉服**，或者不需要煎煮法，将所有药物用白酨浆（醪糟、白醋）浸泡一小时后，直接服用。

　　金中木芍药，味酸收敛，"**以酸收之**""**主于补泻者为君**"，为本方君药。

　　金中水白酨浆，味酸收敛，五行大类与芍药相同，五行小类水相生芍药的五行小类木，水生木。"**助我者为辅**"，白酨浆是辅臣药。

**"佐以苦甘"**，用苦味药和甘味药辅佐酸味药。

土中火大枣，土中火炙甘草，2 味甘味药，与酸味药相化合，**酸甘化阴**，滋补阴液，对应**"以甘复之"**。甘味药与酸味药的五行关系是土生金，生我者为母，大枣和炙甘草是母臣药。

水中木黄芩，苦水药，**"以苦泻之"**，**苦寒清热泻火**，热邪清则得以存阴、保阴。另外，苦味的黄芩与酸味的芍药、白蔹浆相化合，**"汤液经法图"酸苦除烦**。

木中火生姜，**"以辛发之"**，辛散与酸敛二者相反相成，又符合《辅行诀》**"交互金木"**的理念。辛味药与酸味药的五行关系是金克木，"我克者为化"，生姜是化臣药。

小阴旦汤全方二金、二土、一水、一木，二酸、二甘、一苦、一辛，如同夏天的一碗**酸梅汤**，补充被火热邪气所伤之阴液，此所谓**"扶阴"**。又如同新月初升，少阴始生，故名小阴旦汤。

## 第四节 大阴旦汤

### 一、大阴旦汤等同于《伤寒论》小柴胡汤加芍药

《辅行诀》曰："**大阴旦汤**，治凡病头目眩晕，咽中干，喜干呕，食不下，心中烦满，胸胁支痛，往来寒热者方。**柴胡八两**，人参、黄芩、生姜切，各三两；甘草二两，炙；芍药四两，大枣十二枚，半夏一升，洗。右八味，以水一斗二升，煮取六升，去滓，重上火，缓缓煎之，取得三升，温服一升，日三服。"

邪热扰肝，肝阳上亢，肝风内动，上扰清窍，侵犯头目，故"头目眩晕"，也可以解释为热伤津液，水不涵木，阴气逆升；热伤阴津，津不上承，故"咽中干"；邪扰脾胃，脾胃气逆，故"喜干呕，食不下"；木生火，母病及子，邪热内扰心神，故"心中烦满，胸胁支痛"；邪气与正气交争，正胜邪退于表则恶寒，正退邪胜入里则热，正邪分争，故"寒热往来"。

《伤寒论·辨太阳病脉证并治》曰："伤寒五六日，中风，往来寒热，胸胁苦满，默默不欲饮食，心烦喜呕，或胸中烦而不呕，或渴，或腹中痛，或

胁下痞硬，或心下悸，小便不利，或不渴，身有微热，或咳者，**小柴胡汤**主之。小柴胡汤方，**柴胡半斤**；黄芩三两；人参三两；半夏半升，洗；甘草，炙，生姜各三两，切；大枣十三枚，擘。"

小柴胡汤是少阳病的主方，在小柴胡汤的加减法中，"若腹中痛者，去黄芩，加芍药三两"。**有腹痛者加芍药**。

《辅行诀》**大阴旦汤**等同于《伤寒论》**小柴胡汤加芍药**，两部经典在症状上的描述也基本一致。

吴贵娥通过对《中华医典》76部古代文献中涉及小柴胡汤的700余条信息进行整理发现，古代小柴胡汤运用所涉的病证名达120多种，新扩病证名在宋之后明显增多，其中以明代最多；宋以前有关小柴胡汤所涉病证基本与《伤寒论》和《金匮要略》中的内容接近。晋代较早提出本方用于温病和痛证；宋代本方运用涉及瘟疫、痘疹及丹毒；元代本方多用于暑病、痢疾及眼疾；明代最突出的是用于外科、疮疡及妇科多种疾患；清代用于耳疾、癫狂、乳岩、脚气、阳脱等。其所主的病证病机，即少阳经脉受邪或经气不利或胆火内郁。在小柴胡汤治证所涉病机的128条文献中，邪在少阳和肝胆郁火出现率最高，但阴血亏虚、阳气偏盛也占总病机的21.32%。在小柴胡汤运用所涉及病候的1344条文献中，归并后的症状数达135个，出现率最高的前10个症状是寒热往来、口渴、咳嗽、小便不利、大便硬、潮热、胸胁苦满、身热、口苦，其中以寒热往来出现率最高。

近现代许多医家善用**柴胡剂**，利用小柴胡汤加减化裁广治临床各科的疾病，如北京名医陈慎吾、四川乐山名医江尔逊、江西名医陈瑞春等，中医界常常将这些善用柴胡剂的医家称为**柴胡派**。小柴胡汤是少阳病之主方，但从临床应用情况来看，实际上已大大突破了原方的应用范围，不仅少阳病可用，太阳病、阳明病也可用；伤寒病可用，温热病也可用；外感病可用，内伤杂病也可用。因此，小柴胡汤的适应证非常广泛。现代临床资料表明，小柴胡汤在内科、外科、妇科、儿科、男科、五官科、肿瘤科等都有优良疗效。

仲景之后的很多医家将小柴胡汤视为"**和法**"代表方剂，这本没有问题，但是关键是怎样认识"和法"，如果无限制地扩大"和法"的范围，必将导致小柴胡汤的滥用和误用。

考宋及宋以前没有小柴胡汤主和解之说，至金代成无己《伤寒明理论》记载："小柴胡汤和解表里之剂。"清代程钟龄又将中医治法归纳为"汗、和、下、消、吐、清、温、补八法"，"和"法自此确定下来。戴天章《广瘟疫论》

中进一步将"和法"解释为："寒热并用之谓和，补泻合施之谓和，表里双解之谓和，平其亢厉之谓和。"这样就无限制地扩大了"和法"的内涵。导致很多医家受其影响，将表里双解、寒热并施、虚实相兼、升降同行、阴阳互调的治法都归于"和"法；更有甚者，把中医学的种种治法均统一于"和法"的麾下，认为"和法"是中医学治法的总纲。

实际上，"和法"既是八法之一，它应当与八法是并列的，而不应该包括八法或包括其中的两法、三法。表里双解、寒热并用、攻补兼施等治法的实质就是汗法与下法并用、清法与温法并用、扶正法与祛邪法并用。再具体到小柴胡汤，其应用关键不在于某个特定的症状或舌脉，而必须抓主症，抓特征，抓本质，执简驭繁，否则临床就无所适从。这一病机关键实际上就是**"少阳枢机不利，阳气升降出入失常"**。

## 二、金中木　柴胡

《神农本草经》曰："柴胡，味苦，平。主治心腹肠胃结气、饮食积聚、寒热邪气，**推陈致新**。久服轻身、明目、益精。一名地薰。生川谷。"

《名医别录·上品》曰："柴胡，微寒，无毒。主除伤寒，心下烦热，诸痰热结实，胸中邪逆，五脏间游气，大肠停积水胀，及湿痹拘挛，亦可作浴汤。"

《本草纲目·草之二》曰："杲曰，能引清气而行阳道，伤寒外，诸有热则加之，无热则不加也。又能引胃气上行、升腾而行春令者，宜加之。又凡诸疟，以柴胡为君，随所发时所在经分，佐以引经之药……时珍曰：劳有五劳，病在五脏。若劳在肝、胆、心、及包络有热，或少阳经寒热者，则**柴胡乃手足厥阴、少阳必用之药**。"

规划教材《中药学》将柴胡归属**"解表药"**中的**"发散风热药"**，味辛、苦，性微寒。归肝、胆、肺经。功效为疏散退热，疏肝解郁，升举阳气。

《辅行诀》曰："阴旦者，扶阴之方，以柴胡为主。"

大阴旦汤的君药是柴胡。解析大阴旦汤要面临一个千年争议，柴胡主升还是主降？自从金元四大家之一的**李杲**创立**补中益气汤**之后，大多数中医认为柴胡和该方中的黄芪、升麻一样，主升发阳气。东垣谓柴胡："能引清气而行阳道，伤寒外诸药所加，有热则加之，无热则不加。又能引胃气上行，升腾而行春令是也。"事实真的如此吗？让我们回归中药经典，寻找答案。

《神农本草经》365 味药，具有**"推陈致新"**作用的药物仅三味，柴胡、大黄、消石（芒硝）。大黄、芒硝在现代规划教材《中药学》中均属于"泻下药"，其作用趋势是从上向下，**主降**。那么具有相同"推陈致新"功效的柴胡自然也是主降，而非主升；是**降浊**，而非升清。"**推陈**"是**降浊**，排除了陈旧的邪气，各种病理产物和代谢废物；"致新"是"推陈"之后的结果，各种垃圾都清除之后，新的气血才能化生，也就是说柴胡的"升清"作用是其"降浊"之后的结果。因此，柴胡在大阴旦汤中的作用是**降浊**、是**推陈**，会有**扶阴**、**致新**、**升清**的后续效果。**柴胡主降**，如同质地沉重之金，故五行大类属**金**；归经属木，足少阳胆经和足厥阴肝经，因此五行小类属**木**，为**金中木**，与**芍药**相同。

《素问·阴阳应象大论》曰："故清阳出上窍，浊阴出下窍；清阳发腠理，浊阴走五脏；清阳实四肢，浊阴归六腑。"

《脾胃论》曰："**补中益气汤**，黄芪，病甚，劳役热者一钱；甘草，以上各五分，炙；人参去节，三分，有嗽去之……当归身，二分，酒焙干，或日干，以和血脉；橘皮不去白，二分或三分，以导气，又能益元气，得诸甘药乃可，若独用泻脾胃；升麻二分或三分，引胃气上腾而复其本位，便是行春升之令；**柴胡二分或三分**，引清气，行少阳之气上升；白术三分，降胃中热，利腰脐间血。"

可见，柴胡主升还是主降，与用量密切相关。李东垣补中益气汤用柴胡升少阳清气，用量很少，只有 2 分或 3 分，仅仅相当于君药黄芪一钱的 1/5 至 3/10，基本相当于《辅行诀》经方中的**佐药**。

张仲景、陶弘景使用柴胡降少阳相火，用量高达八两，按照汉代 1 两折算现今 15.625g，八两就是 125g。即使按照汉代药秤是常用秤的一半来折算，用量也达到 62.5g。质地重才能沉降，才能"金曰从革"。另外，从术数学的角度来看柴胡的用量 8 两，《尚书大传·五行传》曰："天三生木……地八成木。"三和八对应东方木。三是木的**生数**，八是木的**成数**。以天数三补，以地数八泻。

张仲景《伤寒杂病论》，调少阳枢机不利，使用**小柴胡汤**；调少阴枢机不利，使用**四逆散**。**柴胡**既是**小柴胡汤**的君药，也是**四逆散**的君药。小柴胡汤中柴胡的用量是 8 两，四逆散中柴胡的用量仅仅 10 分。

结论，用柴胡升举阳气，用量需轻，清轻上浮；用柴胡降阳祛火，用量需重，沉重下降。

## 三、火中火 / 火中木　半夏

《神农本草经》曰："**半夏**，味辛，平。主治伤寒寒热，心下坚，下气，喉咽肿痛，头眩胸胀，咳逆肠鸣，止汗。"

《名医别录·下品》曰："半夏，生微寒，熟温，有毒。主消心腹胸中膈痰热满结，咳嗽上气，心下急痛坚痞，时气呕消痈肿，胎堕，治萎黄，悦泽面目。**生令人吐**，**熟令人下**。用之汤洗，令滑尽。一名守田，一名示姑。生槐里。五月、八月采根，暴干。"

《本草纲目·草之六》曰："机曰，俗以半夏性燥有毒，多以贝母代之。贝母乃太阴肺经之药，半夏乃太阴肺经、阳明胃经之药，何可代也？夫咳嗽吐痰，虚劳吐血，或痰中见血，诸郁，咽痛、喉痹、肺痈、肺痿、痈疽、妇人乳难，此皆贝母为向导，半夏乃禁用之药。若涎者脾之液，美味膏粱炙煿，皆能生脾胃湿热，故涎化为痰，久则痰火上攻，令人昏愦口噤，偏废僵仆，謇涩不语，生死旦夕，自非半夏、南星，曷可治乎？若以贝母代之，则翘首待毙矣。"

规划教材《中药学》将半夏归类为"**化痰止咳平喘药**"中的"**温化寒痰药**"，味辛，性温；有毒。归脾、胃、肺经。功效为燥湿化痰，降逆止呕，消痞散结。这种归类方法显然是因为后世中医主要使用半夏以止咳化痰，尚流于表浅。

《神农本草经》谓**半夏味辛**，《名医别录》谓其"**生令人吐**"，生半夏有**催吐**的功效。现代药理学研究表明，生半夏对口腔、喉头、消化道黏膜有强烈的刺激性，可导致失音、呕吐、水泻等不良反应，严重的喉头水肿可致呼吸困难，甚至窒息。因此需要通过炮制来减毒，就是**制半夏**。

现代药理学研究表明，各种**半夏炮制品**均有明显的**镇咳**作用，与可待因相似但作用较弱，且有一定的祛痰作用；并且可抑制呕吐中枢而发挥**镇吐**作用。**生半夏催吐**，**制半夏止吐**。制半夏包括法半夏、姜半夏、清半夏，法半夏用生石灰、甘草混悬液炮制，姜半夏用姜汁、白矾炮制，清半夏用白矾水炮制。炮制之后，总生物碱的含量：生半夏＞**法半夏**＞姜半夏＞清半夏，三种制半夏，**法半夏**的总生物碱含量最高。也有学者指出，所谓半夏"有毒"，是指半夏不经煎煮，直接口服，半夏所含有的黏液可刺激喉咙。如果按照陶弘景的办法"用之汤洗，令滑尽"，或者经水煎煮之后，根本没有毒性。因此很多名老中医不用制半夏，只用生半夏，**生半夏**的疗效好于各种**制半夏**。

《礼记·月令》将半夏列为物候之品，谓之："五月半夏生，盖当夏之半也，故名。"

《本草乘雅半偈》曰："月令**半夏生**，盖当夏之半也。天地相遇，品物咸章之时矣。以纯乾决尽至垢，而一阴见，故主阴阳开阖之半，关键之枢，如半欲开，半欲阖，半欲开阖者，莫不从令，训释主治，先人详悉题药矣。"

因此，半夏五行大类属火。半夏之根茎生于五月，成于八月，得火气最全，火热至极，故为**火中火**，是火王。《神农本草经》认为半夏味辛，五行小类属木，故为**火中木**。

关于半夏的用量，《伤寒论》小柴胡汤用**半夏半升**，《辅行诀》大阴旦汤用**半夏一升**，都是用容量单位，现代需要折算为重量单位。陶弘景《本草经集注》曰："凡方云半夏一升者，洗竟，秤五两为正。"半夏一升是**五两**，约为现代80g；半夏半升是二两半，约为现代40g。

柯雪帆教授实测，半夏半升约42g，一升则约84g，半夏用量在大阴旦汤中仅次于君药柴胡，属于臣药。柯雪帆教授实测的结果与陶弘景所言非常接近。

## 四、芍药，黄芩，生姜，人参，炙甘草，大枣

详见本章第一节和第二节。

## 五、大阴旦汤方解

大阴旦汤等同于《伤寒杂病论》小柴胡加芍药汤，全方8味药，以地数8泻邪，两酸金、三甘土、一咸火、一苦水、一辛木。其方解见表4-4-1。

表4-4-1 大阴旦汤方解

| 方解 | 君药 | 辅臣药 | 监臣药 | 母臣药 | 母佐药 | 母佐药 | 子臣药 | 化臣药 |
|---|---|---|---|---|---|---|---|---|
| 大阴旦汤 | 柴胡八两 | 芍药四两 | 半夏一升五两 | 人参三两 | 炙甘草二两 | 大枣十二枚二两 | 黄芩三两 | 生姜三两 |
| **金性肃降降逆下气推陈致新**火淫所胜平以酸冷以酸收之以甘复之酸甘化阴酸苦除烦**甘咸除燥**以苦泻之苦寒清热以辛发之交互金木 | 金中木用味酸**金性肃降降逆下气推陈致新**平以酸冷以酸收之酸甘化阴酸苦除烦主于补泻者为君 | 金中木用味酸平以酸冷以酸收之酸甘化阴酸苦除烦七情相须助我为辅 | 火中火火中木用味咸**降逆下气****甘咸除燥**火克金我克为监 | 土中土用味甘酸甘化阴甘咸除燥土生金生我为母 | 土中火用味甘酸甘化阴甘咸除燥土生金生我为母 | 土中火用味甘酸甘化阴甘咸除燥土生金生我为母 | 水中木用味苦苦寒泻火酸苦除烦金生水我生为子 | 木中火用味辛以辛发之相反相成交互金木金克木我克为化 |

《素问·至真要大论》曰："**火淫所胜，平以酸冷**，佐以苦甘，以酸收之，以苦发之，以酸复之，热淫同。"《辅行诀》五味胜复与《内经》所载有所出入，考诸经义，《内经》本段经文或有错简，当为"火淫所胜，平以酸冷，佐以苦甘，以酸收之，以苦泻之，以辛发之，以甘复之，热淫同"更妥，后文以此为准解之。

金中木柴胡，金中木芍药，2 味酸金药，对应"**以酸收之**"。

金中木柴胡，金性肃降，降逆下气，推陈致新。柴胡用量八两，《辅行诀》"主于补泻者为君"，是本方君药。

金中木芍药，味酸，收敛。柴胡配芍药，金中木配金中木，是《神农本草经》"七情和合"中的"**相须**"配伍，也就是**五行互含属性**完全相同的两味药进行配伍。芍药辅助柴胡，芍药的用量只有柴胡的一半，因此芍药是辅臣药。

土中土人参，土中火大枣，土中火炙甘草，3 味甘土药，与酸味药相化合，**酸甘化阴**，滋补阴液，对应"**以甘复之**"；另外，3 味甘土药与火中火半夏相配合，《汤液经法》"**甘咸除燥**"，祛除燥热邪气。甘味药与酸味药的五行关系是土生金，生我者为母。人参用量是三两，与君药柴胡的用量比大于1/3，因此人参是母臣药。大枣和炙甘草的用量是二两，与君药柴胡的用量比小于 1/3，因此大枣和炙甘草是母佐药。

火中火半夏，在本方中的主要功效是降逆下气，治疗"头目眩晕、喜干呕、食不下"等气机上逆导致的症状。《辅行诀》称这类症状是"**阴气逆升**"。因此，以**火王半夏**降逆下气。另外，用味咸的半夏与甘味药相配合，《汤液经法》"**甘咸除燥**"，祛除燥气。半夏与柴胡之间的五行关系是火克金，相当于站在君药柴胡的对立面，克我者为监。半夏用量五两，仅次于君药柴胡的八两，因此是监臣药。

水中木黄芩，对应"**以苦泻之**"。味苦，性寒，苦寒泻火。柴胡能降，但是性平或微寒，清热功效并不强，配伍苦寒的黄芩可以泻火，治疗火热伤津导致的"咽中干"。另外，用味酸的柴胡、芍药与用味苦的黄芩合化，《汤液经法》"**酸苦除烦**"，可以治疗大阴旦汤证中的"心中烦满，胸胁支痛"，以及小柴胡汤证中的"胸胁苦满"和"心烦"。柴胡与黄芩之间的五行关系是金生水，我生者为子。黄芩用量是三两，与君药柴胡的用量比大于 1/3，因此黄芩是子臣药。

木中火生姜，用味辛，对应"**以辛发之**"。半夏和生姜，均善于**降逆下**

气、和胃止呕，可以治疗大阴旦汤证中的"头目眩晕、喜干呕、食不下"。柴胡与生姜之间的五行关系是金克木，我克者为化。生姜用量是三两，与君药柴胡的用量比大于1/3，因此是化臣药。

大阴旦汤以"**火淫所胜，平以酸冷**，佐以苦甘，以酸收之，以苦泻之，以辛发之，以甘复之"的理念组方。所谓"以酸收之"，即以酸收为主；配合"以甘复之"，酸甘化阴；配合甘咸除燥；配合"以苦泻之"，苦寒清热，酸苦除烦；配合"以辛发之"，交互金木。化阴与泻火同行，如同**满月当空，阴气隆盛**，故名之曰大阴旦汤。

由此可见，《辅行诀》阴阳二旦汤的"**升降阴阳**"实际上是"**升阳降阴**"，阳旦汤是升阳，阴旦汤是降阳火而升阴液，邪热去而阴存，谓之"**扶阴**"。

桂林古本《伤寒杂病论》曰："病春温，其气在上，头痛，咽干，发热，目眩，甚则谵语，脉弦而急，**小柴胡加黄连牡丹汤**主之。"

可见，医圣仲景所谓的伤寒是广义伤寒，包括温病。温病中的**春温**，仲景以小柴胡汤加黄连三两、牡丹皮四两治疗。

黄元御《四圣心源·六气治法》曰："**黄连丹皮汤**，黄连、白芍、生地、丹皮。少阴病，水胜火负，最易生寒。若有下寒，当用椒、附……**柴胡芍药汤**，柴胡、黄芩、甘草、半夏、人参、生姜、大枣、白芍。"

黄元御六气用药法，**少阴君火太过为病，黄连丹皮汤**主之；**少阳相火太过为病，柴胡芍药汤**主之。不同时期的经典著作有异曲同工之妙，黄连丹皮汤，**黄连**是《辅行诀》大小泻心包汤的君药，**牡丹皮**是《辅行诀》大小补心包汤的君药。柴胡芍药汤的药味组成，等同于《伤寒论》小柴胡汤，与《辅行诀》大阴旦汤完全相同。桂林古本《伤寒杂病论》的**小柴胡加黄连牡丹汤**，相当于**同时清泻少阴君火和少阳相火**。

三部六病学说创始人刘绍武先生临床擅用小柴胡汤加味，从中焦入手，先祛肝胆火，再补益脾胃。因为五运的中是土运，而六气的中有两气，少阳相火和太阴湿土。

### 阴旦汤歌诀

发热汗出利呕痛，天行热病太少伤。

小阴旦即黄芩汤，芩芍白截草枣姜。

小柴胡汤加芍药，即为辅行大阴汤。

## 六、小阴旦汤运气解

《素问·阴阳离合论》曰："太阳为开，阳明为阖，少阳为枢……太阴为开，厥阴为阖，少阴为枢。"

"少阳为枢"是三阳之枢，**卫气**之枢纽。"少阴为枢"是三阴之枢，**营气**之枢纽。

《素问·六微旨大论》曰："**少阳之上，火气治之，中见厥阴……少阴之上，热气治之，中见太阳。**"

**少阴司天为热化**，在泉为苦化，不司气化，居气为灼化……**少阳司天为火化**，在泉为苦化，司气为丹化，间气为明化……**火淫**所胜，平以酸冷，佐以苦甘，以酸收之，以苦泻之，以辛发之，以甘复之，**热淫**同。

少阴司天为热化，则热邪为病；少阳司天为火化，则火邪为病。热邪和火邪本质相同，只是程度上的不同。按照五运六气理论的标本中气说，厥阴从中气少阳，厥阴的中气是少阳相火，木从火化。太阳、少阴从本从标，就有寒化、热化的可能性，如太阳表寒证为从于本（寒），太阳表热证为从于标（热）。

少阳是一阳，为火；厥阴是一阴，为风；厥阴风木与少阳相火是一对阴阳，风助火势，火借风威，在运气学中互为司天、在泉。少阴是二阴，为君火；太阳是三阳，为寒水；少阴君火与太阳寒水是一对阴阳，火上水下，火下水上，水火既济，在运气学中互为司天、在泉。

在人体脏腑经络而言，少阳包括手少阳三焦和足少阳胆，厥阴包括手厥阴心包和足厥阴肝。胆经为甲木，肝经为乙木，胆和肝相表里，二者通气、同气，属木。三焦为阳相火，心包为阴相火，三焦和心包相表里，二者通气、同气，属**火**。

少阴包括手少阴心和足少阴肾，太阳包括手太阳小肠和足太阳膀胱。心为阴君火，小肠为阳君火，心和小肠相表里，二者通气、同气，属**火**。肾为阴水，膀胱为阳水。肾和膀胱相表里，二者通气、同气，属**水**。

手少阳三焦和足少阳胆主枢，为三阳之枢机，枢机不利，阳气在上不降而成火邪，气降不及则生火。手少阴心和足少阴肾主枢，为三阴之枢机，枢机不利，阳气在上不降而成火邪，气降不及则生火。三阳枢机不利和三阴枢机不利都能产生火邪。故朱震亨《丹溪心法》称之为"气有余便是火"。张仲景《伤寒杂病论》，调少阳枢机不利，使用**小柴胡汤**；调少阴枢机不利，使用四逆散。

《素问·生气通天论》曰："冬伤于寒，春必温病。"春温病属于冬季感受寒邪，伏邪发于春天。

《临证指南医案·卷十》曰："**春温一症**，由冬令收藏未固。昔人以冬寒内伏，藏于少阴。**入春发于少阳**，以春木内应肝胆也。寒邪深伏，已经化热，昔贤以**黄芩汤**为主方，苦寒直清里热。热伏于阴，苦味坚阴，乃正治也。"

黄芩汤证，仲景认为是**太阳与少阳两感**。温病大家叶天士认为春温病是藏于少阴，发于少阳，**黄芩汤**是**春温病**正治法。《辅行诀》的认识更加深刻，认识到三阳枢机和三阴枢机的功能失常是**火热邪气**产生的关键。虽然属伏邪发于春天，其本质是**火邪**作祟，故可以治以小阴旦汤（黄芩汤）、大阴旦汤（小柴胡加芍药汤）。

《辅行诀》曰："阴旦者，扶阴之方。"小阴旦汤治疗**少阴枢机不利**，大阴旦汤治疗**少阳枢机不利**。枢机不利，气有余便是火，火热太过，损伤阴液。小阴旦汤、大阴旦汤，调理枢机，祛除火邪，热去则阴存，故谓之"扶阴"。

四神汤是**四正方**，二旦汤是**四隅方**（八维方）。小阴旦汤的时空对应，从空间方位上，是**东南方的巳位**；从时间上，四时对应是十二地支、二十四山的巳，是**夏天的第一个月**，**孟夏，四月**；二十四节气对应**立夏**。立夏是**地户**，小阴旦汤"**闭地户**"。小阴旦汤（黄芩汤）的运气时空，以**立夏**为核心，向前可至立春，向后可至立秋。

小阴旦汤（黄芩汤）是扶阴之方，如同东南方巳位之新月，**少阴初升**，以除火气；根据中医**运气学**，该方是治疗五运中的**火运太过**、六气中的**少阴君火太过**，即**少阴病、热化证**的方剂。**火运**是五运主运的第二运，公历4月3日至6月15日（大寒说），或者4月18日至6月29日（立春说）。**少阴君火**是六气主气的第二气，公历3月21日至5月20日，春分、清明、谷雨、立夏，始于**春分**，止于**小满**（大寒说）；或者公历4月5日至6月4日，清明、谷雨、立夏、小满，始于**清明**，止于**芒种**（立春说）。

小阴旦汤全方五味药，一酸金、二甘土、一苦水、一辛木，以酸金药为核心，"以酸收之"；配合苦寒药，清热泻火，"以苦泻之"，清热以存阴；配合甘土药，"以甘复之"，酸甘化阴，阴液得复；配合辛木药，"以辛发之"，酸敛辛散，相反相成，交互金木。小阴旦汤（黄芩汤）如同新月初升，少阴始生，补充被热邪所伤之阴液，可以治疗火运太过和少阴君火太过。火克金，火热伤阴，或者称为少阴病，热化证。

## 七、大阴旦汤运气解

《张大昌医论医案集》曰："（八维方）西南其位申，阴气初盛，月出之地。其宿阴旦，其气清。经云：**清可祛热**。其方阴旦，黄芩、大枣、甘草、芍药属。"

张大昌先生从**空间**的角度解读，西南申位对应**小阴旦汤**。笔者从**时间**的角度解读，认为此处应该对应**大阴旦汤**。

大阴旦汤（小柴胡加芍药汤）的运气时空，从空间方位上，对应西南方**申位**，如同**太阴满月当空**；四时对应是十二地支、二十四山的申，是**秋天的第一个月，孟秋，七月**；二十四节气对应**立秋**。此时天地间的运气还带有夏**暑的火热之气**，与秋天的**燥气**相合，则为**燥热**，容易损伤人体阴液。从八纲辨证的角度，**大阴旦汤治疗燥热伤阴证**。小阴旦汤是治疗少阴君火太过为病的运气处方，大阴旦汤是**降阳、升阴**之方，是**以金降阳、以酸补阴**之方，是治疗少阳相火太过的运气处方。火克金，因此大阴旦汤也是治疗**金运不及**和**阳明燥金不及**的运气处方。

少阳相火是六气主气的第三气，公历 5 月 21 日至 7 月 22 日，小满、芒种、夏至、小暑，始于**小满**，止于**大暑**（大寒说）；或者公历 6 月 5 日至 8 月 6 日，芒种、夏至、小暑、大暑，始于**芒种**，止于**立秋**（立春说）。

金运是五运主运的第四运，公历 8 月 30 日至 11 月 10 日（大寒说），或者 9 月 11 日至 11 月 21 日（立春说）。

阳明燥金是六气主气的第五气，公历 9 月 23 日至 11 月 21 日，秋分、寒露、霜降、立冬，始于**秋分**，止于**立冬**（大寒说）；或者公历 10 月 8 日至 12 月 6 日，寒露、霜降、立冬、小雪，始于**寒露**，止于**小雪**（立春说）。

农历六月立秋是早立秋，七月立秋是晚立秋，民谚曰："**早立秋，凉飕飕；晚立秋，热死牛**。"2024 年的中伏时间为 7 月 25 日到 8 月 13 日，总共 20 天。民谚曰："**冷在三九，热在三伏**""**夏有三伏，热在中伏**"，这段时间是一年中最热的阶段。

晚立秋，金气不及，夏暑相火之气不退位，会导致**燥热伤阴证**。清代医家喻嘉言因此创立了**清燥救肺汤**。

可见，大阴旦汤的时空跨度非常之广，跨越了夏、秋、冬，以秋天的**立秋**为核心，向前至夏天的**立夏**，向后至冬天的**立冬**。立秋是"**鬼门**"，大阴旦汤"闭鬼门"。

小阴旦汤的运气时空核心是东南方巳位**立夏**，大阴旦汤的运气时空核心是西南方**申位立秋、处暑**。《月令七十二候集解》曰："立秋，七月节。立字解见春。秋，揪也。物于此而揪敛也……处暑，七月中。处，止也。暑气至此而止矣。"夏天的炎热起始于立夏，夏天的暑热结束于立秋、处暑。从小阴旦汤到大阴旦汤，完成了夏暑从始而终的全过程。

（清）黄元御《四圣心源·六气治法》曰："**柴胡芍药汤**。柴胡、黄芩、甘草、半夏、人参、生姜、大枣、白芍。"柴胡芍药汤是黄元御治疗**少阳相火太过为病**的运气处方，该方的药味与《辅行诀》**大阴旦汤**相同，也相当于《伤寒论》**小柴胡汤加芍药**。（商）伊尹→（汉）张仲景→（南朝）陶弘景→（清）黄元御，经典中医的心法数千年来薪尽火传，传承不绝。

根据运气学说，十二地支，东方甲乙寅卯木，西方庚辛申酉金，东西对冲包括寅申相冲、卯酉相冲，就是所谓的"**金木交战**"。《辅行诀》的治则是"**交互金木**"。金木交战，得土则和。交互金木，就是调和金木，必须用土。土包括中央土，戊己；四维土，辰戌丑未。因此大阴旦汤全方8味药包含了3味**甘土药**。

在此，有必要谈一下发生在日本的"**小柴胡汤事件**"。日本的研究发现，该方对于改善肝病患者的肝功能障碍有显著功效，厚生省于1994年正式认可并收入国家药典。津村顺天堂制成小柴胡汤颗粒制剂大批上市，一时成为肝病患者的首选药物，出现了百万肝病患者同服小柴胡汤的盛况。但不久即大量显现不良效应，至1999年正式报道的因小柴胡汤颗粒的副作用而发生的**间质性肺炎**188例，其中**22人死亡**。厚生省不得不紧急叫停，津村顺天堂在大发其财后破产，社长津村昭于2000年受审获刑。

"小柴胡汤致人死亡"的本质何在？不在小柴胡汤，而是在医学原理，在于错误地以西医原理使用中医方剂。关键在于背离中医原理，背离小柴胡汤的功效是治疗少阳病，热化证，或者少阳相火太过，燥热伤阴，阳明燥金不及。

## 八、火克金针刺法

《素问·刺法论》曰："少阳复布，则阳明不迁正……当刺手太阴之所流。"

《素问·本病论》曰："阳明不迁正，则暑化于前，肃于后，草木反荣。

民病寒热鼽嚏，皮毛折，爪甲枯焦，甚则喘嗽息高，悲伤不乐……**热化乃布，燥化未令，即清劲未行，肺金复病。**"

前已论证，大阴旦汤对应立秋，秋属金。根据运气学说，如果少阳相火不退位，则阳明燥金之气不迁正，秋季应凉而反热，发为天行热病。大阴旦汤正是"**秋老虎**"肆虐为害的大救星，以两味金中木柴胡、芍药，克制厥阴风木；以一味水中木黄芩，克制少阳相火；以三味甘土药，土中土人参、土中火大枣、土中火炙甘草坐镇中州，调和金木。

"当刺手太阴之所流"所溜（流）为荥，**手太阴肺经的荥穴是鱼际穴**，是针刺对付"**火克金**""**秋老虎**"的运气取穴法。

# 第五节　阳旦升阳，阴旦扶阴

大小阴旦汤和大小阳旦汤有共同的 4 味药基本方，即金中木**芍药**、木中火**生姜**、土中火**大枣**、土中火**炙甘草**。二旦汤基本方的 4 味药的主要作用是培育中土正气，体现了《辅行诀》"**交互金木，以土调和**""**既济水火，以土调和**"的理念。芍药与生姜金木对冲，得大枣、炙甘草之土则化合。大枣、炙甘草二者均为土中火，但是有所区别。**大枣**生于树上，其外皮色赤，得**天之阳气**。**炙甘草**生于地下，其根色赤，得**地之阳气**。中土兼具阴阳两性，从阳药则化阳，从阴药则化阴。

二旦基本方加**桂枝**为**小阳旦汤**，桂枝属木中木，作用趋势为"**升**"；再加黄芪、人参、饴糖为大阳旦汤，黄芪为土，对应"**阳**"，人参、饴糖为土，对应"**中**"，大小阳旦汤从中土以升阳。

二旦基本方加**黄芩**为**小阴旦汤**，黄芩属水中木，对应"**阴**"；再加柴胡、半夏、人参、为大阴旦汤，柴胡为金，半夏为火，二者作用趋势均为"**降**"；人参为土，对应"**中**"，大小阴旦汤从中土以降阳，**阳降而阴存，谓之"扶阴"**。

小阳旦汤、大阳旦汤以**桂枝（升）、黄芪（阳）**来升阳，小阴旦汤、大阴旦汤以**柴胡、半夏（降）、黄芩（阴）**来降阳而存阴、扶阴。大阳旦汤和大阴旦汤有一味共同的臣药——人参。人参属**土中土**，是土王，另外有**土精、地精**的别称。人参味甘，得辛味则化阳，得酸味则化阴，因此成为大阳旦汤和大阴旦汤中最重要的臣药。

阴阳二旦汤是二分法，一岁二分：阴阳各半岁，阳旦汤升阳，阴旦汤扶阴。

**小阳旦汤**应用周期从立冬至立夏，以立春为核心，开**人门**。

**大阳旦汤**应用周期从立秋至立春，以立冬为核心，开**天门**。

**小阴旦汤**应用周期从立春至立秋，以立夏为核心，闭**地户**。

**大阴旦汤**应用周期从立夏至立冬，以立秋为核心，闭**鬼门**。

阴阳二旦汤统领二十四节气中的立冬（天门）、立春（人门）、立夏（地户）、立秋（鬼门），每汤各统领 12 个节气。具体应用见表 4-5-1。

表 4-5-1 《辅行诀》二旦汤应用区间

| 《辅行诀》二旦汤 | 道家称谓 | 核心节气 | 应用区间 |
|---|---|---|---|
| 大阳旦汤 | 天门 | 立冬 | 立秋→立冬→立春 |
| 小阳旦汤 | 人门 | 立春 | 立冬→立春→立夏 |
| 小阴旦汤 | 地户 | 立夏 | 立春→立夏→立秋 |
| 大阴旦汤 | 鬼门 | 立秋 | 立夏→立秋→立冬 |

经典中医一元论三分法，阴阳一分为三——阴、阳、中。五运六气学说，五运包括木运、火运、土运、金运、水运，**以土运为中**；六气包括厥阴风木、少阴君火、少阳相火、太阴湿土、阳明燥金、太阳寒水，**以少阳相火和太阴湿土为中**。土运、土气是最根本的"中"。中国的传统文化以"**致中和**"为核心。《辅行诀》二旦汤辨证要点见表 4-5-2。

表 4-5-2 《辅行诀》二旦汤辨证要点

| 阳旦升阳<br>阴旦降阳扶阴 | 八纲辨证<br>脏腑经络辨证<br>气血津液辨证 | 六经辨证 / 六合辨证<br>运气辨证 / 时空辨证 |
|---|---|---|
| 小阳旦汤 | 寒证 | 立冬至立夏，以立春为核心 |
| | 表寒证 | |
| 《伤寒论》 | 里寒证 | 1 木运不及 |
| 桂枝汤 | 实寒证 | 2 厥阴风木不及 |
| | 虚寒证 | （厥阴病，寒化证） |
| | | 3 太阳寒水病，正化证（膀胱实寒） |

| 阳旦升阳<br>阴旦降阳扶阴 | 八纲辨证<br>脏腑经络辨证<br>气血津液辨证 | 六经辨证/六合辨证<br>运气辨证/时空辨证 |
|---|---|---|
| 正阳旦汤<br>《伤寒论》<br>小建中汤<br><br>大阳旦汤<br>《金匮要略》<br>黄芪建中汤加人参 | 脾气虚证<br>肺气虚证 | A 立秋至立春，以立冬为核心<br>B 四季：谷雨，大暑，霜降，大寒<br><br>1 太阴湿土不及<br>（太阴病，正化证）<br>2 太阴阴金不及<br>（太阴病，对化证）<br>3 太阳寒水病，正化证（膀胱实寒）<br>4 太阳寒水病，对化证（小肠虚寒） |
| 小阴旦汤<br><br>《伤寒论》<br>黄芩汤加生姜 | 热盛伤阴证 | 立春至立秋，以**立夏**为核心。<br>以**少阴君火**为核心。<br>1 火运太过<br>2 少阴君火太过，火热伤阴证<br>（少阴病，热化证）<br>3 春温 |
| 大阴旦汤<br><br>《伤寒论》<br>小柴胡汤加芍药 | 燥热伤阴证 | 立夏至立冬，以**立秋**为核心。<br>以**少阳相火**为核心。<br>1 火运太过<br>2 少阳相火太过，燥热伤阴证<br>（少阳病，热化证）<br>3 春温<br>4 金运不及<br>5 阳明燥金不及 |

　　**小阳旦汤**以立春（人门）为核心，治疗寒化证；**小阴旦汤**以立夏（地户）为核心，治疗热化证。**大阳旦汤**以立冬（天门）为核心，治疗太阳寒水病之寒证及太阴湿土脾不及、太阴阴金肺不及之虚证。**大阴旦汤**以立秋（鬼门）为核心，治疗少阳相火太过之燥热伤阴证。

第五章

# 青龙白虎，交互金木

## 第一节　小青龙汤

### 一、《辅行诀》小青龙汤等同于《伤寒论》麻黄汤

《说文解字》曰："青，东方色也。木生火，从生、丹。丹，青之信，言必然。""**龙，鳞虫之长**。能幽，能明，能细，能巨，能短，能长。**春分而登天，秋分而潜渊**。"

青龙又名**苍龙**，是东方的神兽，二十八星宿之**东方青龙七宿**。

龙的形象原本来自天上的星象，而非现实生物。冯时先生发现，如果以房宿距星作为连接点把东宫七宿诸星依次连缀的话，其所呈现的形象与甲骨文、金文"龙"字的形象完全相同。

东宫七宿依次为角、亢、氐、房、心、尾、箕。东宫之象为龙。龙在上古观象制度中乃是最重要的授时星象，这一形象实由角至尾六宿星官组成。角宿为龙角，亢宿为龙咽，氐宿为龙胸，房宿为龙腹，心宿为龙腰，尾宿为龙尾。

《辅行诀五脏用药法要》整订稿曰："**小青龙汤**，治天行发热，恶寒，汗不出而喘，身疼痛，脉紧者方。麻黄三两，杏仁半升，熬，打，桂枝二两，甘草一两半，炙。右方四味，以水七升，先煮麻黄，减二升，掠去上沫，次内诸药，煮取三升，去滓，温服八合。必令汗出彻身，不然，恐邪不尽散也。"

正邪交争，故"发热、恶寒"；寒邪收引，表实腠密，卫气不得泻越而郁滞，故"汗不出"；肺合皮毛，肺宣肃失常，甚则气逆，故"喘"。寒性收引，主痛，故"身疼痛，脉紧"。在《辅行诀》二旦四神方中，仅小青龙汤和小白虎汤两方论及**脉象**，小青龙汤证**脉紧**，小白虎汤证**脉洪大**。

《伤寒论·辨太阳病脉证并治》曰："太阳病，头痛发热，身疼腰痛，骨节疼痛，恶风，无汗而喘者，**麻黄汤**主之。麻黄汤方，麻黄三两，去节；桂

枝二两，去皮；甘草一两，炙；杏仁七十个，去皮尖。右四味，以水九升，先煮麻黄，减二升，去上沫，内诸药，煮取二升半，去滓，温服八合，覆取微似汗，不须啜粥，余如桂枝法将息。"

通过比较可见，《辅行诀》小青龙汤证和《伤寒论》麻黄汤证基本一致，两个处方的药味一致，药量的区别在于炙甘草是一两还是一两半，杏仁的半升和七十个是不是一致。

## 二、木中火　麻黄

《神农本草经》曰："麻黄，味苦，温。主中风伤寒头痛，温疟，发表出汗，去邪热气，止咳逆上气，除寒热，破症坚积聚。一名龙沙。生山谷。"

《名医别录·中品》曰："麻黄，微温，无毒。主治五脏邪气缓急，风胁痛，字乳余疾，止好唾，通腠理，疏伤寒头痛解肌，泄邪恶气，消赤黑斑毒。不可多服，令人虚。一名卑相，一名卑盐。生晋地及河东。立秋采茎，阴干令青。"

《本草纲目·草之四》曰："时珍曰，麻黄微苦而**辛**，性**热**而**轻扬**。僧继洪云，中牟有麻黄之地，冬不积雪，为泄内阳也……弘景曰，**麻黄疗伤寒，解肌第一药**……杲曰：轻可去实，麻黄、葛根之属是也。六淫有余之邪，客于阳分皮毛之间，腠理闭拒，营卫气血不行，故谓之实。二药轻清成象，故可去之。麻黄微苦，其形中空，阴中之阳，入足太阳寒水之经。其经循背下行，本寒而又受外寒，故宜发汗，去皮毛气分寒邪，以泄表实。若过发则汗多亡阳，或饮食劳倦及杂病自汗表虚之证用之，则脱人元气，不可不禁。好古曰：**麻黄治卫实之药，桂枝治卫虚之药**，二物虽为太阳证药，其实营卫药也。心主营为血，肺主卫为气。故**麻黄为手太阴肺之剂，桂枝为手少阴心之剂**。伤寒伤风而咳嗽，用麻黄、桂枝，即汤液之源也。时珍曰，**麻黄乃肺经专药**，故治肺病多用之。**张仲景治伤寒无汗用麻黄，有汗用桂枝**。"

麻黄是麻黄科植物草麻黄、木贼麻黄或中麻黄的草质茎。草麻黄的节明显，细长圆柱状，中空，直径 1～2mm。古人取象比类，麻黄中空之孔对应人体汗孔，可以开汗孔而解表。

规划教材《中药学》将麻黄归属于"**解表药**"中的"**发散风寒药**"，味辛，微苦，性温。归肺、膀胱经。功效为发汗解表，宣肺平喘，利水消肿。

《素问·六节藏象论》曰："肺者，气之本，魄之处也，其华在毛，其充在皮。"肺主皮毛，陶弘景称"**麻黄疗伤寒，解肌第一药**"，王好古称"**麻黄**

治卫实之药"，李时珍称**"麻黄乃肺经专药"**。麻黄在秋天采摘时色绿，晒干后才为黄色。根据《本草纲目》，麻黄色绿，味辛而轻扬，主升散，五行大类属木；《神农本草经》中记载麻黄**性温**，《本草纲目》中记载麻黄**性热**，有火性，五行小类属火，故属木中火。

徐小圃（1887—1959 年），上海市名医。徐氏擅用小青龙汤、麻杏石甘汤加减治疗小儿肺炎、哮喘，以麻黄宣肺平喘为主，依病情轻重选用生麻黄、水炙麻黄、蜜炙麻黄等炮制品，疗效卓著，故徐氏有**"徐麻黄"**之称。

## 三、金中火／金中土　杏仁

《神农本草经》曰："杏核仁，味甘，温。主咳逆上气，雷鸣，喉痹，下气，产乳，金创，寒心，奔豚。生川谷。"

《名医别录·下品》曰："杏核，味苦，冷利，有毒。主治惊痫，心下烦热，风气去来，时行头痛，解肌，消心下急，杀狗毒。一名杏子。五月采。其两仁者杀人，可以毒狗。花，味苦，无毒。主补不足，女子伤中，寒热痹，厥逆。实，味酸，不可多食，伤筋骨。生晋山。"

《本草纲目·果之一》曰："震亨曰，杏仁性热，因寒者可用……元素曰，杏仁气薄味浓，浊而沉坠，**降也**、阴也。入手太阴经。其用有三，润肺也，消食积也，散滞气也……好古曰，张仲景麻黄汤，及王朝奉治伤寒气上喘逆，并用杏仁者，为其利气、泻肺、解肌也。"

杏仁为蔷薇科植物山杏、西伯利亚杏、东北杏的干燥成熟种子。《神农本草经》言其"味甘"；《名医别录》言其"味苦"。味甘皆属土，味苦皆属水，那么杏仁的五行大类是属土还是属水？

杏仁归肺和大肠经，五行属金。张元素称其"浊而沉坠，降也"，金主**降**。《神农本草经》载杏仁"主治咳逆上气"，王好古称杏仁"利气、泻肺、解肌"。规划教材《中药学》将杏仁归属为**"止咳平喘药"**，功效为降气止咳平喘，润肠通便。"降气止咳平喘"对应**肺辛金**，"润肠通便"对应**大肠庚金**，故杏仁的五行大类属**金**。其五行大类依**功能**而定（类**大黄、牡丹皮**），而不是根据**五味**。杏仁性温，成熟于夏天，形似心，为**心果**，五行小类属火，故杏仁为**金中火**；另外，杏在春季未成熟之前为青色，在夏季成熟之后为黄色，称之为杏黄色，黄为土之色，同时杏仁味甘，故杏仁又为**金中土**。

杏仁在《辅行诀》小青龙汤中的用量是"半升"。按照汉代度量衡，1 升相当于现代 200mL，1 两折合现代 15.625g。有学者实测杏仁半升为 54g（合汉代 3.5 两), 与君药麻黄的用量基本相同。

杏仁在《伤寒论》麻黄汤的用量为"七十个, 去皮尖", 有学者实测 1 个杏仁重量为 0.3 ~ 0.4g, 70 个杏仁的重量为 21g ~ 28g (合汉代 1.5 ~ 2 两)。

综上, 杏仁在本方中用量为 1.5 ~ 3 两。《辅行诀》处方中的君药、臣药、佐药的用量比例是 3 : 3 : 1。故杏仁的用量是 1.5 两, 则是佐药; 若其用量是 3 两, 则是臣药。

桂枝、炙甘草, 详见第四章第一节。

## 四、小青龙汤方解

小青龙汤方解见表 5-1-1。

表 5-1-1　小青龙汤方解

| 方解 | 君药 | 辅臣药 | 监臣 / 佐药 | 化佐药 |
|---|---|---|---|---|
| 辅行诀<br>小青龙汤 | 麻黄<br>三两 | 桂枝<br>二两 | 杏仁<br>一两半至三两 | 炙甘草<br>一两半 |
| 两辛木<br>一酸金<br>一甘土<br><br><br>交互金木<br>得土则合<br>辛甘化阳 | 木中火<br><br>用味辛<br>辛温发散<br>开发腠理<br>发汗解表<br>宣肺平喘 | 木中木<br><br>用味辛<br>辛温发散<br>开发腠理<br>发汗解表 | 金中火<br>金中土<br>用味酸<br>解肌<br>降气<br>止咳平喘 | 土中火<br><br>用味甘<br>祛痰止咳<br>缓急止痛<br>调和诸药 |
| | 主于补泻者<br>为君 | 木生火<br>辅助君药 | 金克木<br>克我者为监 | 木克土<br>我克者为化 |

青龙为二十八星宿中的角、亢、氐、房、心、尾、箕七宿, 以诸宿合看, 其形象像龙而取名龙。古人观天象于**春分昏时**, 其时此七宿初见于东方, 东方属木, 对应春天, 春天草木皆青, 故青为春木之象征, 而于"龙"字前冠以"青"字而名之曰青龙。

《素问·阴阳离合论》曰:"太阳为开, 阳明为阖, 少阳为枢。"

风寒邪气侵袭人体肌表, 太阳不能开, 导致腠理闭塞, 汗孔开阖失司, 阖而不开则无汗, 后世中医称之为"**伤寒表实证**"。

《素问·阴阳应象大论》曰:"其有邪者, 渍形以为汗; **其在皮者, 汗而发之**; 其慓悍者, 按而收之; **其实者, 散而泻之**。"

对于伤寒表实证，治以辛温宣散，发汗解表，祛除风寒邪气，解除抑郁之卫气，方用小青龙汤。

《辅行诀》曰："青龙者，宣发之方，以麻黄为主。"

《张大昌医论医案集》曰："（四正方）东方卯，青龙汤，其气散，麻黄、甘草、杏仁、桂枝……（二综六类十二剂）轻可去闭，发营卫也。宣可去郁，通气血也。"

**《辅行诀》小青龙汤**等同于《伤寒论》麻黄汤。麻黄汤是仲景治疗**伤寒表实证**的代表方剂，其病机是风寒束表，营卫郁滞，肺失宣降。**发汗必需用辛味**，木中火麻黄，用味辛，前贤谓"麻黄疗伤寒，解肌第一药""麻黄治卫实之药""麻黄乃肺经专药"，《辅行诀》记载其"主于补泻者为君"，故麻黄为本方中君药，能够开通腠理，发汗解表，宣肺平喘。

木中木桂枝，用味辛，同样可以开发腠理，发汗解表；其五行大类木与麻黄相同，五行小类**木**相生麻黄的五行小类**火**，木生火，可以辅助君药麻黄，故桂枝为辅臣药。

金中火杏仁，金克木，五行金相克君药麻黄之木，克我者为监，故为监臣药。杏仁之金属性，能够肃降肺气；杏仁解肌配合麻黄、桂枝之宣发，宣发与肃降并行，而成止咳平喘之功效。

土中火炙甘草，用味甘，在本方中有四大作用。第一，甘草本身具有祛痰止咳的功效。第二，甘草能够缓急止痛，治疗表证中的"身疼痛"。第三，麻黄、桂枝之辛配合甘草之甘，辛甘化阳，可以温阳散寒。第四，甘草为"国老"，能够调和诸药。麻黄、桂枝之辛木，杏仁之酸金，金木原本对冲，因此交互金木，需要五行甘土药的调和。

全方辛甘发散为阳，以辛为主，如东方青龙，发散太阳寒邪，故名之曰小青龙汤。

## 第二节　大青龙汤

### 一、《辅行诀》大青龙汤等同于《伤寒论》小青龙汤

《辅行诀》曰："大青龙汤：治天行病，表不解，心下有水气，干呕，发

热而喘咳不已者方。麻黄去节，细辛、芍药、甘草炙、桂枝，各三两，五味子半升，半夏半升，干姜三两。右八味，以水一斗，先煮麻黄，减二升，掠去上沫。内诸药，煮取三升，去滓，温服一升，日三服。"

《伤寒论·辨太阳病脉证并治》曰："伤寒表不解，心下有水气，干呕，发热而咳，或渴，或利，或噎，或小便不利，少腹满，或喘者，**小青龙汤**主之。小青龙汤方：麻黄三两，去节，味甘温；芍药三两，味酸，微寒；五味子半升，味酸温；干姜三两，味辛热；甘草三两，炙，味甘平；桂枝三两，去皮，味辛热；半夏半升，汤洗，味辛，微温；细辛三两，味辛温。右八味，以水一斗，先煮麻黄，减二升，去上沫，内诸药，煮取三升，去滓，温服一升。"

通过对比，《辅行诀》大青龙汤与《伤寒论》小青龙汤的药味、剂量和煎服法完全一致。

## 二、木中金 细辛

《神农本草经》曰："细辛，**味辛**，**温**。主咳逆，头痛，脑动，百节拘挛，风湿，痹痛，死肌。久服明目，利九窍，轻身长年。一名小辛，生山谷。"

《名医别录·上品》曰："细辛，**无毒**。主温中，下气，破痰，利水道，开胸中，除喉痹，齆鼻风痫，癫疾，下乳结，汗不出，血不行，安五脏，益肝胆，通精气。生华阴。二月、八月采根，阴干。"

《本草纲目》曰："颂曰，**华州真细辛，根细而味极辛**，故名之曰细辛……当之曰：细辛如葵赤黑，一根一叶相连。颂曰，今处处有之，皆不及华阴者为真，其根细而极辛。"

规划教材《中药学》将细辛归属于"**解表药**"，功效解表散寒，祛风止痛，通窍，温肺化饮。《中药学》认为细辛有**辽细辛**和**华细辛**的区别。但是《本草纲目》强调"华阴细辛"为道地药材。即今陕西省华阴市（西岳华山）所产华细辛。

细辛味辛辣而麻舌，五行大类属木。细辛根细小而叶宽大，叶气通于肺，八月采根，得肺金之气，五行小类属金，故细辛属**木中金**。

《雷公炮炙论·上卷》曰："细辛……雷公云，凡使，一一拣去双叶，服之害人。须去头土了，用瓜水浸一宿，至明漉出，曝干用。"

植物大多一根多叶，但是细辛一根一叶，偶有一根两叶，古人只用一根一叶者入药。虽然古人早有忠告，但由于细辛资源一度不足，20世纪因资源短缺，细辛被盲目扩大了药用部位，人们将细辛的地上部分也拿来药用。1963 版《中国药典》规定细辛的药用部位为"带根全草"，此后众多中药的专著、教科书也沿用这种说法。

近年来，国际上出现了一个怪词：中草药肾病（Chinese herbs nephropathy）。中草药肾病特指因服用含有马兜铃酸的中药导致的肾损伤。须知，细辛属于**马兜铃科细辛属**的植物。全世界马兜铃科植物有 600 多种，中国有 86 种。并不是所有这个科的植物都含有马兜铃酸，同一种马兜铃科植物，也不是所有的部位都含有马兜铃酸。

香港浸会大学中医药学院**赵中振**教授的研究成果有三点结论：第一，马兜铃科植物中，马兜铃酸的含量以**关木通**最高，**青木香**、**马兜铃**、**寻骨风**、**广防己**次之，而细辛含马兜铃酸是最低的。第二，细辛的不同部位中，叶子中马兜铃酸的含量最高。**细辛的地上部分，尤其是叶子不能用**。这也验证了古人的说法，细辛应当只用其地下部分。第三，马兜铃酸几乎**不溶于水**。也就是说，细辛只能用水煎服，不能泡酒喝，也不能磨粉内服。

赵中振教授的实验报告有理有据，香港卫生署经过周密评估，于 2004 年6 月公布了马兜铃科中药材管理的新办法，规定细辛临床仍旧可以用，但不能用地上部分，只能用地下的根及根茎，而且只能用水煎服。同时，赵中振教授把实验资料和结果向国家食品药品监督管理部门呈报，并同时提供给《中国药典》做参考。他的建议得到了采纳，2005 年版《中国药典》将细辛的药用部位由"全草"改回"**根和根茎**"，从而结束了半个世纪以来误以细辛全草入药的混用历史。

医谚有云："细辛不过钱，过钱赛红矾。""细辛不过钱，过钱命相连。"《本草纲目·草之二》引用北宋**陈承**所说："细辛非华阴者不得为真。若单用末，不可过一钱。多则气闷塞不通者死，虽死无伤。近年开平狱中尝治此，不可不记。非本有毒，但不识多寡耳。"

细辛味极辛，如果仅用细辛，且用细辛粉末，有可能造成呼吸道平滑肌痉挛，严重者可以导致人窒息死亡，人死后外表没有明显的异常，故曰"虽死无伤"。

燕赵名医**刘沛然**先生，著有《细辛与临床附疑难重奇案七十三例》一书，其用 50 年的临床实践证明大剂量使用细辛临床效果佳且无毒。

《用药传奇：中医不传之秘在于量》的作者**王幸福**先生，临床使用细辛的用量以 10g 起步，以 5g 递增，最高用到 60g，未见不良反应。王幸福先生的宝贵经验是细辛需要**先煎**、**久煎**。现代药理研究发现，细辛含挥发油2.7%～3.0%，其中药用有效成分主要是**甲基丁香酚**（占60%），有毒成分是**黄樟醚**（占8%）。如果单以细辛研末冲服，仅4～5g即可出现胸闷、恶心、呕吐等不良反应，这与《本草纲目》所言"若单用末，不可过一钱，多则气闷塞不通者死"十分吻合。但若用作汤剂，因黄樟醚的挥发性胜于甲基丁香酚，所以经煎煮30分钟后，煎汁中还保存着一定量的有效成分甲基丁香酚，而有毒成分黄樟醚的含量经过久煮挥发，含量已大大下降，不足以引起中毒。故而，在大剂量用细辛时王幸福先生采用**先煎**、**久煎**的方法。实践证明，此法一不影响疗效，二不产生毒性，多年来从未出过临床事故。

## 三、金中土　五味子

《神农本草经》曰："五味子，味**酸**，温。主益气，咳逆上气，劳伤羸瘦，补不足，强阴，益男子精……生山谷。"

《名医别录·中品》曰："五味子，无毒。主养五脏，除热，生阴中肌。一名会及，一名玄及。生齐山及代郡。八月采实，阴干。"

（清）邹谢《本经疏证》曰："五味之皮肉，初酸后甘，甘少酸多；其核先辛后苦，辛少苦多；然俱带咸味，大约五味咸具之中，**酸为胜**，苦次之。而生苗于春，开花于春夏之交，结实于秋，是发于木，盛于火，告成于金也。气告成于金，酸味乃胜，是肺媾于肝也，肺媾于肝，肝因媾肺而至脾，脾仍合肺以归肾，是具足三阴之气收之以降，阴亦随之矣。"

规划教材《中药学》将五味子归类为**"收涩药"**中的**"敛肺涩肠药"**，功效为收敛固涩，益气生津，补肾宁心。

五味子以五味俱全而得名，其果肉以**酸**为主，故五行大类属**金**；五味俱全就具有脾土兼容并蓄的特点，其又含甘味，故五行小类属**土**，为金中土。五味俱全属脾土，火土一家，其果肉和核都有咸味，故另一种五行互含属性以火为五行大类，核之辛味属木为五行小类，故又为**火中木**。《本经疏证·卷四》谓五味子："生青熟红紫，中有核似猪肾。"故该药又有肾水之象，果真是五行俱全。

五味子五味俱全，其收敛固涩的功效是针对五脏，并不仅仅限于肺、肠。因此，《辅行诀》12首脏腑补方中，小补肝汤、大补肝汤、大补心汤、大补脾汤、小补肺汤、大补肺汤、大补肾汤，这7首**补**方使用五味子，占比

58.3%，与姜、甘草同为核心药。五味子是多面手，是药中良相。

《张大昌医论医案集》曰："正气虚者，二剂，一补剂，二塞剂。补剂，**补可祛弱**，益精气也……塞剂，**塞可固脱**，秘水谷之气……塞可止脱，固谷气也。补可祛弱，助元气也。"对于虚证患者，往往**补法**和**塞法**同用，效果才更佳。

关于五味子的用量。陶弘景《本草经集注》曰："云某子一升者，其子各有虚实轻重。不可通以秤准。皆取平升为正。"《伤寒论》小青龙汤"五味子半升"，《辅行诀》大青龙汤"五味子半升"。现代开具中药处方，容量单位需要转换为现行重量单位。《辅行诀》12 首脏腑补方，五味子用作臣药，皆为三两；五味子用作佐药，皆为一两。"五味子半升"折合现代 30g，约为**汉代 2 两**。

## 四、桂枝，干姜，芍药，炙甘草，半夏

详见第四章第一节和第四节。

## 五、大青龙汤方解

大青龙汤方解见表 5-2-1。

表 5-2-1 大青龙汤方解

| 方解一 | 君药 | 辅臣药 | 辅臣药 | 辅臣药 | 监臣药 | 监臣药 | 子臣药 | 化臣药 |
|---|---|---|---|---|---|---|---|---|
| 大青龙汤 | 麻黄<br>三两 | 桂枝<br>三两 | 干姜<br>三两 | 细辛<br>三两 | 芍药<br>三两 | 五味子<br>二两 | 半夏<br>三两 | 炙甘草<br>三两 |
| 四辛木<br>二酸金<br>一咸火<br>一甘土<br><br>交互<br>金木<br><br>得土<br>则合 | 木中火<br>用味辛<br><br>辛温发散<br>宣发腠理<br>发汗解表<br>宣肺平喘<br><br>主于补泻<br>者为君 | 木中木<br>用味辛<br><br>木生火<br>辅助<br>麻黄<br><br>助我者<br>为辅 | 木中水<br>用味辛<br><br>水生木<br>辅助<br>桂枝<br><br>助我者<br>为辅 | 木中金<br>用味辛<br><br>金生水<br>辅助<br>干姜<br><br>助我者<br>为辅 | 金中木<br>用味酸<br><br>金克木<br>金肃降<br>酸收敛<br><br>克我者<br>为监 | **金中土**<br>用味酸<br><br>金克木<br>金肃降<br>酸收敛<br><br>克我者<br>为监 | 火中火<br>火中木<br>用味咸<br>木生火<br>薪火相生<br><br>我生者<br>为子 | 土中火<br>用味甘<br><br>木克土<br>缓急止痛<br>调和诸药<br>祛痰止咳<br><br>我克者<br>为化 |

续表

| 方解二 | 君药 | 辅臣药 | 辅臣药 | 辅臣药 | 监臣药 | 子臣药 | 子臣药 | 化臣药 |
|---|---|---|---|---|---|---|---|---|
| 大青龙汤 | 麻黄三两 | 桂枝三两 | 干姜三两 | 细辛三两 | 芍药三两 | 半夏三两 | 五味子二两 | 炙甘草三两 |
| 四辛木二酸金一咸火一甘土<br><br>交互金木 | 木中火用味辛<br><br>辛温发散宣发腠理发汗解表宣肺平喘 | 木中木用味辛<br><br>木生火辅助麻黄 | 木中水用味辛<br><br>水生木辅助桂枝 | 木中金用味辛<br><br>金生水辅助干姜 | 金中木用味酸<br><br>金克木金肃降酸收敛 | 火中火火中木用味咸<br><br>木生火薪火相生 | 火中木用味咸<br><br>木生火薪火相生辅助半夏 | 土中火用味甘<br><br>木克土缓急止痛调和诸药祛痰止咳 |
| 得土则合 | 主于补泻者为君 | 助我者为辅 | 助我者为辅 | 助我者为辅 | 克我者为监 | 我生者为子 | 我生者为子 | 我克者为化 |

《素问·阴阳应象大论》曰："其有邪者，渍形以为汗；**其在皮者，汗而发之……其实者，散而泻之**。"

《辅行诀》**大青龙汤**等同于《伤寒论》**小青龙汤**。从现代解读《伤寒论》经方的角度，本证属于外感风寒，内有寒饮，本方被誉为"**咳喘圣方**"。邪在皮肤，腠理闭塞，当以辛味发汗。木中火麻黄、木中木桂枝、木中水干姜、木中金细辛这四味**辛木药**，辛温发散，宣发腠理，发汗解表。

《辅行诀》曰："青龙者，宣发之方，以**麻黄**为主。"

《辅行诀》小青龙汤、大青龙汤，《伤寒论》麻黄汤、小青龙汤，均以麻黄为君药。《辅行诀》曰"主于补泻者为君。"麻黄的宣发作用在四味辛木药中最为重要，因此是君药。

细辛→干姜→桂枝→麻黄，这四味药的五行小类依次形成了金生水→水生木→木生火，**逐次相生**的五行辅助模式。相对于君药麻黄，"汤液经法图"助我者为辅，细辛、干姜、桂枝，均属辅臣药。

金中木芍药，金中土五味子，这二味酸金药补肺金，加强肺的肃降作用，与四味辛木药的宣发相反相成。四味辛木药宣发，两味酸金药肃降，宣降结合，调畅气机，此所谓"**交互金木**"。相对于君药麻黄，芍药、五味子的五行大类属性对于麻黄是相克的，金克木。"汤液经法图"克我者为监，芍药、五味子是监臣药。如果根据五味子的另外一个五行互含属性，火中木，五味子与君药麻黄的五行关系是木生火，麻黄生五味子，"汤液经法图"我生者为子，则为方解二，五味子是子臣药。

半夏，味辛，性温。《辅行诀》药精属性，半夏既为**火中木**，味辛可以宣发腠理，发汗解表；又为**火中火**，是火王，性温，可以温化水饮，治疗"心下有水气"。木生火，半夏以火王的身份补火，木火同补，薪火相生。徐大升《五行相生相克宜忌》曰："强木得火，方泄其英。"半夏的五行大类火与君药麻黄的五行大类木的关系是木生火，麻黄生半夏。"汤液经法图"我生者为子，因此，半夏为子臣药。

关于处方中半夏和五味子的用量，《辅行诀》大青龙汤和《伤寒论》小青龙汤是一样的，"五味子半升，半夏半升"。郝万山先生将半夏半升折合现代50g，柯雪帆教授实测**半夏半升约42g**，约为**汉代3两**；五味子半升折合**现代30g**，约为**汉代2两**。

土中火炙甘草，祛痰止咳，辅助半夏。甘草味甘，甘为辛之化味，可以缓急止痛。甘草为国老，可以调和诸药。甘草的五行大类土与麻黄的五行大类木的关系是木克土，麻黄克甘草。"汤液经法图"我克者为化，故甘草为化臣药。

全方辛甘发散为阳，以辛木药为主，如东方青龙，外散太阳寒邪，内除心下水饮，使得不退位的太阳寒水之寒气、水气均消退无踪，其功效比小青龙汤更为强大，故称大青龙汤。

值得一提的是，医圣仲景对《汤液经法》做了变化，《伤寒论》大青龙汤引入了西方白虎肃降之君药生石膏，成为治疗**表寒里热证**的**表里双解**经典名方，是《汤液经法》"**交互金木**"的另外一重变化。

**青龙汤歌诀**

行云布雨小青龙，麻桂杏草辛散功。

大青龙汤化痰饮，姜辛芍味夏晴空。

## 六、大小青龙汤运气解

《说文解字》曰："**龙，鳞虫之长**。能幽，能明，能细，能巨，能短，能长；**春分而登天，秋分而潜渊**。"

青龙为二十八宿星中角、亢、氐、房、心、尾、箕七宿，以诸宿合看，其形象像龙而取名龙。古人观天象于**春分昏时**，其时此七宿初见于东方，东方属木，对应春天，春天草木皆青，故青为春木之象征，而于"龙"字前冠以"青"字而名之曰青龙。

《辅行诀》曰:"青龙者,宣发之方,以麻黄为主。"

《张大昌医论医案集》曰:"(四正方)东方甲乙木,其季春,其位卯,其神勾芒,其兽青龙,其宿角、亢、氐、房、心、尾、箕。其气散,其剂轻。经云,轻可祛实(一云闭,邪气闭实也)。其方青龙,麻黄、甘草、杏仁、桂枝属。"

《辅行诀》小青龙汤全方4味药,两辛木、一酸金、一甘土。大青龙汤全方8味药,四辛木、二酸金、一咸火、一甘土。两个处方都是以补益辛木、宣通发散、解表散寒为主要功效。

二旦汤是**四隅方**(八维方),**四神汤**是四正方。青龙汤的时空对应,张大昌先生将其空间对应在**正东方**;四时对应十二地支、二十四山的卯,是春天的第二个月,**仲春**,农历二月;二十四节气对应**惊蛰**、**春分**,以**春分**为核心,向前可至立春,向后可至立夏,横跨整个春天,初气**厥阴风木**和二气少阴君火。青龙汤为宣发之方,小青龙汤、大青龙汤如同正东方卯位之神兽青龙,在春天,行云布雨,润泽万物,霹雳行火,祛散寒邪。小青龙汤对应**惊蛰**、**春分**,霹雳雷鸣;大青龙汤对应**清明**、**谷雨**,春雨润泽。

桂林古本《伤寒杂病论·伤寒例第四》曰:"春气温和,夏气暑热,秋气清凉,冬气冰冽,此则四时正气之序也。冬时严寒,万类深藏,君子周密,则不伤于寒。触冒之者,则名伤寒耳。其伤于四时之气,皆能为病。以伤寒为病者,以其最盛杀厉之气也。中而即病者,名曰**伤寒**;不即病,寒毒藏于肌肤,至春变为**温病**,至夏变为暑病。暑病者,热极重于温也。是以辛苦之人,春夏多温热者,皆由冬时触寒所致,非时行之气也。**凡时行者,春时应暖而反大寒;夏时应热而反大凉;秋时应凉而反大热;冬时应寒而反大温。此非其时而有其气,是以一岁之中,长幼之病多相似者,此则时行之气也。**夫欲候知四时正气为病,及时行疫气之法,皆当按斗历占之。"

春温、夏热、秋凉、冬寒为地球上的"四时正气",也就是地球南温带和北温带的正常气候。根据五运六气学说,这是**主运和主气**主导的正常变化。而在**客运和客气**的作用下,地气发生异常变化,张仲景称之为"时行",陶弘景称之为"**天行**",都属于"非其时而有其气"。青龙汤证,就是"**春时应暖而反大寒**",民俗称之为"**倒春寒**"。

《素问·本病论》曰:"**厥阴不迁正**,即风暄不时,花卉萎瘁,民病淋溲,目系转,转筋喜怒,小便赤。**风欲令而寒由不去**,温暄不正,春正失时……所谓不退者,即天数未终,即天数有余,名曰复布政,故名曰再治天也,即天令如故而不退位也。"

《素问·刺法论》曰："辰戌之岁，天数有余，故太阳不退位也，寒行于上，凛水化布天，当刺足少阴之所入。"

春天本应温暖，若反而寒冷，俗称"**倒春寒**"，则易发为天行病（时行病）。根据运气学说，"倒春寒"最容易发生在辰戌太阳寒水太过之岁，"风欲令而寒由不去"，太阳寒水之气不退位，导致春天厥阴风木之气不迁正，即冬寒不去，则春温不来，应温而反寒。治之以小青龙汤、大青龙汤。

外感天行病，小青龙汤证，从八纲辨证的角度属于**表实寒证**，从六经辨证的角度属于**伤寒表实证**，或者根据运气学说，称为**太阳病，正化证**。

《辅行诀》曰："大青龙汤，治天行病，表不解，心下有水气，干呕，发热而喘咳不已者方。"寒邪外束，在表阳气不能正常输布，故发热恶寒；在内人体温化之力不足，则水湿停而为饮，水饮停留在心下，即胃脘部，影响胃气升降则干呕。《灵枢·经脉》曰："肺手太阴之脉，起于中焦，下络大肠，还循胃口，上膈属肺。"寒邪从肺经上循犯肺，故喘咳。

大青龙汤所治天行病，与小青龙汤一样，同样是"倒春寒"，**太阳寒水之气不退位，导致春季厥阴风木之气不迁正**，应温而反寒所导致。二者的区别在于，小青龙汤证仅有风寒表实证，而大青龙汤证是风寒表实证，兼内有痰饮，即《伤寒论》所谓的"伤寒表不解，心下有水气"。大青龙汤证比小青龙汤证更严重、更复杂。简单来说，小青龙汤证的核心是一个字"寒"，大青龙汤证的核心是两个字"寒"和"饮"。再加上《伤寒论》的五苓散，就把**太阳寒水**的"寒"和"水"两个字都占全了。

总之，《辅行诀》外感天行病，大青龙汤证，从八纲辨证的角度属于**表实寒证**，从六经辨证的角度属于**伤寒表实证**，兼内有水饮，具体见表5-2-2。

表5-2-2　大小青龙汤辨证

| | 八纲辨证 | 六经辨证<br>六合辨证 | 运气辨证<br>时空辨证 |
|---|---|---|---|
| 小青龙汤<br><br>《伤寒论》麻黄汤 | 表实寒证 | 伤寒表实证<br>（寒）<br><br>太阳病<br>寒化证 | 立春至立夏<br>以**春分**为核心<br><br>倒春寒<br>太阳寒水不退位<br>厥阴风木不迁正<br>少阴君火不迁正 |

续表

| | 八纲辨证 | 六经辨证<br>六合辨证 | 运气辨证<br>时空辨证 |
|---|---|---|---|
| 大青龙汤<br><br>《伤寒论》小青龙汤 | 表实寒证 | 伤寒表实证<br>兼内有水饮<br>（寒＋饮）<br><br>太阳病<br>寒化证 | 立春至立夏<br>以谷雨为核心<br><br>倒春寒<br>太阳寒水不退位<br>厥阴风木不迁正<br>少阴君火不迁正 |

2019 年的新型冠状病毒感染期间，民间最紧俏的商品就是**口罩**，医院最紧俏的医疗器械就是**呼吸机**。其实，中医也有类似"呼吸机"功能的方剂，就是以《辅行诀》大小青龙汤为代表的能够宣肺解表的方剂。汗孔，又名"**玄府**""**鬼门**"。《素问·汤液醪醴论》曰："**开鬼门，洁净府**。"开鬼门就是宣肺解表，洁净府就是开膀胱、利小便，这是人体排毒的两个重要渠道。

## 七、青龙配穴法

《素问·刺法论》曰："**太阳复布，即厥阴不迁正**，不迁正气塞于上，当泻足厥阴之所流……**辰戌之岁**，天数有余，故**太阳不退位**也，寒行于上，凛水化布天，当刺足少阴之所入。"

《难经·六十八难》曰："经言所出为井，所流为荥，所注为俞，所行为经，所入为合。"

针对太阳不退位、厥阴不迁正，《内经》给出了运气针法"当泻足厥阴之所流"，以泻法针刺肝经的荥穴**行间**；"当刺足少阴之所入"，针刺肾经的合穴**阴谷**。行间穴配阴谷穴，命名为**青龙配穴法**。

## 第三节　小白虎汤

### 一、小白虎汤等同于《伤寒论》白虎汤

《说文解字》曰："白，西方色也。阴用事，物色白。从入，合二。二，

阴数。""虎，山兽之君。从虍，虎足象人足。象形。"

白，代表西方的颜色。古代办丧事，物品都要用白色，以祈死者的灵魂安详归西。字形采用"人、二"会义。二是阴数。虎是百兽之王。

（晋）《中兴征祥说》曰："王者仁而不害，则白虎见。白虎者，**仁兽**也。虎而白色，缟身如雪，无杂毛，啸则风兴。昔召公化行陕西之国，驺虞应焉。"

白虎是西方的神兽、仁兽，二十八星宿之西方白虎七宿。

《史记·天官书》曰："参为白虎。三星直者，是也为衡石。下有三星，兑，曰罚，为斩艾事。其外四星，左右肩股也。小三星隅置，曰觜觿，为虎首，主葆旅事。"张守节《正义》曰："觜三星，参三星，外四星为实沈。"

西宫七宿依次为奎、娄、胃、昴、毕、觜、参，兼含中外星官共五十四官。西宫之象为白虎，西宫的授时主星为觜、参两宿，觜参两宿和伐星组成虎象。**觜宿**为西方白虎第六宿，共 16 颗星，包括 3 个星官（觜、座旗、司怪）。**参宿**为西方白虎第七宿，共 25 颗星，包括 6 个星官（参、玉井、屏星、军井、厕、屎）。**参星**是指**参宿**三星，也就是西方**猎户座的腰带**三星，参宿一，二，三（猎户 delta，epsilon，zeta）组成了猎人的腰带。

《辅行诀五脏用药法要》整订稿曰："**小白虎汤**，治天行热病，大汗出不止，口舌干燥，饮水数升不已，脉**洪大**者方。石膏如鸡子大，绵裹，打；知母六两；甘草二两，炙；粳米六合。右四味，先以水一斗，熬粳米，熟讫，去米，内诸药，煮取六升，温服二升，日三服。"

秋天外感天行热病，燥热邪气侵犯人体，逼迫津液蒸腾于外，津液大伤，故"大汗出不止，口舌干燥，饮水数升不已"；邪热炽盛，经气沸腾，鼓搏脉道，故"脉洪大"。在二旦四神方中，仅小青龙汤和小白虎汤两方论及脉象，小青龙汤证脉**紧**，小白虎汤证脉**洪大**。

《伤寒论·辨太阳病脉证并治》曰："伤寒脉浮滑，此表有热、里有寒，**白虎汤**主之。白虎汤方，知母六两；石膏一斤，碎；甘草二两，炙；粳米六合。右四味，以水一斗，煮米熟，汤成，去滓，温服一升，日三服。"

可见，《辅行诀》小白虎汤与《伤寒论》白虎汤的药味基本相同，仅有生甘草和炙甘草的区别，关于这一点，笔者将在后文论述，本方应该使用**生甘草**，而非炙甘草。药量方面，需要确认《辅行诀》小白虎汤"石膏如鸡子大"到底重量是多少，以及与《伤寒论》白虎汤"石膏一斤"的关系。

## 二、土中金　石膏

《神农本草经》曰："石膏，**味辛，微寒**。主中风寒热，心下逆气惊喘，口干舌焦不能息，腹中坚痛，除邪鬼，产乳，金创。生山谷。"

《名医别录·中品》曰："石膏，**味甘，大寒**，无毒。主除时气，头痛，身热，三焦大热，皮肤热，肠胃中鬲热，解肌，发汗，止消渴，烦逆，腹胀，暴气喘息，咽热，亦可作浴汤。一名细石，细理白泽者良，黄者令人淋。生齐山及齐卢山、鲁蒙山，采无时。"

《本草纲目·金石之三》曰："石膏味甘而辛，本阳明经药，阳明主肌肉。其甘也，能缓脾益气，止渴去火。其辛也，能解肌出汗，上行至头，又入太阴、少阳……元素曰：**石膏性寒，味辛而淡，气味俱薄，体重而沉，降也，阴也，乃阳明经大寒之药**。善治本经头痛牙痛，止消渴中暑潮热。然能寒胃，令人不食，非腹有极热者，不宜轻用。又阳明经中热，发热恶寒燥热，日晡潮热，肌肉壮热，小便浊赤，大渴引饮，自汗，苦头痛之药，仲景用白虎汤是也。"

规划教材《中药学》记载："石膏，味甘、辛，大寒。归肺、胃经。功效：生用清热泻火，除烦止渴。煅用收湿，生肌，敛疮，止血。"

石膏有生石膏和煅石膏的区别。从化学成分上来看，《中国药典》规定生石膏含有的**含水硫酸钙**（$CaSO_4 \cdot 2H_2O$）不得少于95.0%，煅石膏含**硫酸钙**（$CaSO_4$）不得少于92.0%。可见，生石膏和煅石膏的关键区别是是否含结晶**水**！水克火，含水才能清热！因此，内服石膏以清热泻火，必须使用**生石膏**，不是煅石膏。

**湖北省应城市**被誉为"**膏都盐海**"，石膏以应城地区出产者最佳。明嘉靖年间，湖北应城发现石膏矿，开始大规模开采。位于应城市城关镇李家河的应城石膏矿第一分矿旧址目前是湖北省文物保护单位。

石膏，**味甘**，五行大类属土。**色白**，属金；矿物药，**质重而沉**，主**降**，属金，五行小类属金，故石膏为土中金。石膏，**性微寒**，不是大寒，因此清热泻火需要大量服用。衣之镖先生在《药性探真》一书中将石膏的五行属性归属土中金。

笔者还有另外一种解读，即石膏的五行属性是**金中土**。这样的归属类似于衣之镖先生对大黄、牡丹皮的解读，即不是根据常规，以"**五味**"来归属石膏的五行大类，而是根据**功效**。石膏的主要功效是清热泻火，除烦止渴，这种作用不是主要基于性寒而清热，而是质地沉重而降阳，阳降则阴升，从而泻火止渴。

《辅行诀》曰："白虎者，收重之方，以石膏为主。"小白虎汤的君药是石膏。石膏，作为金石类药物的代表，质重沉降，得金秋肃杀之气，**肃降手太阴肺辛金和手阳明大肠庚金**。手太阴肺经的经脉"肺手太阴之脉，起于中焦，下络大肠，还循胃口，上膈属肺"，肺经（阴金，湿金）和大肠经（阳金，燥金）相表里，经脉循行又与胃密切相连，石膏清**肺**热的同时也清理了**胃和大肠之热**。

中药有"四大金刚"的说法，**治疗大虚证是人参，大实证是大黄，大寒证是附子，大热证是石膏。石膏清热第一**，是**对症治疗**，不是辨证论治，无论是寒证发热还是热证发热，均可使用石膏，只需做不同的配伍即可。

关于石膏的用量，《辅行诀》小白虎汤是"石膏如鸡子大"。小白虎汤的知母用量是 6 两，根据《辅行诀》药物剂量规律，君药石膏的用量不会少于臣药知母的 6 两，也就是说**"石膏如鸡子大"**，应该也折算为**汉制 6 两**。

**范吉平**先生的《经方剂量揭秘》"石膏如鸡子大"折算剂量为 50g～60g，相当于**汉制 4 两**。《伤寒论》小青龙加石膏汤是"石膏二两"，大青龙汤、厚朴麻黄汤的用量是"石膏如鸡子大"，这些处方治疗**寒热错杂证**，用量较小。风引汤是"石膏六两"，麻黄杏仁甘草石膏汤是"石膏半斤"，白虎汤是"石膏一斤"，白虎加人参汤是"石膏一斤"，白虎加桂枝汤是"石膏一斤"，竹叶石膏汤是"石膏一斤"，这些处方治疗**热证**，用量很大。

**张锡纯**（1860—1933 年），被誉为中医近代第一人，是中西医汇通学派的代表人物之一，善用石膏，被称为**"张石膏"**。

**孔伯华**（1884—1955 年），近代京城四大名医之一，擅长使用石膏，有**"石膏孔"**的美誉。

## 三、土中金　粳米

《素问·脏气法时论》曰："毒药攻邪，五谷为养。"

五谷是"稻（水稻、俗称大米）、黍（俗称黄米）、稷（又称粟，俗称小米）、麦（小麦，面粉）、菽（豆）"。稻米是五谷之首，包括籼米、糯米和粳米三大类。

**籼米**，粒型长而窄，黏性较差，我国南方、印度、泰国等地种的**旱稻**出产的就是籼米，籼米通常不入药。

糯米，我国北方多称**江米**，黏性强，**粽子**、**元宵**、**汤圆**就是用糯米制作的。《本草纲目·谷之一》曰："颖曰，糯米缓筋，令人多睡，其性懦也……时珍曰，糯米性温，酿酒则热，熬饧尤甚，故脾肺虚寒者宜之……时珍曰，糯性黏滞难化，小儿、病患最宜忌之。"糯米性黏滞，难以消化，不适合病患；性温，不利于实热证，适合于**虚寒证**。农历五月初五端午节吃**粽子**，农历正月十五元宵节，北方人喜吃**元宵**，南方人喜吃**汤圆**；用糯米制作的粽子、元宵、汤圆都是节令食物，并不适合长期食用。

**粳米**，我国北方种的**水稻**出产的就是粳米，尤其**东北三省黑土地**上出产的粳米质量最好。粳米米粒短而圆，黏性强，口感好，尤其适合于**熬粥**。因此，清代医家王孟英《随息居饮食谱》称赞："粳米甘平，宜煮粥食。**粥饭为世间第一补人之物**。"

医圣仲景善用粳米。《伤寒论》桂枝汤的服法："服已，须臾，啜热稀粥一升余，以助药力。"这里的粥就是用粳米熬制而成。由桂枝汤演化而来的桂枝加桂汤、桂枝去桂加茯苓白术汤、桂枝去芍药汤、桂枝去芍药加附子汤、桂枝加附子汤、桂枝加厚朴杏子汤，这六个处方注明"余依前法"，就是说也要和桂枝汤一样，服药后再喝由**粳米**熬制的**热稀粥**。

《伤寒论》白散、四逆散、五苓散、牡蛎泽泻散，这 4 个方剂均用"白饮和，服方寸匕"，**白饮**就是**粳米汤**。

《伤寒论》白虎汤"粳米六合"，竹叶石膏汤"粳米半升"，《金匮要略》白虎加桂枝汤"粳米二合"，白虎加人参汤"粳米六合"，麦门冬汤"粳米三合"，附子粳米汤"粳米半升"，桃花汤"粳米一升"，在这 7 首处方中，粳米不是可有可无的点缀，而是非常重要的药物组成。

"粳米六合"或者"粳米半升"是使用**容量**单位。现代开具中药处方需要使用**重量**单位。汉代 1 升等于 10 合，1 升相当于现代 200mL，6 合等于 120mL。范吉平先生《经方剂量揭秘》粳米 1 升折算为 160g，则 **6 合是 96g**，也相当于**汉代 6 两**。

粳米的五行互含属性应该如何确定？

《名医别录·下品》曰："粳米，味甘、苦，平，无毒。主益气，止烦，止泄。"

《本草纲目·谷之一》曰："好古曰，《本草》言粳米益脾胃，而张仲景白虎汤用之入肺。以味甘为阳明之经，色白为西方之象，而气寒入手太阴也。"

笔者认为，**粳米**，出于**水稻**，**味甘**，五行大类属土；色白，属金，故属土中金。籼米，出于旱稻，带有火之气，属于土中火。糯米，性黏腻，具有湿之气，属于土中土。

## 四、土中金　生甘草

甘草，详见第四章第一节。根据《辅行诀》五行互含药精，炙甘草属土中火，生甘草属土中金。《辅行诀》手抄本中小白虎汤使用的是炙甘草。但是，笔者根据《辅行诀》的用药规律，认为现代手抄本有误。陶弘景与张仲景一样，白虎汤均使用土中金生甘草。理由如下：第一，小白虎汤的根本目的是补金和泻火，而土中火炙甘草，性温不利于泻火，其五行小类火克金。而土中金生甘草，性凉，善于清热泻火。而且方中三味甘土药都是土中金，土生金，更利于补金。第二，《辅行诀》小白虎汤等同于《伤寒论》白虎汤，张仲景用生甘草。

## 五、水中金　知母

《神农本草经》曰："知母，味苦，寒。主消渴热中，除邪气，肢体浮肿，下水，补不足，益气。"

《名医别录·中品》曰："知母，无毒。主治伤寒久疟烦热，胁下邪气，膈中恶，及风汗内疸。多服令人泄。"

《本草纲目·金石之三》曰："杲曰，知母入足阳明、手太阴。其用有四，泻无根之肾火，疗有汗之骨蒸，止虚劳之热，滋化源之阴。仲景用此入白虎汤治不得眠者，烦躁也。烦出于肺，躁出于肾。君以石膏，佐以知母之苦寒，以清肾之源；缓以甘草、粳米，使不速下也。"

规划教材《中药学》中，知母归属"清热泻火药"，味苦、甘，性寒。归肺、胃、肾经。功效为清热泻火，滋阴润燥。

知母主产于北方各省，以河北省产量最大且质优，尤其保定市易县产品根茎肥大，质坚，色白，柔润，嚼之发黏，为上品，故有"西陵知母"的称谓，是道地药材。

笔者认为：知母，味苦，性寒，五行大类属水；归经手太阴肺辛金，色白，五行小类属金，故知母属水中金，与竹叶的五行互含属性相同。

## 六、小白虎汤方解

小白虎汤方解一见表5-3-1，方解二见表5-3-2。

表 5-3-1 小白虎汤方解一

| 方解一 | 君药 | 辅臣药 | 辅佐药 | 化臣药 |
|---|---|---|---|---|
| 辅行诀<br>小白虎汤 | 石膏<br>鸡子大<br>六两 | 粳米<br>六合<br>六两 | 生甘草<br>二两 | 知母<br>六两 |
| 三甘土<br>一苦水<br>水土合德 | 土中金<br>用味甘<br>相须 | 土中金<br>用味甘<br>相须 | 土中金<br>用味甘<br>相须 | 水中金<br>用味苦 |
| 补金之母<br>培土生金 | 土生金<br>虚者补其母 | 土生金<br>虚者补其母 | 土生金<br>虚者补其母 | 金生水<br>水为金之子<br>子能令母实<br>虚者补其子 |
| 补金之子<br>金水相生 | | | | |

表 5-3-2 小白虎汤方解二

| 方解二 | 君药 | 母臣药 | 母佐药 | 子臣药 |
|---|---|---|---|---|
| 辅行诀<br>小白虎汤 | 石膏<br>鸡子大<br>六两 | 粳米<br>六合<br>六两 | 生甘草<br>二两 | 知母<br>六两 |
| 一酸金<br>二甘土<br>一苦水 | 金中土<br>用味酸 | 土中金<br>用味甘 | 土中金<br>用味甘 | 水中金<br>用味苦 |
| 金沉降阳<br>培土生金<br>金水相生<br>水土合德 | 金补金<br>质重沉降<br>降阳而生阴 | 土生金<br>培土生金<br>相使 | 土生金<br>培土生金<br>相使 | 金生水<br>金水相生<br>虚者补其子 |

《素问·阴阳离合论》曰："太阳为开，**阳明为阖**，少阳为枢。"

阳明病，实热证，热邪迫津外泄，不能闭阖，则阳明燥金肃降不及。

《素问·天元纪大论》曰："**阳明之上，燥气主之。**"

《素问·六微旨大论》曰："**阳明之上，燥气治之，中见太阴。**"

西方庚辛金，包括手太阴肺辛金和手阳明大肠庚金，**肺辛金属太阴主湿，大肠庚金属阳明主燥**，肺与大肠表里相合，是确保燥湿平衡的关键。

《素问·天元纪大论》曰："**太阴之上，湿气主之。**"

《素问·六微旨大论》曰："太阴之上，湿气治之，中见阳明。"

中央戊己土，包括足太阴脾己土和足阳明胃戊土，**脾己土属太阴主湿，胃戊土属阳明主燥**，脾与胃表里相合，也是确保燥湿平衡的关键。

叶天士《临证指南医案·卷三》曰："脾属己土，戊阳己阴，阴阳之性有别也。脏宜藏，腑宜通，脏腑之体用各殊也。若脾阳不足，胃有寒湿，一脏一腑，皆宜于温燥升运者，自当恪遵东垣之法。若脾阳不亏，胃有燥火，则当遵叶氏养胃阴之法。观其立论云，纳食主胃，运化主脾。脾宜升则健，胃宜降则和。又云：**太阴湿土，得阳始运；阳明阳土，得阴自安**。以脾喜刚燥，胃喜柔润也。仲景急下存津，其治在胃。东垣大升阳气，其治在脾。"

**肺与脾**同属太阴，通气、同气；**大肠与胃**同属阳明，通气、同气，此两脏、两腑是确保燥湿平衡的关键。

《辅行诀》脏腑补泻方中的**小补肺汤**，由金中金麦冬、金中土五味子、火中木旋覆花、木中金细辛，两酸一咸一辛，4味药组成，补金为主。**大补肺汤**，又增加了水中水地黄、水中金竹叶、土中火炙甘草，总计7味药，两酸两苦一咸一辛一甘，补金、补水，金水相生，本脏**肺金**和子脏**肾水**同补。小补肺汤和大补肺汤是针对燥气太过，以**酸金药**和**苦水药**补之，其治法源自《素问·至真要大论》记载的："**阳明之客，以酸补之，以辛泻之，以苦泄之**。"用《汤液经法》的理念就更加简单明确，治疗**火热淫邪，苦泻之，酸收之**。

方解一，遵从衣之镖先生所言，以石膏属土中金。《辅行诀》小白虎汤，并不是以金的本脏、本腑或者金的子脏、子腑为核心，而是补金的母脏、母腑，通过《难经》"**虚者补其母**"的方式，**培土生金**。

方解二，根据笔者的新解读，以石膏属**金中土**。《辅行诀》小白虎汤以补金为核心，配合补金之子（水）和金之母（土），是本、母、子，三者同补，来应对天行热病，火克金导致的燥热之气太过而损伤津液的病证。使用**培土生金**的另外的深意就是白虎汤对应的运气时空主要是**太阴湿土和阳明燥金**。

叶天士《临证指南医案·卷十》曰："夏为热病。然夏至已前，时令未为大热。经以先夏至病温，后夏至病暑。温邪前已申明，暑热一症，幼医易眩。夏暑发自阳明，古人以白虎汤为主方。"

叶香岩认为白虎汤既治其燥，复清其暑，为**暑燥伤津之正方**。

《张大昌医论医案集》曰："（四正方）西方酉，白虎汤，其气**收**：石膏、知母、粳米、甘草……（二综六类十二剂）**收可止耗**，敛魂魄。重可祛怯，宁精神。**清可存阴，抑亢阳也。**"

　　盛夏外感天行病，火克金，肺辛金和大肠庚金被邪热所克，燥暑大伤津液。《辅行诀》小白虎汤等同于《**伤寒论**》白虎汤，使用"**重、清**"两法，**重**是用质地沉重的药物以引中焦阳明邪热从下焦排出体外（温病大家吴鞠通所谓"**治下焦如权，非重不沉**"），**清**是用苦水药以清泻阳明燥热邪气。以**重镇为降**，沉降阳明；微寒的生石膏清热泻火，配合苦寒的知母直折泻火。

　　方解一，将石膏归属于土中金，则小白虎汤用三味甘土药，石膏、粳米、生甘草，均属土中金，培土而生金，是《难经·六十九难》"**虚者补其母**"的治法。不直接补金，而是滋其母源。石膏、粳米、生甘草，三味**土中金**，采用的是"七情和合"中的"**相须**"配伍，就是用**五行互含属性**完全相同的药物进行配伍。例如，《辅行诀》大阴旦汤中用了两味**金中木**，柴胡和芍药配伍。

　　方解二，将石膏归属于金中土，则小白虎汤用一味酸金药，两味甘土药，一味苦水药，通过补金、补金之母（土）和补金之子（水）的方式，培土生金，金水相生，来降阳而生阴，清除阳明邪热。笔者认为，方解二的解读，应该是《汤液经法》的正解。

　　无论石膏是土中金还是金中土，石膏都是本方中的君药。《辅行诀》曰："白虎者，收重之方，以石膏为主。"石膏味甘，性微寒，寒能清热；质重沉降，重以清泻阳明燥热邪气。**石膏**是中药**四大金刚**之一，"**清热第一**"，在这三味甘土药物中，其"**重**"和"**清**"的作用最重要。《辅行诀》曰："主于补泻者为君。"因此，石膏是君药。

　　土中金粳米的用量是六合，重量相当于**汉制 6 两**，其用量与君药石膏相同，其作用是辅助石膏，土生金，**相使为用**。《辅行诀》曰："数量同于君而非主故为臣。"因此，粳米是辅臣药。

　　土中金生甘草的用量是 2 两，用量只有石膏的三分之一，其作用也是辅助石膏，**相使为用**。《辅行诀》曰："从于佐监者为佐使。"因此，生甘草是辅佐药。

　　水中金知母，味苦，性寒，苦寒以清泻燥热。知母的用量与石膏相同，都是 6 两，因此是臣药。方解一，以石膏为土中金，则土克水，"汤液经法图"我克者为化，知母是化臣药。方解二，以石膏为金中土，则金生水，"汤液经法图"我生者为子，知母是子臣药。

　　前已论述，大阴旦汤和大青龙汤"**交互金木**"的内涵。小白虎汤也有

"交互金木"的作用，但是方法不同于大阴旦汤、大青龙汤。金木交战，得土则和。小白虎汤是用补土的方式来调和"**金木交战**"。

小白虎汤的煎药法是用水一斗，煮取六升，与《辅行诀》其他处方相比，用水量大，与大阴旦汤煎药法相反。之所以如此，在于石膏的**水溶率较低**，水少则煎出石膏的有效成分少，水量必须大才能使石膏多溶于水。近代名医**张锡纯**善用石膏，其方用石膏者，每言煎汤一大碗，频频服之，乃真知石膏煎法者。另外，现代药理学研究证实，配伍**知母**可以提高石膏的**水溶率**，古人的智慧实在是妙不可言！

## 第四节　大白虎汤

### 一、《辅行诀》大白虎汤与《伤寒论》竹叶石膏汤、麦门冬汤

《辅行诀五脏用药法要》整订稿曰："**大白虎汤**，治天行热病，心中烦热，时自汗出，口舌干燥，渴欲饮水，时呷嗽不已，久不解者方。石膏如鸡子大，一枚，打；麦门冬半升；甘草二两，炙；粳米六合；半夏半升；生姜二两，切；竹叶三大握。右方七味，以水一斗二升，先煮粳米，米熟讫，去米，内诸药，煮至六升，去滓，温服二升，日三服。"

叶天士《温热论》曰："温邪上受，首先犯肺，逆传心包。"

外感天行热病，火克金，暑热邪气首先伤肺。肺和心包同居上焦，热扰心神，故"心中烦热"；邪气迫津液蒸腾于外，故"时自汗出"；津液大伤，故"口舌干燥，渴欲饮水"；热灼肺阴，肺气不收，故"时呷嗽不已"。

相比小白虎汤，大白虎汤去掉了**水中金知母**，替换为水中金竹叶，又增加了生姜、半夏、麦冬。

《伤寒论·辨阴阳易差后劳复病证并治》曰："伤寒解后，虚羸少气，气逆欲吐者，**竹叶石膏汤**主之。竹叶石膏汤方，竹叶二把，辛平；石膏一斤，甘寒；半夏半升，洗，辛温；人参三两，甘温；甘草二两，炙，甘平；粳米半升，甘，微寒；麦门冬一升，去心，甘平。右七味，以水一斗，煮取六升，去滓，内粳米，煮米熟，汤成，去米，温服一升，日三服。"

《金匮要略·肺痿肺痈咳嗽上气病脉证治》曰："大逆上气，咽喉不利，

止逆下气者，**麦门冬汤**主之。麦门冬汤方，麦门冬七升，半夏一升，人参二两，甘草二两，粳米三合，大枣十二枚。右六味，以水一斗二升，煮取六升，温服一升，日三夜一服。"

从药味上比较，**竹叶石膏汤**与麦门冬汤有5味共同药物，麦冬、半夏、人参、甘草、粳米。可以说，竹叶石膏汤是麦门冬汤减大枣，加竹叶、石膏。

从药味上比较，《辅行诀》**大白虎汤**等同于《伤寒论》**竹叶石膏汤减人参，加生姜**；也等同于《金匮要略》麦门冬汤减人参、大枣，加生姜、竹叶、石膏。

生姜，详见第四章第一节。

半夏，详见第四章第四节。

## 二、水中金　竹叶

（东汉）许慎《说文解字》曰："冬生草也。象形。下垂者，箁箬也。"

（清）段玉裁《说文解字注》曰："冬生草也。云冬生者，谓竹胎生于冬，且枝叶不凋也。"

"谓竹胎生于冬"，竹子主要靠**竹笋**繁殖，属于营养器官繁殖。

《神农本草经》曰："**竹叶**，味苦，平。主治咳逆上气，溢筋急，恶疡，杀小虫。**根**，作汤，益气止渴，补虚下气。**汁**，主风痓痹。**实**，通神明，轻身益气。"

《名医别录·中品》曰："**竹叶**，芹竹叶，大寒，无毒。主除烦热，风痓，喉痹，呕逆。根，消毒。生益州。**淡竹叶**，味辛，平、大寒。**主治胸中淡热，咳逆上气**。其**沥**，大寒，治暴中风，风痹，胸中大热，止烦闷。其**皮茹**，微寒，主治呕哕，温气寒热，吐血，崩中，溢筋。**苦竹叶及沥**，治口疮，目痛明目，通利九窍。**竹笋**，味甘，无毒。主消渴，利水道，益气，可久食。干笋，烧服，治五痔血。"

竹的种类繁多，分布地域广。《名医别录》明言竹叶"**生益州**"，则当以现代的**四川盆地**和**汉中盆地**一带所产者为道地药材。我国的国宝**大熊猫**就生活在四川盆地，竹子是大熊猫的主要食物来源。大熊猫的食谱随山系和季节而有变化，在不同的季节采食不同种类的竹子或同种竹子的不同部位。春天、夏天最爱吃不同种类的**竹笋**，秋天多以**竹叶**为主食，冬天以**竹竿**为主食。

《名医别录》有芹竹叶、淡竹叶、苦竹叶之分。规划教材《中药学》区分为竹叶和淡竹叶，二者均归属为"**清热泻火药**"。竹叶功效为清热泻火，除烦，生津，利尿。淡竹叶功效为清热泻火，除烦止渴，利尿通淋。二者功效相近。

竹叶**味苦**，**大寒**，五行大类属水。竹能在冬季阳气阴液闭藏之时生长，反季节生长，尤为特别。竹叶功效"主治咳逆上气"，有肺金肃降之功，故五行小类属金，**属水中金**。《辅行诀》脏腑补泻方中的6首补方均使用竹叶，包括大补肝汤、小补心包汤、大补心包汤、大补肺汤、小补肾汤、大补肾汤，占据了12首补方的一半。竹叶也是多面手，是药中良相。

关于经方中竹叶的用量，《辅行诀》大白虎汤的竹叶用量是"**三大握**"，《伤寒论》竹叶石膏汤的竹叶用量是"**二把**"，"把"与"握"都是用手作为称量药物的工具。陶弘景《本草经集注》曰："云一把者，重二两为正。"据此，"**二把**"是**4两**，"**三大握**"是**6两**。

## 三、金中金　麦冬

《神农本草经》曰："麦门冬，**味甘**，**平**。主治心腹结气，伤中伤饱，胃络脉绝，羸瘦短气。久服轻身、不老、不饥。生川谷。"

《名医别录·上品》曰："麦门冬，**微寒**，无毒。主治身重目黄，心下支满，虚劳、客热，口干、燥渴，止呕吐，愈痿蹶，强阴，益精，消谷调中，保神，定肺气，安五脏，令人肥健，美颜色，有子。秦名羊韭，齐名爱韭，楚名乌韭，越名羊蓍，一名禹葭，一名禹余粮。叶如韭，冬夏长生。生函谷及堤坂肥土石间久废处。二月、三月、八月、十月采，阴干。"

《本草纲目·草之五》曰："宗奭曰，**麦门冬治肺热之功为多**，**其味苦**，但专泄而不专收，寒多人禁服。治心肺虚热及虚劳。与地黄、阿胶、麻仁，同为润经益血、复脉通心之剂；与五味子、枸杞子，同为生脉之剂。元素曰，**麦门冬治肺中伏火**、**脉气欲绝者**，加五味子、人参二味为**生脉散**，补肺中元气不足。杲曰，六七月间湿热方旺，人病骨乏无力，身重气短，头旋眼黑，甚则痿软。故孙真人以**生脉散**补其天元真气。脉者，人之元气也。人参之甘寒，泻热火而益元气。**麦门冬之苦寒**，滋燥金而清水源。五味子之酸温，泻丙火而补庚金，兼益五脏之气也。"

麦冬，《神农本草经》谓其"味甘，平"，《名医别录》谓其"微寒"，李东垣谓其"苦寒"，没有发现麦冬味酸的记载。但是麦冬治疗"肺热""肺中伏火"，以治疗**肺系疾病**为主，其性偏于**寒凉**，确定无疑。

规划教材《中药学》将麦冬归类为"**补阴药**"，功效为养阴润肺，益胃生津，清心除烦。这是麦冬**味酸**，五行大类属金的依据之一。衣之镖先生认为麦冬四季不凋，其叶隆冬愈茂，长及尺余，其顽强的生命力当与叶系之发达强盛有关。而人之肺，象植物之叶，有与外界交换新陈气体，代谢水液之用，故麦冬有助于肺之气而五行属金。另外，《神农本草经》《名医别录》中记载麦冬功效主要是治疗**肺胃之气不降**，故《辅行诀》将麦冬定为金中金。

《金匮要略·肺痿肺痈咳嗽上气病脉证治》曰："大逆上气，咽喉不利，止逆下气者，**麦门冬汤**主之。麦门冬汤方，麦门冬七升，半夏一升，人参二两，甘草二两，粳米三合，大枣十二枚。"本篇诸病病位在肺，病机以**肺气上逆**为核心。麦门冬汤以麦冬为君药，主要功效是**止逆下气**。显而易见，麦冬作为肺金王药，**金中金**，肃降金气是毫无疑问的。

《神农本草经》谓麦冬治疗"胃络脉绝"，著名方剂"**生脉散**"以麦冬为君药，可以生脉、复脉，这又与麦冬的形态特点有关。

清代张志聪《本草崇原·本经上品》曰："麦门冬，门古字从夒，夒，藤蔓不绝也。始出函谷、川谷，叶如细韭，凌冬不死，根色黄白，中心贯通，延蔓相引，古时野生，宛如麦粒，故名麦冬，今江浙皆莳植矣。一本横生，根颗联系，有十二枚者，有十四五枚者。所以然者，手足三阳、三阴之络共有十二，加任之尾翳，督之长强，共十四，又加脾之大络，共十五，此物性之自然而合于人身者也，唯圣人能体察之，**故用麦冬以通络脉。**"

"一本横生"，是说麦冬有一根主根，"中心贯通，延蔓相引"，就如同人体的经脉主干；"根颗联系""宛如麦粒"，主根上结着一颗颗的麦冬，如同人体的络脉分支。人体有十二正经，加上任督二脉就是十四经脉，再加上脾之大络就是十五经脉，麦冬"一本横生"所结出的12粒、14粒、15粒，与人体经脉的数目相通，因此可以通络脉，使得本已经"胃络脉绝"的络脉死而复生。这是中国古人的取象比类和术数思想的体现。

现今入药所选用的麦冬的主流品种可分两大类：杭麦冬和川麦冬。**杭麦冬质量比川麦冬好**。杭麦冬的特点为块根肥壮盈寸，味甜质柔，向来被称为上品，被誉为"**浙八味**"之一。"浙八味"，包括麦冬、杭白芍、杭白芷、白术、延胡索、浙贝母、山茱萸、玄参。

关于经方中的麦冬的用量，《辅行诀》小补肺汤的麦冬用量是用**重量**单位，三两；大白虎汤的麦冬用量是用**容量**单位，半升；《伤寒论》竹叶石膏汤的麦冬用量是用**容量**单位，一升。根据范吉平先生《经方剂量揭秘》，麦冬的折算剂量一升是90g，半升是45g。大白虎汤的麦冬"**半升**"与小补肺汤的麦冬"三两"是一致的，麦冬的用量是君药生石膏用量的一半，大于三分之一，是臣药。

## 四、大白虎汤方解

大白虎汤方解一见表5-4-1，方解二见表5-4-2。

表5-4-1　大白虎汤方解一

| 方解一 | 君药 | 辅臣药 | 辅佐药 | 化臣药 | 监佐药 | 子臣药 | 母佐药 |
|---|---|---|---|---|---|---|---|
| 辅行诀<br>大白虎汤 | 石膏<br>鸡子大<br>六两 | 粳米<br>六合<br>六两 | 生甘草<br>二两 | 竹叶<br>三大握<br>六两 | 生姜<br>二两 | 麦冬<br>半升<br>三两 | 半夏<br>半升<br>二两半 |
| 三甘土<br>一苦水<br>一辛木<br>一酸金<br>一咸火<br>水土合德<br>补金之母<br>培土生金<br>补金之子<br>金水相生 | 土中金<br>用味甘<br><br>土生金<br>虚者补母<br><br>相须 | 土中金<br>用味甘<br><br>土生金<br>虚者补母<br><br>相须 | 土中金<br>用味甘<br><br>土生金<br>虚者补母<br><br>相须 | 水中金<br>用味苦<br><br>金生水<br>水为金子<br>子令母实<br>虚者补子<br>我克为化 | 木中火<br>用味辛<br><br>木克土<br>以克为泻<br>以辛泻之<br>克我为监 | 金中金<br>用味酸<br>金王<br>土生金<br>培土生金<br>本子同补<br><br>我生为子 | 火中火<br>用味咸<br>火王<br>火生土<br>火土一家<br><br><br>生我为母 |

表5-4-2　大白虎汤方解二

| 方解二 | 君药 | 母臣药 | 母臣药 | 辅佐药 | 子臣药 | 化佐药 | 监佐药 |
|---|---|---|---|---|---|---|---|
| 辅行诀<br>大白虎汤 | 石膏<br>鸡子大<br>六两 | 麦冬<br>半升<br>三两 | 粳米<br>六合<br>六两 | 生甘草<br>二两 | 竹叶<br>三大握<br>六两 | 生姜<br>二两 | 半夏<br>半升<br>二两半 |
| 二酸金<br>二甘土<br>一苦水<br>一辛木<br>一咸火<br>金沉降阳<br>引火下行<br>培土生金<br>金水相生<br>水土合德 | 金中土<br>用味酸<br><br>金补金<br>质重沉降<br>降阳生阴<br>引火下行 | 金中金<br>用味酸<br>金王<br>土生金<br>我生为子 | 土中金<br>用味甘<br><br>土生金<br>培土生金<br>相使 | 土中金<br>用味甘<br><br>土生金<br>培土生金<br>相使 | 水中金<br>用味苦<br><br>金生水<br>金水相生<br>虚者补子 | 木中火<br>用味辛<br><br>金克木<br>我克为化 | 火中火<br>用味咸<br>火王<br>火克金<br>克我为监 |

《素问·阴阳离合论》曰："太阳为开，**阳明为阖**，少阳为枢。"

《素问·至真要大论》曰："热淫所胜，平以咸寒，佐以苦甘，以酸收之……**阳明之客，以酸补之**，以辛泻之，**以苦泄之**。"

《辅行诀》曰："白虎者，收重之方，以石膏为主。"

《张大昌医论医案集》曰："（四正方）西方酉，白虎汤，其气收，石膏、知母、粳米、甘草……（二综六类十二剂）收可止耗，敛魂魄。**重可祛怯，宁精神**。**清可存阴**，抑亢阳也。"

大白虎汤将小白虎汤中的**水中金知母**替换为**水中金竹叶**，又增加了生姜、半夏、麦冬。从小白虎汤的三土、一水（一金、二土、一水）变为三土、一水、一木、一金、一火（二金、二土、一水、一木、一火），仍以补金和补土为主，因为**大小白虎汤**对应的运气时空主要是**太阴湿土**和**阳明燥金**。

石膏为君药，对应"收重之方"中的"**重**"和"**清**"。"**重可祛怯，宁精神**"重镇沉降以引中焦阳明邪热从下焦排出体外；"**清可存阴，抑亢阳也**"，微寒的生石膏清热泻火，配合苦寒的竹叶直折泻火。

金中金麦冬，以金王补金，对应两个关键字，"**酸**"和"**收**"。"**酸**"，麦冬用味酸，是金王，补金，针对津液大伤的金之本脏，"**以酸补之**"，起到养阴润肺、益胃生津、清心除烦的功效。"**收**"，麦冬还对应"收重之方"中的"**收**"，"**以金收之**"，金属性的药物有收敛、固涩的功效，"**收可止耗，敛魂魄**"。麦冬与粳米、甘草相配，酸甘化阴，养阴生津，清热润燥。用量 3 两，是君药石膏的一半，大于三分之一，因此是**臣药**。如果以石膏属土中金，则方解一：石膏的五行大类属性土与麦冬的五行大类属性金的关系是**土生金**，石膏相生麦冬，"汤液经法图"我生者为子，麦冬属于子臣药。如果以石膏属**金中土**，则方解二：石膏和麦冬的五行大类属性都是**金**，石膏量大，在处方中起主要作用，是君药；麦冬量小，在处方中起辅助作用，是辅臣药。

水中金竹叶，味苦，性寒，苦寒以清泻燥热，"**以苦泄之**""**清可存阴，抑亢阳也**"。竹叶的用量与石膏相同，都是 6 两，因此是臣药。方解一，以石膏为土中金，则土克水，"汤液经法图"我克者为化，竹叶是化臣药。方解二，以石膏为金中土，则金生水，竹叶是子臣药。

木中火生姜，用量是 3 两，只有君药石膏的三分之一，因此是**佐药**。方解一，以石膏为土中金，则木克土，"汤液经法图"克我者为监，生姜是监佐药。方解二，以石膏为金中土，则金克木，"汤液经法图"我克者为化，生姜是化佐药。

火中火半夏，用量是二两半，不足君药石膏的三分之一，因此是**佐药**。方解一，以石膏为土中金，则火生土，生我者为母，半夏是母佐药。方解二，以石膏为金中土，则火克金，"汤液经法图"克我者为监，半夏是监佐药。

七味药合用，共奏"**重、清、收**"之功效，谓之大白虎汤。

"阳明为阖"，小白虎汤使用"**重、清**"两法，大白虎汤使用"**重、清、收**"三法，重是用质地沉重的药物以引中焦阳明邪热从下焦排出体外（吴鞠通所谓"治下焦如权，非重不沉"），清是用**苦水药**以清泻阳明燥热邪气，**收**是用金属性的药物收敛、固涩外泄的津液，同时用酸味的药物直接补充津液，"**以酸补之**""**收可止耗，敛魂魄**"。以重镇为降，沉降阳明；以苦味为**清**、为**泻**，清热泻火；以金为**收**，收敛固涩；以酸补阴，酸甘化阴，补充津液。

### 白虎汤歌诀

阳明为阖四大症，石膏为重知母清。

竹叶石膏大白虎，麦冬重在酸与收。

## 五、大小白虎汤运气解

《说文解字》曰："虎，山兽之君。从虍，虎足象人足。象形。"

白虎为二十八星宿中的奎、娄、胃、昴、毕、觜、参七宿，以此七宿合看其形象像虎而得名；**春分日黄昏**，此七宿位于正西。四时对应秋天，其色为白，故名曰白虎。

《辅行诀》曰："白虎者，收重之方，以石膏为主。"

小白虎汤的全方4味药，大白虎汤的全方7味药。"阳明为阖"，小白虎汤使用"**重、清**"两法，大白虎汤使用"**重、清、收**"三法，重镇降逆以引火下行，苦寒泻火，酸金收敛。

《张大昌医论医案集》曰："（四正方）**西方庚辛金**，其季**秋**，其位**酉**，其神蓐收，其兽**白虎**，其宿奎、娄、胃、昴、毕、觜、参。其气**肃**，其剂**收**。经云，**收可已耗**。其方**白虎**，石膏、粳米、知母、甘草属……（二综六类十二剂）**收可止耗**，敛魂魄。重可祛怯，宁精神。清可存阴，抑亢阳也。"

二旦汤是四隅方（八维方），**四神汤**是四正方。白虎汤的时空对应，张大昌先生将其空间对应在正西方；四时对应是十二地支、二十四山的酉，是秋天的第二个月，**仲秋，农历八月**；二十四节气对应**白露、秋分**。以秋分为核心，向前可至立夏，向后可至立冬，横跨整个六气主气的第四气太阴湿土和第五气阳明燥金（立春说）。《周易·乾》曰："**水流湿，火就燥。云从龙，风**

从虎。"白虎汤是**收重**之方，小白虎汤、大白虎汤如同正西方**酉位**之神兽白虎，在秋天，呼风唤雨，秋风肃杀，金气从革，以祛邪热。小白虎汤对应**白露**、**秋分**，大白虎汤对应**寒露**、**霜降**。

春温、夏热、秋凉、冬寒为地球上的"四时正气"，也就是地球的南温带和北温带的正常气候。根据五运六气学说，这是**主运和主气**主导的正常变化。而在**客运和客气**的作用下，地气发生异常变化，张仲景称之为"**时行**"，陶弘景称之为"**天行**"，都属于"**非其时而有其气**"。青龙汤证属于"**春时应暖而反大寒**"，白虎汤证属于"**秋时应凉而反大热**"。

《素问·本病论》曰："阳明不迁正，则暑化于前，肃于后，草木反荣。民病寒热鼽嚏，皮毛折，爪甲枯焦，甚则喘嗽息高，悲伤不乐。**热化乃布，燥化未令**，即清劲未行，肺金复病……**少阳不退位**，即热生于春，**暑乃后化**，冬温不冻，流水不冰，蛰虫出见，民病少气，寒热更作，便血上热，小腹坚满，小便赤沃，甚则血溢。"

外感天行病，白虎汤证，从五行分析是**火克金**，暑热之邪伤及手太阴**肺辛金**和手阳明**大肠庚金**。

**秋分**是第五气阳明燥金的起始节气（大寒说）。秋分之后本应凉爽，夏天少阳相火之气不退位，"热生于春，暑乃后化"，俗称"**秋老虎**"。秋天阳明燥金之气不迁正，"暑化于前，肃于后"，则发为秋天天行热病。"秋老虎"最容易发生在**寅申之岁，少阳相火太过**。夏热不去，则秋凉不来，应凉而反热。小白虎汤证以"**热**"为核心，邪热炽盛为主。从八纲辨证的角度属于**实热证**；从六经辨证的角度属于**阳明经热证**，根据《伤寒论》，阳经经热证包含五大症，大热、大汗、大渴、大烦、脉洪大。根据运气学说，称为阳明病、**正化证**。大白虎汤证以"**热伤津液**"为核心，是暑病余热未清，津液亏虚证，邪热与正虚同在，虚实夹杂。根据运气学说，称为**太阴病、对化证**。

（南北朝）徐之才《雷公药对》首次提出"十剂"。

（金）张从正《儒门事亲》曰："十剂者，宣、**通、补、泻、轻、重、滑、涩、燥、湿**也。"

（清）程国彭《医学心悟》曰："论病之原，以内伤、外感，四字括之。论病之情，则以寒、热、虚、实、表、里、阴、阳，八字统之。而论治病之方，则又以汗、和、下、消、吐、**清、温、补，八法**尽之。"

从"十剂"与"八法"来分析白虎汤证。"阳明为阖"，小白虎汤和大白虎汤都是采用"**收重**"法，两方均以质重沉降的石膏为君药，都强调"十剂"

中的"**重剂**"和八法中的"**清法**"。大白虎汤相对于小白虎汤，最重要的是增加了金王麦冬，酸主收敛，固涩气津，又强调了"**收**"，相当于"十剂"中的"**涩剂**"，"**涩可去脱**"。也就是小白虎汤以"**重**"和"**清**"为大法，大白虎汤则以"**重**""**清**""**收**"为大法。

小白虎汤和大白虎汤也都采用"八法"中的"**清法**"，清热泻火。小白虎汤使用**水中金知母**，大白虎汤使用**水中金竹叶**。知母和竹叶都可以清热泻火，竹叶的利尿通淋功效更佳，相当于"十剂"中的"**通剂**"，"**通者**"，通利小便。大白虎汤增加了金中金麦冬，麦冬属于补阴药，养阴润肺，益胃生津，相当于"十剂"中的"**湿剂**"，"**湿可去枯**"。金中金麦冬，对应了"十剂"中的"**涩剂**"和"**湿剂**"，一举两得，不愧是**金王**！

大小白虎汤运气解见表5-4-3。

表5-4-3　大小白虎汤运气解

| | 八纲辨证<br>气血津液辨证 | 六经辨证<br>六合辨证 | 运气辨证<br>时空辨证 |
|---|---|---|---|
| 小白虎汤<br><br>《伤寒论》<br>白虎汤 | 实热证 | 阳明病，经热证 | 立秋至立冬<br>以**秋分**为核心<br>秋老虎<br>1 少阳相火不退位<br>2 阳明燥金不迁正<br>3 阳明病，对化证 |
| 大白虎汤<br><br>《伤寒论》<br>竹叶石膏汤<br>减人参加生姜 | 1 实热证<br>2 暑病<br>邪热炽盛<br>气阴两伤 | 1 阳明病，经热证<br>2 太阴病，虚热证 | 立秋至立冬<br>以**霜降**为核心<br>秋老虎<br>1 少阳相火不退位<br>2 阳明燥金不迁正<br>3 阳明病，正化证<br>4 太阴病，对化证 |

## 六、白虎配穴法

《素问·本病论》曰："**阳明不迁正，则暑化于前，肃于后，草木反荣。**民病寒热鼽嚏，皮毛折，爪甲枯燋，甚则喘嗽息高，悲伤不乐。**热化乃布，燥化未令**，即清劲未行，肺金复病……**少阳不退位**，即热生于春，**暑乃后化**，冬温不冻，流水不冰，蛰虫出见，民病少气，寒热更作，便血上热，小腹坚满，小便赤沃，甚则血溢。"

《素问·刺法论》曰："少阳复布，则阳明不迁正，不迁正则气未通上，**当刺手太阴之所流**……**寅申之岁**，天数有余，**故少阳不退位也**，热行于上，**火化布天，当刺手少阳之所入**。"

《难经·六十八难》曰："经言所出为井，所流为荥，所注为俞，所行为经，所入为合。"

寅申之岁，少阳相火不退位，则阳明燥金不迁正，《内经》给出了运气针法，"当刺手太阴之所流"，肺经的荥穴是**鱼际穴**；"当刺手少阳之所入"，三焦经的合穴是**天井穴**。**鱼际穴配天井穴**，命名为**白虎配穴法**。

## 第五节　交互金木

### 一、商星和参星是授时主星

（唐）杜甫《赠卫八处士》曰："人生不相见，**动如参与商**。今夕复何夕，共此灯烛光。"杜甫被贬华州，偶遇少年故友，格外高兴，不过短暂相聚之后马上又面临分别，因此无限感慨。诗中的"**参与商**"是指**参星和商星**，参星和商星分别在天空的两侧，相差180°左右，一星升起，另外一星则下降到地平线以下，此起彼落，永远不会同时出现在天空中。

（春秋）左丘明《春秋左传·昭公元年》曰："昔高辛氏有二子，伯曰**阏伯**，季曰**实沈**，居于旷林，不相能也，日寻干戈，以相征讨，后帝不臧，**迁阏伯于商丘，主辰，商人是因，故辰为商星**；**迁实沈于大夏，主参，唐人是因，以服事夏商**。"《左传·襄公九年》曰："**陶唐氏之火正阏伯居商丘，祀大火，而火纪时焉。相土因之，故商主大火**。"

**帝喾高辛氏**有两个儿子，**阏伯和实沈**。兄弟二人原来同居旷林，但是不和睦，最终惹怒了帝喾，于是将**阏伯**迁到**商丘**去司理**商星**，将**实沈**迁到**大夏**去司理**参星**，从此二人天各一方，再也无缘相见。商星是商代人信奉的守护星，阏伯是帝尧陶唐氏的火正，以火纪时，祭祀**大火星（商星）**。

**心宿**是东方青龙七宿的第五宿，是**龙腰**。心宿由三颗星组成，即心宿一、心宿二、心宿三。心宿一被称为"太子星"或"心前星"，心宿三被称为"庶子星"或"心后星"。心宿二是红色的一等亮星，是青龙七宿中最明亮的红色巨星，被称为**"帝星""龙星""商星""大火星""大辰星""阏伯之星"**。

心宿二还有一个美丽的名字，**织女星**，是天琴座的主星，称为织女一（Vega），或者天琴座 α（α Lyrae）。天琴座是古希腊天文学家托勒密列出的 48 个星座之一，也是国际天文学联合会所定的 88 个现代星座之一，由于形状犹如古希腊的竖琴而命名。

**织女星（心宿二）**并不在太阳系之内，而是位于**银河系**之内，距离地球约 93 光年。织女星的质量是太阳的 2.36 倍，它也是除太阳系内的行星和月亮外，地球北半球夜空**亮度排名第二**的恒星，仅次于**大角星**。因为**岁差现象**，织女星大约在公元前 12000 年曾是北半球的**极星**，并将在公元 14000 年将再度成为**北极星**。

## 二、东宫青龙　商星

（西周）《诗经·国风》曰："七月流火，九月授衣。"

"流"指下行、西行。"火"指**大火星**，心宿二。上古十月太阳历的七月，天气转凉，天黑以后可以看见大火星向西方落下去，九月就该准备御寒的衣服了。大火星的初升和伏没正好对应于一个**农时周期**，即大火星昏见于东北，则**春种**；大火星昏伏于西北，则**秋收**。

（战国）尸佼《尸子·卷下》曰："燧人上观辰星，下察五木，以为火。"

燧人氏上观的"辰星"并不是指水星，而是指**大辰星、大火星、心宿二**。

那么，大火星所对应的地之分野在哪里呢？

（春秋）《左传·昭公十七年》曰："若火作，其四国当之，在宋卫陈郑乎。**宋，大辰之虚**也；陈，太皞之虚也；郑，祝融之虚也。皆**火房也**。"

**大辰星就是大火星**，宋国国都商丘是**"大辰之墟"**，是大火星的**分野**。燧人氏观察大火星的位置就是在**春秋时期宋国的首都商丘**（今河南省商丘市）境内。

（战国）法家著作《韩非子·五蠹》曰："民食果蓏蚌蛤，腥臊恶臭而伤害腹胃，民多疾病。有圣人作，**钻燧取火，以化腥臊**，而民说之，使王天下，号之曰**燧人氏**。"

**燧人氏**是旧石器时期的部落，在现今的河南省商丘市发明了**钻木取火**，成为中国古代人工取火的发明者，教人熟食，结束了远古人类"**茹毛饮血**"的历史，使人类与禽兽的生活习性区别开来，开创了华夏文明，被后世奉为

"火祖"。

《礼记·郊特牲》曰："**季春出火，为焚也。**"

民谚"秸秆不烧，种不了田。"春三月，第一月为**孟春**，第二月为**仲春**，第三月为**季春**。春种之前，要烧秸秆，时间就是农历春天的第 3 个月，季春。古人不仅通过对大火星出没的观测指示"**出火**""**入火**"的生产实践，刀耕火种，更重要的是根据**大火星**的"**日缠**"作为决定**岁首**的标志。

《汉书·律历志》曰："玉衡杓建，天之纲也；日月初缠，星之纪也。纲纪之交，以原始造设，合乐用焉。"

这部分讲的就是古人根据恒星日缠以建原始的道理。因此，**大火星**是**青龙七宿**中最重要的授时主星之一，又称"**龙星**"。

## 三、西宫白虎　参星

西宫七宿依次为奎、娄、胃、昴、毕、觜、参，兼含中外星官共五十四官。

《史记·天官书》曰："参为白虎。三星直者，是为衡石。下有三星，兑，曰罚，为斩艾事。其外四星，左右肩股也。小三星隅置，曰觜觿，为虎首，主葆旅事。"张守节《正义》曰："觜三星，参三星，外四星为实沈。"

西宫之象为白虎，西宫的授时主星为觜、参两宿，觜参两宿和伐星组成虎象。**觜宿**为西方白虎第六宿，共 16 颗星，包括 3 个星官（觜、座旗、司怪）。**参宿**为西方白虎第七宿，共 25 颗星，包括 6 个星官（参、玉井、屏星、军井、厕、屎）。**参星**是指**参宿三星**，也就是西方**猎户座**的腰带三星，参宿一，二，三（猎户 delta，epsilon，zeta）组成了猎人的腰带。

《史记·天官书》以五宫分配天官，其中东、西、南、北四宫分配二十八宿，中宫天极星括辖北斗。商星和参星正好位居黄道的东、西两端，每当商星从东方升起，参星便已没入西方的地平；而当参星从东方升起，商星也已没入西方的地平。两星在天空中绝不同时出现。东方青龙七宿的**商星**和西方白虎七宿的**参星**都是授时主星。东方青龙与西方白虎，商星和参星，交互金木。

## 四、天上地下，左木右金，晨昏春秋

《素问·天元纪大论》曰："然天地者，万物之上下也。左右者，阴阳之道路也。水火者，阴阳之征兆也。金木者，生成之终始也。"

结合河图，**左侧**是东方甲乙寅卯**木**，**右侧**是西方庚辛申酉金。再对应时间，岁节律的春秋夏冬和日节律的晨昏午旦，则**左侧**东方对应一岁中的**春天**，一天中的**清晨**；**右侧西方**对应一岁中的**秋天**，一天中的**黄昏**。又结合人体，则肝木在左，**其气升**；肺金在右，**其气降**。

不懂中医理论的人攻击中医不科学，肝在人体右侧，不在左侧。《黄帝内经》已经显示出中医的解剖学高度发达，岂会不知道肝脏位于人体右侧？！但是**解剖学**不是中医学的全部，只是其中的一部分，中医学不但关注人体本身，更加关注**天地**，**中医学是天地人的系统医学**。中医学不仅仅根据解剖学来讲述人体的结构，而且根据天地人相应理论来讲述人之气在天地之间随着时间、空间的变化而发生相应的变化。

如果设冬至为日地运动起始点，地道赤道顺时针方向从左向右旋转（**太阳周日视运动方向同此**），叫作"**地气**"，天道（日道）黄道逆时针方向从右向左旋转（这是**太阳周年视运动方向**），叫作"**天气**"，则会出现春秋对调——"**金木互易**"现象出现。也就是说，**太阳周年视运动**，即黄道逆时针方向从右向左旋转，叫作"**天左旋**"。**地球赤道二十八宿视运动**，即赤道顺时针方向从左向右旋转，叫作"**地右旋**"。

## 五、交互金木与燥湿平衡

《张大昌医论医案集》论述"汤液经法十二神方"曰："（四正方）东方**卯**，其气**散**，其宿角亢氏房心尾箕，合75度，应于**春**，其神勾芒，其兽**青龙**。西方酉，其气**收**，其宿奎娄胃昴毕觜参，合80度，应于**秋**，其神蓐收，其兽**白虎**。"

张大昌先生的弟子赵俊欣《十一师秘要》记载张大昌先生："江湖秘传二十八宿药……东方七宿为青龙，皆能发汗，**麻黄**为主……西方七宿为白虎，皆能清降，**石膏**为主。"

**青龙**是东方神兽，小青龙汤对应春分，大青龙汤对应谷雨，**麻黄**是**青龙汤**的君药，**温而升散**。白虎是西方神兽，小白虎汤对应秋分，大白虎汤对应霜降，**石膏**是白虎汤的君药，**凉而降敛**。

《辅行诀》小、大青龙汤以辛味药为主，调厥阴风木之气左升，谓之青龙；小、大白虎汤以甘味药、酸味药为主，使阳明燥金之气右降，谓之白虎。**肝胆木之气左升，肺大肠金之气右降**，二者相互协调，谓之"**交互金木**"，也就是使左木右金、东木西金的相冲之气，相互协调。

东方甲乙寅卯木，肝为乙木属阴，胆为甲木属阳。肝与胆相表里，肝胆功能协调是防止**湿**太过的关键，皆因风木之气性温，向上宣散，"**风胜湿**"。

西方庚辛申酉金，肺为辛金属阴，大肠为庚金属阳。肺与大肠相表里，肺与大肠功能协调是防止**燥**太过的关键，燥金之气性凉，向下肃降。如果肃降不行，大肠中宿便停留在体内时间过久，则生燥邪。

此四首方剂中，大小青龙汤为辅助春天发散、宣升、温燥之剂，所宣散者乃冬天寒水之气，所温升者乃春温之气。大小白虎汤为辅助秋天收敛、肃降、凉润之剂，所收降者乃夏暑燥热之气，所凉降者乃秋凉之气。**青龙汤归属阳旦系统，白虎汤归属阴旦系统**，二者是一对阴阳。

东方肝胆木在左，西方肺大肠金在右，木与金左右相对，金木交战。而**金木交战，得土则合**。肝胆木之气左升，肺大肠金之气右降；脾己土辅助木之气左升，胃戊土辅助金之气右降。**半夏、炙甘草**是大青龙汤和大白虎汤的共同药物。

交互金木，必须借助中土。叶天士《临证指南医案》曰："太阴湿土，得阳始运；阳明阳土，得阴自安。"脾属太阴湿土，胃属阳明燥土；脾喜燥，胃喜润。**脾胃之间的协调是确保燥湿平衡**的关键。

**肺与脾**同属太阴，通气、同气；**大肠与胃**同属阳明，通气、同气；肺与大肠相表里，脾与胃相表里，**此金、土之两脏两腑**是确保**燥湿平衡**的关键。

青龙汤、白虎汤辨证见表 5-5-1。

表 5-5-1　青龙汤、白虎汤辨证

| 青龙白虎<br>交互金木 | 八纲辨证<br>脏腑经络辨证 | 六经辨证<br>六合辨证 | 运气辨证<br>时空辨证 |
|---|---|---|---|
| 小青龙汤<br>（麻黄汤） | 表实寒证<br>（寒） | 伤寒表实证<br>（寒） | 立春至立夏，以春分为核心<br>1 太阳寒水不退位<br>2 厥阴风木不迁正<br>3 太阳病，正化证<br>（倒春寒） |
| 大青龙汤<br>（小青龙汤） | 表实寒证<br>内有水饮<br>（寒+饮） | 伤寒表实证<br>兼内有水饮<br>（寒+饮） | 立春至立夏，以谷雨为核心<br>1 太阳寒水不退位<br>2 厥阴风木不迁正<br>3 太阳病，正化证<br>（倒春寒） |

续表

| 青龙白虎<br>交互金木 | 八纲辨证<br>脏腑经络辨证 | 六经辨证<br>六合辨证 | 运气辨证<br>时空辨证 |
|---|---|---|---|
| 小白虎汤<br>（白虎汤） | 实热证 | 阳明病<br>经热证 | 立秋至立冬，以秋分为核心<br>1 少阳相火不退位<br>2 阳明燥金不迁正<br>3 阳明病，对化证<br>（秋老虎） |
| 大白虎汤<br>（竹叶石膏汤<br>减人参、<br>加生姜） | 1 实热证<br>2 暑病<br>邪热炽盛<br>气阴两伤 | 1<br>阳明病<br>经热证<br>2<br>太阴病<br>虚热证 | 立秋至立冬，以霜降为核心<br>1 少阳相火不退位<br>2 阳明燥金不迁正<br>3 阳明病，对化证<br>（秋老虎）<br>4 太阴病，对化证<br>（热伤气阴） |

第六章

朱鸟玄武，既济水火

## 第一节　小朱鸟汤

### 一、小朱鸟汤等同于《伤寒论》黄连阿胶汤

《说文解字》曰："朱，赤心木，松柏属。从木，一在其中。""鸟，长尾禽总名也。象形。"

朱鸟又名**朱雀**、**凤凰**，是南方的神兽，二十八星宿之南方朱雀七宿。

《史记·天官书》曰："**柳**为鸟注，主木草。**七星**，颈，为员官，主急事。**张**，素，为厨，主觞客。**翼**为羽翮，主远客。"

南宫七宿依次为井、鬼、柳、星、张、翼、轸，兼含中外星官共四十二官。南宫之象为**朱雀**，本称朱鸟。南宫构成鸟象的星宿集中于**柳**、**星**、**张**、**翼四宿**。其实从实际天象观测，**张**、**翼两宿所组成的形象已足以构成一个完整的鸟象，其中张宿以象鸟首，翼宿以象身翼。**

《辅行诀五脏用药法要》整订稿曰："**小朱鸟汤**，治天行热病，心气不足，内生烦热，坐卧不妄，时下利纯血，如鸡鸭肝者方。鸡子黄二枚；阿胶三锭；黄连四两；黄芩、芍药，各二两。右五味，以水六升，先煮连、芩、芍三物，取三升，去滓，内胶，更上火，令烊尽，取下待小冷，下鸡子黄，搅令相得。温服七合，日三服。"

患者素体心阴不足，再被夏天时行极端火热邪气侵犯，火扰心神，故"内生烦热，坐卧不安"；火热灼伤脉络则出血，故"时下利纯血，如鸡鸭肝"。

《伤寒论·辨少阴病脉证并治》曰："少阴病，得之二三日以上，心中烦，不得卧，**黄连阿胶汤**主之。黄连阿胶汤方，黄连四两，苦寒；黄芩一两，苦寒；芍药二两，酸平；鸡子黄二枚，甘温；阿胶三两，甘温。右五味，以水五升，先煮三物，取二升，去滓，内胶烊尽，小冷，内鸡子黄，搅令相得，温服七合，日三服。"

**小朱鸟汤**等同于《伤寒杂病论》**黄连阿胶汤**。药味完全相同，药量的区别在于小朱鸟汤的黄芩是二两，黄连阿胶汤的黄芩是一两。另外，两方用水量和

取药汤量稍有不同，小朱鸟汤用水 6 升，取 3 升；黄连阿胶汤用水 5 升，取 2 升。

## 二、土中金　阿胶

王冠明《七律·咏驴》曰："张骞始引黔阿地，肃讷辛劳善奋蹄。果老仙乘跨海啸，凡提坐骑仰天嘶。寻常化梦分皮肉，耿介凝胶济庶黎。傲骨忠魂不羡富，回春圣药话长题。"此诗着实把驴狠狠地夸赞了一番。

《神农本草经》曰："阿胶，**味甘平**。主治心腹内崩，劳极洒洒如疟状，腰腹痛，四肢酸疼，女子下血，安胎。久服轻身益气。一名傅致胶。"

《名医别录·上品》曰："阿胶，微温，无毒。主丈夫少腹痛，虚劳羸瘦，阴气不足，脚酸不能久立，养肝气。生东平郡，煮**牛皮**作之。出**东阿**。"

《本草纲目·兽之一》曰："弘景曰，出**东阿**，故名阿胶。时珍曰，**阿井**，在今山东兖州府阳谷县东北六十里，即古之**东阿县**也。有官舍禁之。郦道元《水经注》云，东阿有井大如轮，深六七丈，岁常煮胶以贡天府者，即此也。其井乃**济水**所注，取井水煮胶，用搅浊水则清。故人服之，下膈疏痰止吐。盖济水清而重，其性趋下，故治淤浊及逆上之痰也……颂曰：今郓州亦能作之，以阿县城北井水作煮者为真。其井官禁，真胶极难得，货者多伪。其胶以**乌驴皮**得阿井水煎成乃佳尔。**今时方家用黄明胶，多是牛皮**；《本经》**阿胶，亦用牛皮，是二皮可通用**。但今牛皮胶制作不甚精，只可胶物，故不堪入药也。陈藏器言诸胶皆能疗风止泄补虚，而驴皮胶主风为最，此阿胶所以胜诸胶也。时珍曰，凡造诸胶，自十月至二三月间，**用牸牛、水牛、驴皮者为上**，猪、马、骡、驼皮者次之，其旧皮、鞋、履等物者为下。俱取生皮，水浸四五日，洗刮极净。熬煮，时时搅之，恒添水。至烂，滤汁再熬成胶，倾盆内待凝，近盆底者名**坌胶**，煎胶水以咸苦者为妙。大抵古方所用多是**牛皮**，后世乃贵**驴皮**。若伪者皆杂以马皮、旧革、鞍、靴之类，其气浊臭，不堪入药。当以黄透如琥珀色，或光黑如瑿漆者为真……按陈自明云，**补虚用牛皮胶，去风用驴皮胶**。成无己云，阴不足者补之以味，阿胶之甘以补阴血……不论肺虚肺实，可下可温，须用**阿胶以安肺润肺**。其性和平，为**肺经要药**。小儿惊风后瞳仁不正者，以阿胶倍人参煎服最良。阿胶育神，人参益气也。又痢疾多因伤暑伏热而成，**阿胶乃大肠之要药**。有热毒留滞者，则能疏导；无热毒留滞者，则能平安。"

阿胶是由动物皮熬制的，之所以称"阿胶"，是因为出自东阿，也就是现今**山东省聊城市东阿县**。东阿县有一口古井，称为"**阿井**"，与**济水**相通，济水清澈，质重趋下。

《尔雅·释水》曰："江河淮济为四渎，四渎者，发源注海者也。"

济水在古代流经山东入渤海，与江水（长江）、河水（黄河）、淮水（淮河）并称华夏"四渎"。

《灵枢·经水》曰："手少阴外合于**济水**，内属于心。"

古人认为十二经水均有所合，心的经水与济水相合，**济水通心**。道地阿胶的决定因素是**济水所通**的**古阿井地下水**。

《神农本草经》记载的阿胶多以**牛皮**制作，后来**张骞**出使西域，引进优质驴，用**驴皮**制作阿胶逐渐增多。另外，牛是古代重要的农耕牲畜，如果以牛皮制作阿胶，则对农业生产有较大的影响，所以用驴皮代替。制作阿胶最好用**黑驴皮**，**黑色属水**，**皮属肺金**，取金水相生之义。

规划教材《中药学》阿胶归属于"**补血药**"。味甘，性平。归肺、肝、肾经。功效为补血，止血，滋阴润燥。

阿胶的五行互含属性：阿胶，**味甘**，**性平**，五行大类属土；为畜皮所制，肺合皮毛，阿胶为"**肺经要药**"和"**大肠之要药**"，五行小类属金，故笔者将阿胶归属土中金。

《辅行诀》小朱鸟汤"阿胶三锭"，《伤寒论》黄连阿胶汤"阿胶三两"，故从之，阿胶用量为 3 两。

### 三、土中土　鸡子黄

《神农本草经》在"丹雄鸡"条目下谈到鸡子黄："鸡子，除热火疮，痫痉，可作虎魄神物。"

《本草纲目·禽之二》曰："甘，平，无毒……时珍曰，卵白象天，其气清，其性微寒；卵黄象地，其气浑，其性温；卵则兼黄白而用之，其性平。精不足者补之以气，故卵白能清气，治伏热、目赤、咽痛诸疾；形不足者补之以味，故卵黄能补血，治下痢、胎产诸疾；卵则兼理气血，故治上列诸疾也……鸡子黄，气味俱浓，阴中之阴，故能补形。**昔人谓其与阿胶同功**，正此意也。"

鸡子黄，象地，**味甘**，属土，五行大类属土；**性平**，属土；**色黄**，属土，五行小类属土，故为土中土。

李时珍提到古人认为鸡子黄与阿胶功效相同，笔者则认为鸡子黄是辅助阿胶。阿胶属土中金，鸡子黄属土中土，土生金，鸡子黄的五行小类**土相生**阿胶的五行小类**金**，二者是**相使药**对。

根据西医学理论，人体不能合成胆固醇，只能从食物中摄取，鸡蛋黄富含胆固醇，而**胆固醇**是合成**雌激素母核**的必要原料。大小朱鸟汤治疗心烦失眠，中医辨证是**手少阴心阴虚火旺**，西医理论认为**与雌激素下降有关**，尤其对于处于**更年期的女性**来说更是如此。

黄芩、芍药，详见第五章第三节。

## 四、水中火　黄连

《神农本草经》曰："黄连，**味苦**，寒。主热气目痛，眦伤泣出，明目，肠澼，腹痛下利，妇人阴中肿痛。久服令人不忘。一名王连，生川谷。"

《名医别录·中品》曰："黄连，微寒，无毒。主治五脏冷热，久下泄澼、脓血，止消渴、大惊，除水，利骨，调胃，厚肠，益胆，治口疮。生巫阳及蜀郡、太山。二月、八月采。"

《本草纲目·草之二》曰："元素曰，黄连**性寒味苦**，气味俱浓，可升可降，阴中阳也，入手少阴经。其用有六：泻心脏火，一也；去中焦湿热，二也；诸疮必用，三也；去风湿，四也；赤眼暴发，五也；止中部见血，六也。张仲景治九种心下痞，五等泻心汤，皆用之……震亨曰，**黄连，去中焦湿热而泻心火**……杲曰，诸痛痒疮疡，皆属心火。**凡诸疮宜以黄连、当归为君，甘草、黄芩为佐。**"

规划教材《中药学》将黄连归属于**"清热燥湿药"**，功效为清热燥湿，泻火解毒。**黄连生用**功能清热燥湿，泻火解毒；**酒黄连**善清上焦火热，多用于目赤肿痛、口舌生疮；**姜黄连**善清胃和胃止呕，多用治寒热互结，湿热中阻，痞满呕吐；**萸黄连**功善舒肝和胃止呕，多用治肝胃不和之呕吐吞酸。

黄连的五行互含属性：黄连**味苦**，五行大类属**水**，性寒可以泻热。《辅行诀》有**"火土一家"**的理念，黄连之花、子、根均为**黄色**，具脾土之色，黄连**祛心火**，**祛脾湿**，心脾同治，五行小类属火，故属**水中火**。

在漫长的发展过程中，"川黄连"和"宣黄连"两大道地药材逐渐形成。清末至民国时期，安徽、江浙一带的黄连产区在逐渐萎缩，直至消失，"宣黄连"成为历史。目前主产于四川的鸡爪连，"类鹰爪连珠"，质量上乘。四川峨眉野连的**凤尾连**，品质最优。

## 五、小朱鸟汤方解

小朱鸟汤等同于《伤寒论》黄连阿胶汤。《辅行诀》曰："朱鸟者，清滋之方。"小朱鸟汤蕴含"**清法**"和"**滋法**"两大主要治法。以清热泻火为主要治法，则以**苦水药黄连**为君药，见表6-1-1。如果以**滋阴润燥**为主要治法，则以**甘土药阿胶**为君药，见表6-1-2。这种处方中使用两种主要治法，可以用不同药物作为**君药**的情况，在**小阴旦汤**也曾出现。

表6-1-1　小朱鸟汤方解一

| 方解一 | 君药 | 辅臣药 | 监臣药 | 监臣药 | 母臣药 |
|---|---|---|---|---|---|
| 小朱鸟汤 | 黄连<br>四两 | 黄芩<br>二两 | 阿胶<br>三两 | 鸡子黄<br>二枚 | 芍药<br>二两 |
| 二甘土<br>二苦水<br>一酸金<br>补北泻南<br>苦寒泻火<br>既济水火<br>金水相生<br>酸苦除烦<br>酸甘化阴 | 水中火<br>用味苦<br><br>苦寒泻火<br><br><br><br><br>主于补泻者<br>为君 | 水中木<br>用味苦<br><br>苦寒泻火<br><br><br><br><br>木生火<br>助我者为辅 | 土中金<br>用味甘<br><br>补血止血<br>滋阴润燥<br>酸甘化阴<br><br><br>土克水<br>克我者为监 | 土中土<br>用味甘<br><br>土生金<br>辅助阿胶<br>酸甘化阴<br><br><br>土克水<br>克我者为监 | 金中木<br>用味酸<br><br>酸性收敛<br>酸苦除烦<br>酸甘化阴<br><br><br>金生水<br>生我者为母 |

表6-1-2　小朱鸟汤方解二

| 方解二 | 君药 | 辅臣药 | 化臣药 | 化臣药 | 子臣药 |
|---|---|---|---|---|---|
| 小朱鸟汤 | 阿胶<br>三两 | 鸡子黄<br>二枚 | 黄连<br>四两 | 黄芩<br>四两 | 芍药<br>二两 |
| 二甘土<br>二苦水<br>一酸金<br>泻南补北<br>既济水火<br>滋阴润燥<br>酸甘化阴<br>酸苦除烦<br>苦寒泻火<br>金水相生 | 土中金<br>用味甘<br><br>以甘复之<br>酸甘化阴<br>补血止血<br>滋阴润燥<br><br>主于补泻者<br>为君 | 土中土<br>用味甘<br><br>以甘复之<br>酸甘化阴<br><br><br><br>土生金<br>助我者为辅 | 水中火<br>用味苦<br><br>苦寒泻火<br>酸苦除烦<br>金水相生<br><br><br>土克水<br>我克者为化 | 水中木<br>用味苦<br><br>苦寒泻火<br>酸苦除烦<br>金水相生<br><br><br>土克水<br>我克者为化 | 金中木<br>用味酸<br><br>收敛固涩<br>以塞补虚<br>酸甘化阴<br>金水相生<br><br>土生金<br>我生者为子 |

《**辅行诀**》曰："陶云，**心德在软**。故经云，**以咸补之，苦泻之。心苦㷊，急食酸以收之**。""**朱鸟者，清滋之方，以鸡子黄为主**。"

笔者认为，土中土鸡子黄，血统纯正，是土王，但是在本方中并非君药，因为身为食物的鸡子黄在疗效上无法与作为药物的黄连或者阿胶相提并论。此处当为"以黄连为主"，或者"以阿胶为主"，因为黄连主清，清热泻火；阿胶主滋，滋阴润燥。黄连在方中用量最大，**以黄连为君药，清热泻火为主；以阿胶为君药，补血止血，滋阴润燥为主**，方解一和方解二于理皆通。如果考虑到大朱鸟汤又增加了土中土人参，则以阿胶为君药，方解二的理由更充分。

《张大昌医论医案集》曰："**治热：清可祛热，滋可祛枯**……滋剂，经云，**滋可祛枯。朱鸟汤，阿胶主**。"

张大昌先生的著作，印证了笔者的观点，**朱鸟汤以阿胶为君药**。

小朱鸟汤是"清滋之方"，治疗"**天行热病，心气不足，内生烦热，坐卧不安**"，即**素体阴虚，复感天行邪热证**。从张仲景六经辨证的角度，属于**少阴病，热化证**；从中医运气学角度分析，是**火热太过导致的出血证、血虚证**。《辅行诀》"**火土一家**"，心和心包兼具火和土的双重五行属性。土中土鸡子黄和土中金阿胶，二者均味甘属土，均为血肉有情之品，甘土药能滋补和中，此所谓"**滋**"，治疗热病导致的心阴不足，阴虚内热。土中金阿胶为君药，尤擅止血，治疗火热灼伤脉络导致的"时下利纯血，如鸡鸭肝"。土生金，鸡子黄的五行小类土相生阿胶的五行小类金，鸡子黄是辅臣药，辅助阿胶，二者构成**相使药对**。

心火炽盛，应当"**苦泻之**"。黄元御六气用药法。少阴君火太过，治以**黄连丹皮汤**，黄连为君药。**小朱鸟汤**，水中火黄连和水中木黄芩，水克火，以克为泻，味苦性寒，清泻心火和心包火，此所谓"**清**"。水中火黄连最善于清心火，水中木黄芩的五行小类**木**相生黄连的五行小类**火**，木生火，黄芩辅助黄连，二者构成**相使药对**。黄连和黄芩的"**清**"，鸡子黄和阿胶的"**滋**"，四药相合则为"**清滋**"，**清上滋下，祛火补水**。实质上相当于后世中医所谓的**滋阴清热**，也可以称之为**泻南补北**。《难经·七十五难》曰："**泻南方火，补北方水**。"以具有滋润功效的土类药物来补水，又含有《辅行诀》"**水土合德**"的理念。

"**心苦缓，急食酸以收之**"。金中木芍药，味酸，收敛固涩，养阴生津。芍药之酸与鸡子黄、阿胶之甘相合化，则**酸甘化阴**，滋阴润燥；芍药之金，与黄连、黄芩之水，为**金水相生**；芍药之酸与黄连、黄芩之苦，为**酸苦除烦**，治疗阴虚内热之"内生烦热，坐卧不安"。本方中的芍药既可以使用赤芍，又可以使用白芍；赤芍长于清热，白芍长于养阴。如果赤芍和白芍同用，二者又形成**相须药对**。

## 第二节 大朱鸟汤

### 一、大朱鸟汤等同于《伤寒论》黄连阿胶汤加人参干姜

《辅行诀五脏用药法要》整订稿曰："**大朱鸟汤**，治天行热病，重下，恶毒痢，痢下纯血，日数十行，羸瘦如柴，腹中绞急，痛如刀刺者方。鸡子黄二枚；阿胶三锭；黄连四两；黄芩、芍药各二两；人参三两；干姜二两。右药七味，以水一斗，先煮连、芩、芍、参、姜，得四升讫，内醇苦酒二升，再煮至四升讫，去滓。次内胶于内，更上火，令烊，取下，待小冷，内鸡子黄，搅令相得，温服一升，日三夜一服。"

大朱鸟汤证比小朱鸟汤证更加严重。火热邪毒下趋于肠，灼伤阴络，因此"腹中绞急，痛如刀刺"；肠间积热蕴结，灼血成脓，故"恶毒痢，痢下纯血，日数十行"；气阴两伤，阴阳两伤，故"羸瘦如柴"。**大朱鸟汤**等同于《伤寒杂病论》**黄连阿胶汤加人参、干姜**。

人参，详见第四章第二节。

干姜，详见第四章第一节。

### 二、大朱鸟汤方解

大朱鸟汤方解见表 6-2-1。

表 6-2-1 大朱鸟汤方解

| 方解 | 君药 | 辅臣药 | 辅臣药 | 化臣药 | 化臣药 | 子臣药 | 监臣药 |
|---|---|---|---|---|---|---|---|
| 大朱鸟汤 | 阿胶<br>三两 | 鸡子黄<br>二枚 | 人参<br>三两 | 黄连<br>四两 | 黄芩<br>二两 | 芍药<br>二两 | 干姜<br>二两 |
| 三甘土二苦水<br>一酸金一辛木<br>泻南补北<br>既济水火<br>滋阴润燥<br>水土合德<br>酸甘化阴<br>辛甘化阳<br>酸苦除烦<br>金水相生 | 土中金<br>用味甘<br>补血止血<br>滋阴润燥<br>酸甘化阴<br>辛甘化阳<br><br>主于补泻<br>者为君 | 土中土<br>用味甘<br><br>水土合德<br>酸甘化阴<br>辛甘化阳<br><br>土生金<br>助我为辅 | 土中土<br>用味甘<br><br>水土合德<br>酸甘化阴<br>辛甘化阳<br><br>土生金<br>助我为辅 | 水中火<br>用味苦<br>苦寒泻火<br>入心经<br>泻心火<br>酸苦除烦<br>金水相生<br>土克水<br>我克为化 | 水中木<br>用味苦<br>苦寒泻火<br>木生火<br>辅助黄连<br>酸苦除烦<br>金水相生<br>土克水<br>我克为化 | 金中木<br>用味酸<br>酸收敛<br><br>酸甘化阴<br>酸苦除烦<br>金水相生<br>土生金<br>我生为子 | 木中水<br>用味辛<br><br><br><br>辛甘化阳<br><br>木克土<br>克我为监 |

小朱鸟汤证是**暑热伤阴证**，大朱鸟汤证是**暑伤气阴证**，后者多了补气的人参。土中土人参，是真正的土王，功效远比鸡子黄更强大！中药"四大金刚"，附子温阳第一，**地黄滋阴第一，大黄泻下第一，人参补气第一**。

木中水干姜，木克土，克我者为监，是监臣药。大朱鸟汤用了三味甘土药，为了防止过度滋腻，妨碍脾胃运化，又加入辛木药，让药效动起来。另外，三土配一木，辛甘化阳，化生阳气，以补益损耗之阳气。

**朱鸟汤歌诀**

仲景黄连阿胶汤，黄芩芍药鸡子黄。

清可祛热滋祛枯，汤液本名朱鸟汤。

大朱鸟加参干姜，暑伤气阴用土王。

## 三、朱鸟汤运气解

朱雀为二十八星宿中的井、鬼、柳、星、张、翼、轸七宿，此七宿组合成形似鸟。**春分日黄昏**，此七宿位于正南方向，南方属火，火色赤，故名曰朱鸟。

**火淫**所胜，平以酸冷，佐以苦甘，以酸收之，**以苦泻之，以辛发之，以甘复之**，热淫同。

《辅行诀》曰："朱鸟者，清滋之方。"

小朱鸟汤的全方5味药，二甘土、二苦水、一酸金。大朱鸟汤的全方7味药，三甘土、二苦水、一酸金、一辛木。两个处方均使用"**清滋法**"，即清法和滋法，"**以苦泻之**"，清热泻火；"**以甘复之**"，滋阴润燥。《难经》称之为"**泻南方火，补北方水**"。清上滋下，祛火补水。后世中医称之为**滋阴清热**。

《张大昌医论医案集》曰："南方丙丁火，其季**夏**，其位午，其神祝融，其兽朱鸟（雀），其宿井、鬼、柳、星、张、翼、轸。其气润，其剂**滋**（一云润）。经云，**滋可已枯**。其方朱鸟，阿胶、鸡子黄、黄连、黄芩属。"

**二旦汤**是四隅方（八维方），四神汤是四正方。朱鸟汤的时空对应，张大昌先生将其空间对应在**正南方**；四时对应是十二地支、二十四山的午，是夏天的第二个月，**仲夏，农历五月**；二十四节气对应**芒种、夏至**。以**夏至**为核心，向前可至**春分**，向后可至**秋分**，横跨二气少阴君火、三气少阳相火和四气太阴湿土，以少阳相火为核心。朱鸟汤为清滋之方，小朱鸟汤、大朱鸟汤如同正南方午位之神兽凤凰，在夏天，行云布雨，润泽万物，祛散热邪。

桂林古本《伤寒杂病论·伤寒例第四》引《阴阳大论》曰："春气温和，夏气暑热，秋气清凉，冬气冰冽，此则四时正气之序也。冬时严寒，万类深藏，君子周密，则不伤于寒。触冒之者，则名伤寒耳。其伤于四时之气，皆能为病。以伤寒为病者，以其最盛杀厉之气也。中而即病者，名曰**伤寒**；不即病者，寒毒藏于肌肤，至春变为**温病**，至夏变为**暑病**。暑病者，热极重于温也。是以辛苦之人，春夏多温热者，皆由冬时触寒所致，非时行之气也。**凡时行者，春时应暖而反大寒；夏时应热而反大凉；秋时应凉而反大热；冬时应寒而反大温。此非其时而有其气**，是以一岁之中，长幼之病多相似者，此则时行之气也。夫欲候知四时正气为病，及**时行疫气**之法，皆当按斗历占之。"

春温、夏热、秋凉、冬寒为地球上的"四时正气"，也就是地球南温带和北温带的正常气候。根据五运六气学说，这是主运和主气所主导的正常变化。而在客运和客气的作用下，地气发生异常变化，张仲景称之为"时行"，陶弘景称之为"天行"，都属于"非其时而有其气"。青龙汤证属于"春时应暖而反大寒"，白虎汤证属于"秋时应凉而反大热"。朱鸟汤证属于夏天应热而极端酷热，玄武汤证属于冬天应寒而极端严寒。

朱鸟汤证，按照仲景六经辨证，属于**少阴病，热化证**。按照《辅行诀》外感**天行热病**，朱鸟汤证属素体心气不足（阴虚体质），复感夏天暑热火邪。小朱鸟汤证是**暑热伤阴**，大朱鸟汤证是**暑伤气阴，阴阳俱损**。需要注意的是，根据运气辨证，大小朱鸟汤既可以治疗**少阴病、热化证**，也可以治疗少阳病、**热化证**。

说得再简单一些，就是夏天应热而太热，出现**极端天气**，超过了人体能够承受的程度。如果人是天生阴虚体质，不能耐热，就更容易发病。那么，哪些年更容易出现极端酷热天气呢？

《素问·六微旨大论》曰："火运之岁，上见少阳、少阴。"

《素问·天元纪大论》曰："**子午**之岁，上见少阴……**寅申**之岁，上见少阳……少阴之上，**热气主之**……少阳之上，**相火主之**。"

**少阴**司天为**热化**，在泉为苦化，不司气化，居气为灼化……**少阳**司天为**火化**，在泉为苦化，司气为丹化，间气为明化……**火淫所胜**，平以酸冷，佐以苦甘，以酸收之，以苦泻之，以辛发之，以甘复之，**热淫同**。

根据五运六气理论，**子午岁是少阴司天，热化；寅申岁是少阳司天，火化**。子的属相是**鼠**，午的属相是**马**，寅的属相是**虎**，申的属相是**猴**，农历鼠年、马年、虎年、猴年，最容易**热化、火化**，出现**极端酷热**天气。

桂林古本《伤寒杂病论》曰："夏至之后，一阳气下，一阴气上也。"

**夏至为天阳之极**，太阳直射北回归线，**小朱鸟汤对应夏至**。地气落后于天气两个节气，**大暑为地阳之极**，是北半球最热的节气，**大朱鸟汤对应大暑**。

《张大昌医论医案集》载有"**黄连阿胶地黄汤**"，黄连阿胶汤加**生地黄**2两。生地黄清热凉血，养阴生津，既能"**清**"，又能"**滋**"，一举两得，是相当精彩的加味。

大小朱鸟汤辨证见表 6-2-2。

表 6-2-2  大小朱鸟汤辨证

| | 脏腑经络辨证气血津液辨证 | 六经辨证 | 六合辨证 | 运气辨证时空辨证 |
|---|---|---|---|---|
| 小朱鸟汤黄连阿胶汤 | 暑热炽盛损伤阴津 | 少阴病热化证 | 素体阴虚复感天行邪热证 | 始于春分终于秋分以**夏至**为核心<br><br>二气少阴君火三气少阳相火四气太阴湿土以少阳相火为核心 |
| 大朱鸟汤黄连阿胶汤加人参干姜 | 暑热炽盛气阴两伤阴阳俱损 | 少阴病热化证 | 素体阴虚复感天行邪热证 | 始于春分终于秋分以**大暑**为核心<br><br>二气少阴君火三气少阳相火四气太阴湿土以少阳相火为核心 |

## 四、朱鸟配穴法

《难经·六十八难》曰："经言所出为井，所流为荥，所注为俞，所行为经，所入为合。"

《素问·刺法论》曰："子午之岁，天数有余，故少阴不退位也，热行于上，火余化布天，当刺手厥阴之所入……**寅申之岁**，天数有余，故少阳不退位也，热行于上，火化布天，当刺手少阳之所入……人病心虚，又遇君相二火司天失守，感而三虚，遇火不及，黑尸鬼犯之，令人暴亡，可刺手少阳之所过，复刺心俞。"

少阴不退位，刺手厥阴之所入，是心包经的合穴**曲泽穴**。少阳不退位，刺手少阳之所入，是三焦经的合穴**天井穴**。

"手少阳之所过"，是五俞穴的哪个穴位？笔者认为是三焦经的经穴**支沟**，其五行互含属性是**火中火，火王**。也可以解释为手少阳三焦经的循行所过，刺其经即可，不必拘泥于穴位。**曲泽、支沟、天井、心俞**，可以命名为**朱鸟配穴法**。

## 第三节 小玄武汤

### 一、小玄武汤等同于《伤寒论》真武汤

《说文解字》曰："玄，幽远也。**黑而有赤色者为玄**。象幽而入覆之也。""武，楚庄王曰，夫武，定功戢兵。故止戈为武。"

《史记·天官书》曰："北宫玄武，**虚危**，危为盖屋。"

玄武又名**龟蛇**，是北方的神兽，二十八星宿之北方玄武七宿。北宫七宿依次为斗、牛、女、虚、危、室、壁，兼含中外星官共六十五官。北宫最初以**麒麟**表示，这个传统无疑来源于**危宿**作为北宫授时主星的事实。在完善的天官体系定型之后，北宫的形象则被**玄武**取代，而**麒麟**则被转配于中宫。组成**龟象**的虚、危两宿是授时主星，其地位比**螣蛇**星官更重要，北宫玄武存在**龟主蛇从**的文化特征，冬主收藏的观念特别强调龟的作用。

《后汉书·王梁传》曰："玄武，**水神之名**，司空水土之官也。"

东汉魏伯阳《周易参同契》曰："关关雎鸠，在河之洲，雄不独处，雌不孤居，**玄武龟蛇**，盘斜相扶，以明牝牡，竟当相须。"

真武大帝是道教神仙中的尊神，**湖北武当山**是**真武大帝**的道场。**龟蛇**是真武大帝的坐骑，也是其麾下两大神将，与北方玄武七宿的形象相符合。北方的水神真武大帝，主管**水土**，也与《辅行诀》"**水土合德**"的思想相符合。

《辅行诀五脏用药法要》整订稿曰："**小玄武汤**，治天行病，肾气不足，内生虚寒，小便不利，腹中痛，四肢冷者方。茯苓三两；芍药三两；术二两；干姜三两；附子一枚，炮，去皮。右五味，以水八升，煮取三升，去滓，温

服七合，日三服。"

患者素体肾阳不足而生内寒，复外感冬天太过之严寒，则内外皆寒。肾阳不足，不能温化水饮，水湿停蓄于内，故"小便不利，腹中痛"；阳虚不能温煦，又有外寒束缚肌表，故"四肢冷"。

《伤寒论·辨太阳病脉证并治》曰："太阳病发汗，汗出不解，其人仍发热，心下悸，头眩，身𪖗动，振振欲擗地者，**真武汤**主之。"

《伤寒论·辨少阴病脉证并治》曰："少阴病，二三日不已，至四五日，腹痛，小便不利，四肢沉重疼痛，自下利者，此为有水气，其人或咳，或小便利，或下利，或呕者，**真武汤**主之。真武汤方，茯苓三两；芍药三两；白术二两；生姜三两，切；附子一枚，炮，去皮，破八片。右五味，以水八升，煮取三升，去滓，温服七合，日三服。"

通过比较，《辅行诀五脏用药法要》整订稿小玄武汤等同于《伤寒论》真武汤，只是易生姜为干姜。为什么**玄武汤**改名为**真武汤**呢？北宋的第三位皇帝，宋真宗赵恒（968—1022 年），他在大中祥符五年（1012 年）下诏，认定宋朝开国之祖是**赵元朗**。"元"与"玄"相通，为了避讳，自此《伤寒论》中的**玄武汤**改名**真武汤**。

笔者认为《辅行诀》的现代抄本在此方有误，小玄武汤原本就是用生姜，而不是干姜，也就是说**小玄武汤与真武汤完全相同**。因为根据《辅行诀》的组方规律，辅臣药的五行小类与君药的五行小类相生。附子属木中土，干姜属木中水，水生木，干姜的五行小类并不相生附子的五行小类，因此与规律不符合。生姜属木中火，生姜的五行小类**火**相生附子的五行小类**土**，火生土，符合规律，生姜辅助附子，二者构成**相使**药对。

## 二、木中土　附子

《神农本草经》曰："附子，**味辛**，温。主风寒咳逆邪气，温中，金创，破症坚积聚，血瘕寒湿，踒躄拘挛，膝痛不能行走。生山谷。"

《名医别录·下品》曰："附子，味甘，**大热**，**有大毒**。主治脚疼冷弱，腰脊风寒，心腹冷痛，霍乱转筋，下痢赤白，坚肌骨，强阴。又堕胎，为百药长。生犍为及广汉。**八月采为附子，春采为乌头**。"

《神农本草经》谓附子味辛，五行大类属**木**，性温。《名医别录》谓附子味甘，五行小类属土，故属**木中土**。性大热，故可以祛寒湿。"有大毒"，煎药时要先煎、久煎，以祛其毒。

规划教材《中药学》将附子归属"温里药"，功效为回阳救逆，补火助阳，散寒止痛。川附子主产四川省绵阳市沿涪江两岸的江油地区，其中以中坝镇产品品质最优，被称为道地药材。四川省凉山彝族自治州布拖县目前亦有大量附子种植，质量也很好。

传统技术为附子每年冬日下种，次年出苗，小暑至大暑之间采收，若逾期不收，则附子根块会自行腐烂于地下。同时，采收后二天至三天内若非连日晴天暴晒，则附子亦会烂掉，俗有"过夜烂"之称。"冬至一阳生，夏至一阴生"。附子种植于冬，采收于夏，由冬至夏接受了自然界由寒极至热极的全过程。尤其江油附子的种植采收时间，几乎是完全符合阳气由初生到至极的时间规律。

《景岳全书》曰："人参、熟地者，治世之良相也；附子、大黄者，乱世之良将也。兵不可久用，故良将用于暂；乱不可忘治，故良相不可缺。"

后世将附子推举为"中药四大金刚"之一，大黄泻下第一，人参补气第一，附子温阳第一，地黄滋阴第一。这四味药中的将军分别针对不同的重证，大黄治疗大实证，人参治疗大虚证，附子治疗大寒证，地黄治疗阴虚重证。这种说法其实还漏掉了一味治疗大热证的石膏，石膏清热第一！

附子有毒，需要通过炮制减毒。炮制附子的正规方法就是用甘草水来浸泡。先把附子的皮、脐刮掉，然后一横一竖切，把附子剖成四片，再把它放到甘草水中泡，然后捞出，晾干。

附子入煎剂时，需要先煎 2 小时来减毒。如果每天如此操作，对患者来说非常麻烦。根据仝小林院士的临床经验，一次性地把 7 天或者 10 天的附子一起煎 2 小时，然后放入冰箱。每次用的时候拿出七分之一或者十分之一与其他药物共煎服用，这样可以极大地减轻患者的煎药负担。

伤寒大家刘渡舟使用附子有三个关键，第一是症状，必须是寒，形寒肢冷；第二是舌，无论颜色，舌苔必须润滑、有津液，舌干少津液则不适用；第三是脉，尺脉必须小，尺脉大是相火妄动，则不适用。

根据范吉平先生《经方剂量揭秘》，附子大者一枚，折算为现今 30g，相当于汉代 2 两。

生姜、芍药，详见第四章第一节。

## 三、土中水　茯苓

《神农本草经》曰："茯苓，味甘，平。主胸胁逆气，忧恚，惊邪恐悸，心下结痛，寒热烦满咳逆，口焦舌干，利小便。久服安魂养神，不饥延年。一名伏兔。生山谷。"

《名医别录·上品》曰："**茯苓**，无毒。止消渴，好睡，大腹淋沥，膈中痰水，水肿淋结，开胸腑，调脏气，**伐肾邪**，长阴，益气力，保神守中。其有根者，名茯神。**茯神**，味甘，平。主辟不祥，治风眩、风虚、五劳、七伤，口干，止惊悸，多恚怒，善忘，开心益智，安魂魄，养精神。生太山大松下。二月、八月采，阴干。"《名医别录》茯苓与茯神分开著述。

西汉淮南王刘安《淮南子·说山训》曰："千年之松，下有茯苓。"

茯苓最早的产区在云南，历史上茯苓以**云南省丽江市**辖区野生者为主，故茯苓又称云苓。我国人工栽培茯苓始于南北朝时期，目前湖北省是茯苓最大的人工栽培产区，以**湖北省黄冈市罗田县"九资河茯苓"**为主。1914年"九资河茯苓"曾荣获巴拿马万国博览会金奖，于是名声大振。

在中、日、韩三国使用的中药中，以使用总次数多少评出的25种药材中，茯苓占第4位，可见茯苓应用之广。

规划教材《中药学》将茯苓归类为**"利水渗湿药"**，功效为利水渗湿，健脾，宁心安神。茯苓生于松树根下，按入药部位的不同，由表及里，茯苓可分为茯苓皮、赤茯苓、白茯苓、茯神、茯神木，五个不同部位。**茯苓皮**不是真正的皮，它是缠绕在一起的有色菌丝，板结在茯苓的表面。**赤茯苓**是指削去外皮后的淡红色部分；**白茯苓**即现在通常所称的茯苓，它是菌核内部白色致密的部分。白茯苓通常会切成小方块，也叫茯苓块。**茯神**，为菌核体中间抱有松根的白色部分，可宁心安神。**茯神木**，就是茯神中心部分的细松根，茯神木常被切成方形的薄片。上面五种中最常用的是三个：茯苓皮、白茯苓、茯神。其功效的主要差异可以总结为，随着入药部位由表及里，**利水消肿**的作用在逐渐减弱，**宁心安神**的作用在逐渐增强。

《张大昌医论医案集》曰："失眠，茯神15g，生鸡子黄一枚。先将茯神煮好，少停兑生鸡子黄一枚搅匀，临睡以热汤洗足，后将药服下，顷刻即眠。"

陶弘景辞官修道之后，获得南朝梁武帝给他的特殊待遇，根据记载："每月赐茯苓五斤，白蜜二斤。"说明茯苓在当时已经成为珍贵的保健品。清朝的**乾隆皇帝**喜欢服用"八珍糕"养生，茯苓是八珍糕的主要成分。御医为**慈禧太后**拟订的13个长寿方中，**茯苓的使用频率为78%，居诸药之首**。慈禧太后让御膳房用精白面和茯苓粉制作成**茯苓饼**，并经常将茯苓饼赏赐给大臣。

现代研究发现，茯苓中所含有的茯苓多糖，可以增强人体的免疫功能，并且有很好的**抗癌**作用。

茯苓味**甘**，五行大类属土。生于松树根下，松树四季常青，凌冬而不凋、不黄、不枯，是得寒水之气而常生长青，五行小类属水，故属土中水。茯苓性平，色纯白，出于土而不染尘污，坚贞而不为虫蛀，故可以纯化污浊邪毒。陶弘景明确指出茯苓可以**"伐肾邪"**，是土克水的代表性药物。以土中水来"伐肾邪"，这也体现了《辅行诀》**"水土合德"**的理念。

根据**仝小林**院士的临床经验，茯苓是非常好的渗湿利尿药，可以替代西药的利尿剂，不过剂量一定要足够。对于严重水肿，茯苓起步量就是120g，最大剂量用到500g，而且非常安全，没有毒副作用，使小便慢慢增加，所以茯苓的大剂量使用是没有安全隐患的。

## 四、水中土　术

### （一）术

《神农本草经》曰："术，**味苦**，温。主治湿痹、死肌、痉疸，止汗除热，消食，化煎饵。久服轻身、延年不饥。"

《神农本草经》中不区分苍术、白术。**术味苦**，五行大类属水。

《名医别录·上品》曰："术，**味甘**，无毒。主治大风在身面，风眩头痛，目泪出，消痰水，逐皮间风水结肿，除心下急满，及霍乱，吐下不止，利腰脐间血，益津液，暖胃，消谷，嗜食。一名山姜，一名山连。生郑山、汉中、南郑。二月、三月、八月、九月采根，暴干。"

术味甘，五行小类属土，术是兼具肾水体用的药物，故为**水中土**。茯苓，属土中水，是**"水土合德"**的代表中药。术，也是**"水土合德"**的代表中药。茯苓与术相互克制，相杀、互杀，是**相杀药对**。

### （二）白术与苍术

《神农本草经》不区分苍术、白术。《伤寒杂病论》只用白术而不言及苍术。陶弘景《本草经集注》开始区分白术和苍术："弘景曰，郑山，即南郑也。今处处有，**以蒋山、白山、茅山者为胜**。十一月、十二月采者好，多脂膏而甘。其苗可作饮，甚香美。术有两种，**白术**，叶大有毛而作桠，根甜而少膏，可作丸、散用；**赤术**，叶细无桠，根小苦而多膏，可作煎用。东境术大而无气烈，不任用。"

赤术即现今所称的苍术。**白术味偏于甘，苍术味偏于苦**。

规划教材《中药学》中将苍术归属为**"化湿药"**，功效为燥湿健脾，祛风散寒，明目。陶弘景指出苍术以产于**江苏省镇江市茅山**一带质量最好，故名**"茅苍术"**。葛洪在茅山修炼，陶弘景在此创立上清派茅山宗，道家称茅山为"上清宗坛"，茅山也有了"第一福地，第八洞天"的美誉！

规划教材《中药学》将白术归类为**"补气药"**，功效为补气健脾，燥湿利水，止汗，安胎。燥湿利水宜生用，补气健脾宜炒用，健脾止泻宜炒焦用。白术传统以**浙江省杭州市临安区於潜镇**最佳，称为**"於术"**。

《本草纲目·草之一》曰："时珍曰，**白术**，甘而微苦，性温而和；**赤术**，甘而辛烈，性温而燥，阴中阳也，可升可降，入足太阴、阳明、手太阴、阳明、太阳之经。"

李时珍对于白术和苍术在性味和特性上的总结非常精辟。简单来说，白术，甘、温、和，**健脾而燥湿**；苍术，苦、辛、燥，**燥湿而健脾**！

### （三）既止泻又通便的白术

《金匮要略·痉湿暍病脉证治》曰："伤寒八九日，风湿相搏，身体疼痛，不能自转侧，不呕不渴，脉浮虚而涩者，**桂枝附子汤**主之。**若大便坚，小便自利者，去桂加白术汤**主之。"

去桂加白术汤，即**白术附子汤**，方中白术用量 2 两为君药，仲景用以治疗汗多伤津导致的便秘。受此启发，北京已故四小名医之一的**魏龙骧**先生在《白术通便秘》一文中首先提出白术的主要作用是**健脾生津**，并将其用于**脾虚便秘证**，**常用量 60g，重用 120～200g**，开创了白术新用之先河。

《用药传奇：中医不传之秘在于量》的作者**王幸福**先生，也使用大剂量**生白术**治疗便秘，**少则 30g，多则 150g**，并取得了屡用屡效的佳绩。

（清）黄元御《长沙药解》曰："白术，味甘、微苦，入足阳明胃、足太阴脾经。补中燥湿，止渴生津，最益脾精，大养胃气，降浊阴而进饮食，善止呕吐，升清阳而消水谷，能医泄利。"

现代药理学实验表明，白术对于肠道有收缩和舒张的双向调节作用，也就是既能止泻，又能通便。根据魏龙骧、王幸福两位前辈的经验，治疗便秘，应当用生白术。结合前贤**"生者气锐而先行，熟者气钝而和缓"**的理念，治疗**便秘，用生白术**；治疗泄泻，用炒白术。

### （四）燥湿辟邪的苍术

《本草纲目·草之一》曰："**苍术，气味辛烈；白术，微辛苦而不烈**。古方及《本经》止言术，未分苍、白。只缘陶隐居言术有两种，自此人多贵白者，往往将苍术置而不用。如古方**平胃散**之类，**苍术为最要药**，功效尤速。殊不详本草原无白术之名。嵇康曰，闻道人遗言，饵术、黄精，令人久寿。亦无白字，用宜两审。"

宋代官方药典《太平惠民和剂局方》言**平胃散**："常服调气暖胃，化宿食，消痰饮，辟风、寒、冷、湿，**四时非节之气**。"

平胃散由 6 味药物组成，苍术、厚朴、陈皮、甘草、生姜、大枣，其中**君药**是**苍术**。

（清代）程国彭《医学心悟·卷三》曰："**神术散**：此药能治时行不正之气，发热头痛，伤食停饮，胸满腹痛，呕吐泻利，并能解秽驱邪，除山岚瘴气，鬼疟尸注，中食、中恶诸证，其效至速。予尝合此普送，药到病除。苍术，陈土炒；陈皮、厚朴，姜汁炒，各二斤；甘草，炙，十二两；藿香八两，砂仁四两。共为末。每服二三钱，开水调下。"

还有一种炮制苍术的方法，是在白露节气后，用**淘米水浸泡苍术一宿**，泡透以后把它晾到房顶上，这种苍术更好，叫**神术**。苍术到白露节后，会吸收更多的秋金凉气，燥烈之性就减轻了。**神术散**用的就是这种苍术。**神术散**就是在**平胃散**的基础上加**藿香**、**砂仁**。

《辅行诀》小补脾汤、大补脾汤为五脏补方，白术、苍术均可。**小泻脾汤**的加减法中没有提到苍术，但是根据"**脾苦湿，急食苦以燥之**"，可以加用苍术，**苍术味苦而燥烈**。脾喜燥而恶湿，无论是补脾还是泻脾，祛湿都是核心目的，只不过补脾是补本脏，即通过增强脾土自身的运化水湿的功能来祛湿；而泻脾是通过相乘和相侮两个方法而取效，**相乘法**即育木克土法，即"**风胜湿**"；**相侮法**即反克法，土本克水，通过补北方用味苦，增强肾水的功能来反克脾土，即"**苦燥湿**"。苍术味苦，并且气芳香辛窜，兼具"**风胜湿**"和"**苦燥湿**"的双重功效；仅就"**燥湿**"的功效而言，味苦的苍术比味甘的白术要强大很多！

**王幸福**先生以**附子理中汤**为基本方治疗腹泻便溏，其中的术用苍术，**炒苍术**更佳，**起步量用 30g**，最大量用 100g，高效且安全。

另外，古人认为苍术可以**明目**，现代多用苍术治疗维生素 A 缺乏导致的夜盲症、角膜软化症，可以用**苍术 50g 与猪肝、羊肝一起蒸煮**服用。对于经常使用电脑、手机导致的眼睛干涩、视力下降，用**苍术配伍枸杞子**，效果显著。

《本草纲目·草之一》曰："时珍曰，按《吐纳经》云，紫微夫人术序云，吾察草木之胜速益于己者，并不及术之多验也。可以长生久视，远而更灵。山林隐逸，得服术者，五岳比肩。又《神仙传》云，陈子皇得饵术要方，其妻姜氏得痿病，服之自愈，颜色气力如二十时也。时珍谨按，以上诸说，皆似苍术，不独白术。今服食家亦呼**苍术为仙术**，故皆列于苍术之后。又张仲景辟一切恶气，**用赤术同猪蹄甲烧烟**。陶隐居亦言术能除恶气，弭灾沴。故今病疫及岁旦，人家往往**烧苍术以辟邪气**。《类编》载越民高氏妻，病恍惚谵语，亡夫之鬼凭之。其家烧苍术烟，鬼遽求去。《夷坚志》载江西一士人，为女妖所染。其鬼将别曰，君为阴气所浸，必当暴泄，但多服**平胃散**为良，中有**苍术能去邪**也。"

苍术富有浓烈的芳香气味，辛温发散，因此在**燥湿排毒、辟邪防病**方面具备得天独厚的优势！精于养生的服食家视苍术为仙草，称之为"仙术"。古代疫病，现代称为传染病，可以用点燃苍术烟熏的方式来做**空气消毒**，有学者的实验表明，本方法的预防效果比紫外线灯的空气消毒效果更好！

1954 年暑季，河北省石家庄地区出现了**流行性乙型脑炎**，患病人数众多，西药治疗未见奏效，死亡人数剧增，情况十分危急。石家庄市卫生局紧急组织以老中医**郭可明**为主的乙脑科研治疗小组，运用中医温病学理论，使用**白虎汤**和**清瘟败毒饮、安宫牛黄丸**等，取得了令人满意的效果。1954 年，治疗小组一共收治 31 例乙脑患者，无一例死亡。1955 年 7 月 4 日至 8 月 22 日，石家庄市传染病院采用中医药治疗**乙型脑炎**患者 20 例，其中有 9 例极重型、8 例重型和轻型均被治愈，只有 3 例患者死亡（其中 1 例死于中耳炎败血症），治愈率达 90%。

1956 年 7 月，北京地区也开始流行乙脑。儿童医院和传染病院人满为患，病儿死亡率很高。最初，许多医生仿效石家庄治疗乙脑的做法，使用**白虎汤**加上西药、输氧等方法治疗，但累试无效。卫生部立即组织中西医专家组成乙脑医疗工作组，工作组专家之一的**蒲辅周**老先生认为，石家庄与北京的乙脑疫病虽同在暑季，但石家庄久晴无雨，天暑地热，乙脑患者偏热，高热大汗、大渴、舌苔黄燥、脉洪大，属暑**温热型**，以清热解暑养阴为原则，以**白虎汤**治疗，辛凉透邪，清气泄热，切中病机，故能奏效；而北京久雨少晴，天暑地湿，湿热交蒸，暑湿流行。患者症状表现为兼有湿邪，高热无汗、腹泻、舌苔腻，属**湿温**。时值主气**太阴湿土**，客气阳明燥金。倘不加辨别而沿用清凉苦寒药物，就会出现湿遏热伏，不仅高烧不退，反而会加重病情。正确的方法应当是采用宣解湿热和芳香透窍的药物，通阳利湿，使湿去热自退。建议用**白虎加苍术汤、三仁汤、杏仁滑石汤**等处方。8月下旬患者服药之后立竿见影，病情很快得到控制，不少垂危患者起死回生，迅速遏止了一场可怕的疫病。蒲辅周先后在《中医杂志》发表了"参加治疗流行性乙型脑炎的一些体会"及"流行性乙型脑炎中医辨证施治的一般规律"等文章，总结了此次救治乙脑的思考和经验。1957年，蒲老又制定了辛凉透邪法、逐秽通里法、清热解毒法、开窍豁痰法、镇肝息风法、通阳利湿法、生津益胃法、清燥养阴法等**"乙脑八法"**，辨证全面而系统。

### （五）苍术配白术，相须药对

苍术和白术还可以作为**相须药对**同用。

（清）张志聪《本草崇原·卷上》曰："**凡欲补脾，则用白术；凡欲运脾，则用苍术；欲补运相兼，则相兼而用。**如补多运少，则白术多而苍术少；运多补少，则苍术多而白术少。品虽有二，实则一也。"

（清）黄元御《玉楸药解·卷一》曰："**白术守而不走，苍术走而不守，故白术善补，苍术善行。**其消食纳谷，止呕住泄，亦同白术，而泻水开郁，则苍术独长。盖木为青龙，因己土而变色；金为白虎，缘戊土而化形。白术入胃，其性静专，故长于守；苍术入脾，其性动荡，故长于行。入胃则兼达辛金而降浊，入脾则并走乙木而达郁。白术之止渴生津者，土燥而金清也，苍术之除酸而去腐者，土燥而木荣也。白术偏入戊土，则纳粟之功多，苍术偏入己土，则消谷之力旺，己土健则清升而浊降，戊土健则浊降而清亦升，然自此而达彼者，兼及之力也，后彼先此者，专效之能也，**若是脾胃双医，则宜苍术、白术并用。**"

（金）李杲《脾胃论》曰："**半夏白术天麻汤**，黄柏二分；干姜三分；天麻、**苍术**、白茯苓、黄芪、泽泻、人参，以上各五分；**白术**，炒，曲，以上各一钱；半夏汤洗七次；大麦蘖面、橘皮，以上各一钱五分。上件呋咀，每服半两，水二盏，煎至一盏，去渣，带热服，食前。此头痛苦甚，谓之足太阴痰厥头痛，非半夏不能疗。眼黑头旋，风虚内作，非天麻不能除；其苗为定风草，独不为风所动也。黄芪甘温，泻火补元气；人参甘温，泻火补中益气；**二术俱甘苦温，除湿补中益气**；泽、苓利小便导湿；橘皮苦温，益气调中升阳；曲消食，荡胃中滞气；大麦蘗面宽中助胃气；干姜辛热，以涤中寒；黄柏苦大寒，酒洗以主冬天少火在泉发躁也。"著名的**半夏白术天麻汤**，具有化痰息风、健脾祛湿之功效，主治风痰上扰证，方中苍术和白术同用。

（明）陈实功《外科正宗·卷之四》记载**除湿胃苓汤**："防风、**苍术**、**白术**、赤茯苓、陈皮、厚朴、猪苓、山栀、木通、泽泻、滑石，各一钱；甘草、薄桂，各三分。水二茶盅，灯心二十根，煎八分，食前服。"苍术和白术同用。

（清）张璐《张氏医通·卷十六》曰："**二术二陈汤**，治脾虚痰食不运。二陈汤加**生白术**，姜汁拌晒；**茅术**，麻油拌炒。"苍术和白术同用。

（清）傅山《傅青主女科·上卷》曰："夫白带乃湿盛而火衰，肝郁而气弱，则脾土受伤，湿土之气下陷，是以脾精不守，不能化荣血以为经水，反变成白滑之物，由阴门直下，欲自禁而不可得也。治法宜大补脾胃之气，稍佐以舒肝之品，使风木不闭塞于地中，则地气自升腾于天上，脾气健而湿气消，自无白带之患矣。方用**完带汤**。白术（一两，土炒），山药（一两，炒），人参（二钱），白芍（五钱，酒炒），车前子（三钱，酒炒），**苍术**（三钱，制），甘草（一钱），陈皮（五分），黑芥穗（五分），柴胡（六分），水煎服。二剂轻，四剂止，六剂则白带全愈。此方脾、胃、肝三经同治之法，寓补于散之中，寄消于升之内，开提肝木之气，则肝血不燥，何至下克脾土；补益脾土之元，则脾气不湿，何难分消水气。"傅青主著名的治疗带下病的**完带汤**，苍术和白术同用。

北京四大名医之一的**施今墨**先生擅用**苍术配白术**的药对。苍术气味雄厚，苦温辛烈，燥湿力胜，散多于补，偏于平胃燥湿；白术甘温性缓，补脾力强，补多于散，善于补脾益气、止汗。**白术以补脾为主，苍术以醒脾为要**。二药伍用，一散一补，一胃一脾，则中焦得健，脾胃纳运如常，水湿得以运化，不能聚而为患，人则康复无恙。施老的弟子吕景山先生临床根据患者的大便情况选用生品、炒品，患者**大便干**，选用生白术、**生苍术**；患者**大便溏**，选用**炒白术、炒苍术**。

国医大师刘尚义也擅用**苍术配白术**的药对。刘老将白术与苍术配伍使用时，其用量比例关系通常为 1 : 2，常用剂量为**白术 10g** 和**苍术 20g**。

生姜、芍药，详见第四章第一节。

## 五、小玄武汤方解

小玄武汤方解见表 6-3-1。

表 6-3-1　小玄武汤方解

| 方解 | 君药 | 辅臣药 | 化臣药 | 母臣药 | 监臣药 |
|---|---|---|---|---|---|
| 小玄武汤 | 附子<br>一枚<br>二两 | 生姜<br>三两 | 茯苓<br>三两 | 白术<br>二两 | 芍药<br>三两 |
| 两辛木<br>一甘土<br>一苦水<br>一酸金<br>温阳散寒<br>利水渗湿<br>辛甘化阳<br>酸甘化阴<br>以塞补虚<br>水土合德 | 木中土<br>用味辛<br><br>补火助阳<br>散寒止痛<br>**温阳第一**<br><br>主于补泻者<br>为君 | 木中火<br>用味辛<br><br>补火助阳<br>散寒止痛<br><br>火生土<br>助我者为辅 | 土中水<br>用味甘<br><br>健脾宁心<br>利水渗湿<br><br>木克土<br>我克者为化 | 水中土<br>用味苦<br><br>苦燥湿<br>补肾阳<br>健脾燥湿<br><br>水生木<br>生我者为母 | 金中木<br>用味酸<br><br>收敛固涩<br>以塞补虚<br><br>金克木<br>克我者为监 |

《辅行诀》曰："小玄武汤，治天行病，肾气不足，内生虚寒……玄武者，温渗之方，以附子为主。"

《张大昌医论医案集》曰："**温可复阳**，除阴翳也。**渗可祛湿**，兴意志也。滋可去枯，益津液也。"

（明）张介宾《类经·虚损治法》曰："气虚者宜补其上，精虚者宜补其下，**阳虚者宜补而兼暖，阴虚者宜补而兼清**。"

小玄武汤等同于《伤寒论》真武汤，根据仲景六经辨证，本证属于**少阴病寒化证**，是阳气不足，寒湿内生，治宜"**温渗**"法。所谓"温渗"，即**温阳散寒，利水渗湿法**。

小玄武汤全方 5 味药，两木一土一水一金，功效在"**温、渗、补、涩（塞）**"四字。附子、生姜两味药，对应"**温**"字，或称"**暖**"字，"**阳虚者宜补而兼暖**"。附子、生姜皆味辛，性温，温阳散寒。后世所谓中药的"四大金刚"，木中土**附子**是其中的"**温阳第一**"。"**温渗之方，以附子为主**。"故附子为君药。生姜属木中火，五行小类**火**相生附子的五行小类土，生姜辅助附子，因此属辅臣药。

"渗可祛湿"，"渗"法就是**利水渗湿**，对应**茯苓**。渗法有两层功效，一是给湿邪以出路，二是通阳，叶天士所谓"**通阳不在温，而在利小便**"。土中水茯苓，土克水，具有利水渗湿，健脾宁心的功效，引寒湿之邪从小便而出。君药木中土附子与土中水茯苓，五行大类之间的关系是木克土，我克者为化，茯苓属于化臣药。

水中土白术，用味苦，从五行上可以补肾，对应"**补**"字，补肾阳。"**阳虚者宜补而兼暖**"，后世认为白术善于健脾利湿。君药木中土附子与水中土白术，五行大类之间的关系是水生木，生我者为母，因此白术属于母臣药。

另外，土中水茯苓和水中土白术，茯苓的五行大类土相克白术的五行大类水，土克水；白术的五行小类土相克茯苓的五行小类水，土克水；二者互克、互杀，是**相杀药对**。**茯苓配白术**是《辅行诀》中典型的"**水土合德**"药对。

金中木芍药，用味酸，收敛固涩，对应"**涩**"字，属于"**十剂**"中的"**涩剂**"，又称"**塞法**"。对于虚证而言，"**补法**"和"**塞法**"结合应用，效果更佳。金木对冲而交战，味酸的芍药与味辛的附子、生姜作用趋势相反，一收一散，芍药可以防止附子、生姜燥热伤阴，这又符合"**交互金木**"的理论。附子和芍药，五行大类之间的关系是金克木，克我者为监，因此芍药属于监臣药。玄武汤中的芍药，具有辛甘化阳、酸甘化阴、以塞补虚的多重功效，**建议用白芍**。

## 第四节  大玄武汤

### 一、大玄武汤等同于《伤寒论》真武汤加人参炙甘草

《辅行诀五脏用药法要》整订稿曰："**大玄武汤，治肾气虚疲，少腹中冷，腰背沉重，四肢清冷，小便不利，大便鸭溏，日十余行，气惙力弱者方。茯苓三两；术二两；附子一枚，炮；芍药二两；生姜二两；人参二两；甘草二两，炙。右七味，以水一斗，煮取四升，温服一升，日三夜一服。**"

大玄武汤证乃小玄武汤证日久不愈所致，故其症状在小玄武汤证的基础上进一步加重，"肾气不足"加重为"肾气虚疲"，肾阳虚衰，寒湿进一步

加重，不仅"四肢冷"而且"少腹中冷""腰背沉重"。脾肾阳虚，寒湿泛滥，大肠传导失司，故"大便鸭溏，日十余行"。先天肾和后天脾均正气亏虚，故"气惚力弱"。其本质是脾肾阳虚，即**中焦脾阳和下焦肾阳亏虚、寒湿泛滥**。

从药味上比较，**大玄武汤等同于《伤寒论》真武汤加人参、炙甘草**。

人参，详见第五章第二节。

炙甘草，详见第五章第一节。

## 二、大玄武汤方解

大玄武汤方解见表6-4-1。

表6-4-1　大玄武汤方解

| 方解 | 君药 | 辅臣药 | 化臣药 | 化臣药 | 化臣药 | 母臣药 | 监臣药 |
|---|---|---|---|---|---|---|---|
| 大玄武汤 | 附子一枚二两 | 生姜二两 | 茯苓三两 | 人参二两 | 炙甘草二两 | 白术二两 | 芍药三两 |
| 两辛木<br>三甘土<br>一苦水<br>一酸金<br>**温阳散寒**<br>**利水渗湿**<br>辛甘化阳<br>酸甘化阴<br>以**塞补虚**<br>水土合德 | 木中土<br>用味辛<br><br>补火助阳<br>散寒止痛<br><br><br><br>主于补泻<br>者为君 | 木中火<br>用味辛<br><br>补火助阳<br>散寒止痛<br>**温阳第一**<br><br>火生土<br>助我者<br>为辅 | 土中水<br>用味甘<br><br>健脾宁心<br>利水渗湿<br><br><br>木克土<br>我克者<br>为化 | 土中土<br>用味甘<br><br>**大补元气**<br>**补气第一**<br><br><br>木克土<br>我克者<br>为化 | 土中火<br>用味甘<br><br>**补中缓急**<br>**调和诸药**<br><br><br>木克土<br>我克者<br>为化 | 水中土<br>用味苦<br><br>苦燥湿<br>补肾阳<br>健脾燥湿<br><br>水生木<br>生我者<br>为母 | 金中木<br>用味酸<br><br>收敛固涩<br>以塞补虚<br><br><br>金克木<br>克我者<br>为监 |

大玄武汤全方7味药，两辛木、三甘土、一苦水、一酸金，比小玄武汤增加了2味甘土药，人参和炙甘草。土居中宫，调和四方的重要作用再次得以凸显。

大玄武汤证属于**脾肾阳虚、寒湿泛滥证**，大玄武汤等同于《伤寒论》真武汤加人参、炙甘草，也可以视为是**真武汤**与**理中汤（人参汤）的合方**，即**以理中汤补中焦脾阳，以真武汤补下焦肾阳**。真武汤能够温肾利水，以下焦"水"为核心；理中汤温中散寒，以中焦"土"为核心；两方相合，也体现了《辅行诀》"**水土合德**"的思想。

大玄武汤比小玄武汤增加了两味甘土药，人参、炙甘草。土中土人参是土王，中药四大金刚"人参补气第一"。土中火炙甘草能够辅助人参，进一步加强人参的功效，并且可以调和诸药。

**玄武汤歌诀**

天行肾病内生寒，附子生姜温为主，

茯渗术补芍药涩，**温渗补涩小玄武。**

理中人参炙甘草，**补中温下大玄武。**

## 三、玄武汤运气解

玄武为二十八星宿中的斗、牛、女、虚、危、室、壁七宿，此七宿合看像龟蛇之形。龟为水中动物，其甲色黑，故称之玄；龟壳坚硬，如武士所披之甲，故名玄武。玄武为四象之一，**春分日黄昏**在正北方位，正合北方冬寒之水象。

《辅行诀》曰："玄武者，温渗之方，以附子为主。"

《张大昌医论医案集》曰："北方壬癸**水**，其季冬，其位子，其神玄冥，其兽**玄武**，其宿斗、牛、女、虚、危、室、壁。其气凛，其剂渗。经云，**渗可祛湿**。其方玄武，白术、茯苓、生姜、甘草属。"

小玄武汤的全方 5 味药，两辛木、一甘土、一苦水、一酸金。大玄武汤全方 7 味药，两辛木、三甘土、一苦水、一酸金。两个处方均以**附子**为君药。所谓的"**温渗**"，即温阳散寒，**利水渗湿法**。实际上是"**温、渗、补、涩**"四法，附子、生姜对应"**温**"，茯苓、白术对应"**渗**"，人参、炙甘草对应"**补**"，芍药对应"**涩（塞）**"。

**二旦汤**是四隅方（八维方），**四神汤**是四正方。玄武汤的时空对应，张大昌先生将其空间对应在**正北方**；四时对应是十二地支、二十四山的子，是冬天的第二个月，**仲冬，农历十一月**；二十四节气对应**大雪、冬至**，以冬至为核心，向前可至**立冬**，向后可至**立春**，横跨整个冬天。玄武汤为温渗之方，小玄武汤、大玄武汤如同正北方子位之神兽玄武，在冬天，以辛热之气，祛散寒邪。

春温、夏热、秋凉、冬寒为地球上的"四时正气"，也就是地球南温带和北温带的正常气候。根据五运六气学说，这是**主运和主气**所主导的正常变化。而在**客运和客气**的作用下，地气发生异常变化，张仲景称之为"**时行**"，陶弘景称之为"**天行**"，都属于"**非其时而有其气**"。青龙汤证属于"**春时应暖而**

反大寒"，白虎汤证属于"秋时应凉而反大热"；朱鸟汤证属于夏季应热而极端酷热，玄武汤证属于冬季应寒而极端严寒。

桂林古本《伤寒杂病论》曰："是故冬至之后，一阳爻升，一阴爻降也。"

冬至为天之气阴之极，太阳直射南回归线，北半球得到的太阳光热辐射最少，**小玄武汤对应冬至**。地气落后于天气 2 个节气，大寒为地之气阴之极，是北半球最冷的节气，**大玄武汤对应大寒**。

玄武汤证，按照八纲辨证和脏腑经络辨证，小玄武汤证是肾阳虚衰，下焦亏虚，寒湿泛滥；大玄武汤证是脾肾阳虚，中焦和下焦皆虚，寒湿泛滥。按照张仲景六经辨证，属于**少阴病，寒化证**。按照《辅行诀》，属于**素体阳虚，外感天行寒湿证**。

说得再简单一些，就是冬天应寒而**极端严寒**，属于极端天气，超过了人体能够承受的程度。如果人是天生阳虚体质，不能耐寒，就更容易发病。那么，哪些年（岁）更容易出现极端严寒天气呢？

《素问·六微旨大论》曰："**水运之岁，上见太阳**。"

《素问·天元纪大论》曰："**辰戌之岁，上见太阳**……**太阳之上，寒气主之**。"

《素问·六元正纪大论》曰："凡此太阳司天之政，气化运行先天，天气肃，地气静，寒临太虚，阳气不令，水土合德，上应辰星、镇星。其谷玄黅，其政肃，其令徐。寒政大举，泽无阳焰，则火发待时。少阳中治，时雨乃涯，止极雨散，还于太阴，云朝北极，湿化乃布，泽流万物，寒敷于上，雷动于下，寒湿之气，持于气交。民病寒湿，发肌肉萎、足痿不收、濡泄、血溢。"

《素问·至真要大论》曰："**太阳司天为寒化**，在泉为咸化，司气为玄化，间气为藏化……**太阳司天，寒淫所胜**，则寒气反至，水且冰，血变于中，发为痈疡，民病厥，心痛，呕血，血泄，鼽衄，善悲时眩仆，运火炎烈，雨暴乃雹，胸腹满，手热肘挛，掖肿，心澹澹大动，胸胁胃脘不安，面赤目黄，善噫嗌干，甚则色炱，渴而欲饮，病本于心。神门绝，死不治。所谓动气知其藏也……水位之主，其泻以咸，其补以苦……**寒淫所胜，平以辛热**，佐以**甘苦，以咸泻之**。"

根据五运六气学说，**辰戌岁是太阳司天**，最容易寒化，出现**极端严寒天气**。辰的属相是龙，戌的属相是狗，**农历龙年和狗年容易出现严寒天气**。

小玄武汤是两辛木、一甘土、一苦水、一酸金，大玄武汤是两辛木、三甘土、一苦水、一酸金。可见,《辅行诀》的治则与《内经》稍有不同,是**"平以辛热,佐以甘苦,以酸收之"**。区别在佐药,《内经》是**"以咸泻之"**,《辅行诀》是**"以酸收之"**。

《伤寒论·辨太阳病脉证并治》曰:**"四逆汤方**,甘草二两,炙,味甘平;干姜一两半,味辛热;附子一枚,生用,去皮,破八片,辛,大热。右三味,㕮咀,以水三升,煮取一升二合,去滓,分温再服,强人可大附子一枚,干姜三两。"

又曰:"发汗若下之,病仍不解,烦躁者,**茯苓四逆汤**主之。茯苓四逆汤方,茯苓四两;人参一两;附子一枚,生用,去皮,破八片;甘草二两,炙;干姜一两半。右五味,以水五升,煮取三升,去滓,温服七合,日三服。"

又曰:"伤寒医下之,续得下利,清谷不止,身疼痛者,急当救里;后身疼痛,清便自调者,急当救表。**救里宜四逆汤,救表宜桂枝汤。**"

《伤寒论·辨阳明病脉证并治》曰:"脉浮而迟,表热里寒,下利清谷者,**四逆汤主之。**"

太阳病、阳明病,阳病而有里寒证,即**表热里寒证**,典型症状是发热、烦躁、下利清谷,用**四逆汤、茯苓四逆汤**先抢救里寒证,里急则先救里。

《伤寒论·辨少阴病脉证并治》曰:**"少阴病,下利清谷,里寒外热**,手足厥逆,脉微欲绝,身反不恶寒,其人面赤色,或腹痛,或干呕,或咽痛,或利止,脉不出者,**通脉四逆汤**主之。通脉四逆汤方,甘草二两,炙;附子大者一枚,生用,去皮,破八片;干姜三两,强人可四两。右三味,以水三升,煮取一升二合,去滓,分温再服。其脉即出者愈。面色赤者,加葱九茎。腹中痛者,去葱,加芍药二两。呕者,加生姜二两。咽痛者,去芍药,加桔梗一两。利止脉不出者,去桔梗,加人参二两。"

《伤寒论·辨厥阴病脉证并治》曰:"**下利清谷,里寒外热**,汗出而厥者,**通脉四逆汤**主之……下利,腹胀满,身疼痛者,先温里,乃攻表。**温里四逆汤,攻表桂枝汤。**"

少阴病、厥阴病,阴病而有表热证,即**表热里寒证**,或者称为**真寒假热证**,典型症状是发热汗出、面红如妆、烦躁不宁、手足厥逆、小便清长、下利清谷、脉微欲绝,**通脉四逆汤**以温里散寒、回阳救逆。

仲景针对里寒重证,给予**四逆汤、茯苓四逆汤、通脉四逆汤**,这些处方与**真武汤、大小玄武汤**都是同类处方,针对**太阳寒水太过为病**。

黄元御《四圣心源·六气治法》曰:"**甘姜附汤**,甘草、茯苓、干姜、附子。太阳病，最易化生湿热，以化气于丙火，而受制于湿土也。若有湿热，当用栀、膏之类。"

太阳寒水病，寒化证，用**甘姜附汤**（附子干姜茯苓甘草汤）；热化证，用**栀子、生石膏**清热。黄元御是真正的经方传承人！

大小玄武汤辨证见表 6-4-2。

表 6-4-2　大小玄武汤辨证

| | 脏腑经络辨证<br>气血津液辨证 | 六经辨证 | 六合辨证 | 运气辨证<br>时空辨证 |
|---|---|---|---|---|
| 小玄武汤<br><br>真武汤 | 肾阳虚衰<br>下焦亏虚<br>寒湿泛滥 | 太阳病<br>寒化证<br><br>少阴病<br>寒化证 | 素体阳虚<br><br>外感天行<br>极寒证 | 冬三月<br>始于立冬<br>终于立春<br>以**冬至**为核心 |
| 大玄武汤<br><br>真武汤<br>合<br>理中汤 | 脾肾阳虚<br>中焦下焦皆虚<br>寒湿泛滥 | 太阳病<br>寒化证<br><br>少阴病<br>寒化证 | 素体阳虚<br><br>外感天行<br>极寒证 | 冬三月<br>始于立冬<br>终于立春<br>以**大寒**为核心 |

## 四、玄武配穴法

《难经·六十八难》曰："经言所出为井，所流为荥，所注为俞，所行为经，所入为合。"

《素问·刺法论》曰："**辰戌之岁**，天数有余，故太阳不退位也，寒行于上，凛水化布天，当刺足少阴之所入……人肾病，又遇太阳司天失守，感而三虚，又遇水运不及之年，有黄尸鬼干犯人正气，吸人神魂，致暴亡，可刺**足太阳之所过**，刺足少阳之俞。"

针对太阳不退位，《内经》给出了运气针法。"足少阴之所入"，是肾经的合穴，**水中水阴谷**。"足太阳之所过"是哪个五俞穴？笔者认为是膀胱经的荥穴，**水中水足通谷**。水中水阴谷与水中水足通谷，同气相求。"足少阳之俞"，是胆经的**输穴，木中木足临泣**，也可以解释为足太阳膀胱经循行路线上的**胆俞**，第 10 胸椎棘突下，左右各旁开 1.5 寸。**阴谷、足通谷、足临泣**，或加**胆俞**，命名为**玄武配穴法**。

# 第五节 子午冬夏，既济水火

《素问·阴阳离合篇》曰："三阳之离合也，太阳为开，阳明为阖，少阳为枢……三阴之离合也，太阴为开，厥阴为阖，少阴为枢。"

桂林古本《伤寒杂病论》曰："是故冬至之后，一阳爻升，一阴爻降也。夏至之后，一阳气下，一阴气上也。"

张大昌《张大昌医论医案集》曰："（四正方）北方子，其气渗，其宿斗牛女虚危室壁，合98度，应于冬，其神玄冥，其兽玄武。南方午，其气滋，其宿井鬼柳星张翼轸，凡120度，应于夏，其神祝融，其兽朱雀。"

空间上，北方为子，南方为午；时间上，一岁，冬至为子，夏至为午。子午对冲，水火相射，水升火降，水火既济。

朱雀是南方神兽，**小朱雀汤**对应天阳之极**夏至**，大朱雀汤对应地阳之极**大暑**。

玄武是北方神兽，**小玄武汤**对应天阴之极**冬至**，大玄武汤对应地阴之极**大寒**。

"少阳为枢"，少阳为三阳经之枢机。手少阳三焦经受邪，阳气不升而郁为火邪（相火）；足少阳胆经受邪，阳气不降而成火邪（相火）。"少阴为枢"，少阴为三阴经之枢机，枢机不利，**手少阴心经之阳气在上不降而成火邪（君火）**，则为朱鸟汤证，**上热**；**足少阴肾经之阳气不足于下则为内寒**，则为玄武汤证，**下寒（肾寒）**。朱鸟汤和玄武汤实际上是调节**少阳枢机**、**少阴枢机**、调节上下、调节**寒热**的处方。

大小朱鸟汤和大小玄武汤，均为治疗外感天行病兼正气不足，或因禀赋素弱，或因误治，或因病程日久所致的疾病。其六气淫邪以火、寒为主，病位以少阴为核心。朱鸟汤证，**素体阴虚**，复感天行**火热邪气而手少阴心炽热在上**，阴虚生内热，是**少阴热化证**。玄武汤证，**素体阳虚**，复感天行**寒湿邪气而足少阴肾阳虚于下**，阳虚生内寒，是**少阴寒化证**。

**水得温而升，火得凉而降**。朱鸟汤主清滋，行滋阴清热法，以阿胶、鸡子黄滋阴润燥为主，兼黄连、黄芩清热邪。玄武汤主**温渗**，行温阳利湿法，以附子、生姜温阳散寒为主，兼茯苓、白术渗水邪。

小方所对应的病证轻，用药则小方均用五味；大方所对应的病证重，处方在小方基础上加两味而成。

《素问·天元纪大论》曰："天地者，万物之上下也。左右者，阴阳之道路也。**水火者，阴阳之征兆也**。金木者，生成之终始也。"

天为阳在上，地为阴在下。**火为天阳之征兆，水为地阴之征兆**。火热源于天，水土出于地。"火土一家"源自天阳，"水土合德"源自地阴，水火本不相容，但得土则和。故**水火以土为媒介**，水、火、土，三者一家，圆融和谐。大朱鸟汤用三味甘土药，阿胶、鸡子黄、人参；大玄武汤用三味甘土药，茯苓、炙甘草、人参。

朱鸟玄武辨证见表6-5-1。

表6-5-1　朱鸟汤、玄武汤辨证

| 朱鸟玄武<br>既济水火 | 脏腑经络辨证气<br>血津液辨证 | 六经辨证 | 六合辨证 | 运气辨证<br>时空辨证 |
|---|---|---|---|---|
| 小朱鸟汤<br><br>黄连阿胶汤 | 暑热炽盛<br><br>损伤阴津 | 少阴病<br>热化证<br><br>少阳病<br>热化证 | 素体阴虚<br><br>复感天行<br>邪热证 | 始于春分<br>终于秋分<br>以**夏至**为核心<br><br>二气少阴君火<br>三气少阳相火<br>四气太阴湿土<br>以**少阳相火**为核心 |
| 大朱鸟汤<br><br>黄连阿胶汤<br>加人参干姜 | 暑热炽盛<br><br>气阴两伤 | 少阴病<br>热化证<br><br>少阳病<br>热化证 | 素体阴虚<br><br>复感天行<br>邪热证 | 始于春分<br>终于秋分<br>以**大暑**为核心<br><br>二气少阴君火<br>三气少阳相火<br>四气太阴湿土<br>以**少阳相火**为核心 |
| 小玄武汤<br><br>真武汤 | 肾阳虚衰<br>下焦亏虚<br>寒湿泛滥 | 太阳病<br>寒化证<br><br>少阴病<br>寒化证 | 素体阳虚<br><br>外感天行<br>寒湿证 | 冬三月<br>始于立冬<br>终于立春<br>以**冬至**为核心<br>**太阳寒水**为核心 |
| 大玄武汤<br><br>真武汤<br>合<br>理中汤 | 脾肾阳虚<br>中焦下焦皆虚<br>寒湿泛滥 | 太阳病<br>寒化证<br><br>少阴病<br>寒化证 | 素体阳虚<br><br>外感天行<br>寒湿证 | 冬三月<br>始于立冬<br>终于立春<br>以**大寒**为核心<br>**太阳寒水**为核心 |

# 第六节　二旦四神方运气总结

《素问·五常政大论》提到了"**五虫**"的概念，即毛虫、羽虫、倮虫、介虫、鳞虫。此说来源于道家，虎为毛虫之长，凤凰（朱鸟）为羽虫之长，人为倮虫之长，龟为介虫之长，龙为鳞虫之长。

西汉《礼记·礼运》曰："何谓四灵？麟凤龟龙，谓之四灵。"

**四灵**是动物中的王者，麒麟为兽中之王，凤凰（朱鸟）为禽中之王，龟为介中之王，龙为鳞中之王。

战国《鹖冠子·天权》曰："取法于天，四时求象，春用苍龙，夏用赤鸟，秋用白虎，冬用玄武。"

**四象**，又称**四灵**，指中国古代神话中的四方神灵，青龙、白虎、朱雀、玄武，代表东、西、南、北四方，也是古代天文学二十八星宿的名称。

《礼记·曲礼》曰："前南后北，左东右西，朱雀、玄武、青龙、白虎，四方宿名也。"

（东汉）张衡《灵宪》曰："苍龙连蜷于左，白虎猛据于右，朱雀奋翼于前，灵龟圈首于后。"

四象是东、西、南、北四宫的主象，自然具有方位的意义，因此古人将其与方位、颜色相配，最终形成中国传统天文学中东宫青龙、西宫白虎、南宫朱雀、北宫玄武的严整体系。

二十八宿与四象、四宫、四时、四色相互配属，构成一个完整的星官体系。东宫苍龙主春，包括角、亢、氐、房、心、尾、箕，共有 46 个星官；西宫白虎主秋，包括奎、娄、胃、昴、毕、觜、参，共有 54 个星官；南宫朱雀主夏，包括井、鬼、柳、星、张、翼、轸，共有 42 个星官；北宫玄武主冬，包括斗、牛、女、虚、危、室、壁，共有 65 个星官。

二十八星宿在不断运动，如果要确定星宿的方位，首先要确定其时间。**春分日的初昏时**，东方是青龙星宿，西方是白虎星宿，南方是朱雀星宿，北方是玄武星宿。

二十八宿中的每个宿都有一颗作为测量其他恒星的标准星，称为**距星**。二十八宿分为四象，每宫之中有不同的授时主星。以**四宫授时主星**的本象指代四宫，便形成了传统的四象体系。在东宫是由**角、亢、氐、房、心、尾**六宿构成的**龙象**，在西宫是由**觜、参**两宿及其附近的伐星构成的**虎象**，在南宫是由**柳、星、张、翼**四宿构成的**鸟象**，在北宫由最初以危宿及其附近的星官构成的鹿象，并逐渐形成具有雌雄阴阳意义的麒麟，而晚世又变为以**虚、危**两宿组成的**龟象**和以腾蛇星官所象的**蛇**共同组成的玄武形象。

《辅行诀》小、大阳旦汤和小、大阴旦汤，阳旦升阳，阴旦扶阴（降阳），是谓"**升降阴阳**"。小、大青龙汤和小、大白虎汤，使肝木之气左升，肺金之气右降，是谓"**交互金木**"。小、大朱鸟汤和小、大玄武汤可以使心火（阳）下降，肾水（阳）上行，从而交通心肾，实现"**既济水火**"的目标。

对于外感天行病，《辅行诀》二旦四神汤与相同、相似的《伤寒杂病论》相关经方都是建立在五运六气理论上，与《黄帝内经》"运气九篇"理论一脉相承。如同《素问·至真要大论》所说："夫百病之生也，皆生于风寒暑湿燥火，以之化之变也。"以风热暑湿燥寒之六淫邪气为病因，以厥阴、少阴、少阳、太阴、阳明、太阳为病位，以六淫与三阴三阳同气相求，外邪打破三阴三阳体用气化平衡，脏腑经络之间相乘相侮为发病模式。

二旦四神汤行二旦四神六法，即升阳、扶阴、宣发、收重、清滋、温渗为六大基本法则，以五行互含药物做七情配伍，**相须、相使、相畏、相杀**，以行开升、**阖降、润燥、祛湿、清热、祛寒**之功效，从而调畅气机，扶正祛邪，三阳三阴的"开阖枢"功能协调，可达到阴阳平衡、五行和谐、不寒不热、不燥不湿、天人合一的理想状态。其理、法、方、药俱全，形成了融合病因、病机、病位、阴阳、五行、六气为一体的完整的外感辨证体系——**六合辨证**，其实质是以**五运六气**学说为内涵的**时空辨证**。

如果说《辅行诀》忠实地继承了道家《汤液经法》的理法方药系统，以"六合辨证"应对外感天行疫病，那么张仲景则是对这一体系做出了变化，将二旦四神汤纳入六经，形成了自己的六经辨证体系。六合辨证体系和六经辨证体系是同源而有异的。

二旦四神方病证归类见表6-6-1，六经病证与二旦四神方对应见表6-6-2。

表 6-6-1 二旦四神方病证归类

| 二旦四神方病证归类 | |
|---|---|
| 小阳旦汤 | 厥阴病，寒化证；太阳病，寒化证 |
| 大阳旦汤 | 太阴病，寒化证 |
| 小阴旦汤 | 少阴病，热化证 |
| 大阴旦汤 | 少阳病，热化证 |
| 小青龙汤 | 太阳病，寒化证 |
| 大青龙汤 | 太阳病，寒化证；太阴病，寒化证 |
| 小白虎汤 | 阳明病，热化证 |
| 大白虎汤 | 阳明病，热化证；太阴病，热化证 |
| 小朱鸟汤 | 少阴病，热化证；少阳病，热化证 |
| 大朱鸟汤 | 少阴病，热化证；少阳病，热化证 |
| 小玄武汤 | 少阴病，寒化证；太阳病，寒化证 |
| 大玄武汤 | 少阴病，寒化证；太阳病，寒化证 |

表 6-6-2 六经病证与二旦四神方对应

| 病 | 证 | 二旦四神方 |
|---|---|---|
| 太阳病 | 寒化证 | 小阳旦汤，小青龙汤，大青龙汤，小玄武汤，大玄武汤 |
| | 热化证 | |
| 阳明病 | 寒化证 | |
| | 热化证 | 小白虎汤，大白虎汤 |
| 少阳病 | 寒化证 | |
| | 热化证 | 大阴旦汤，小朱鸟汤，大朱鸟汤 |
| 太阴病 | 寒化证 | 大阳旦汤，大青龙汤 |
| | 热化证 | 大白虎汤 |
| 少阴病 | 寒化证 | 小玄武汤，大玄武汤 |
| | 热化证 | 小阴旦汤，小朱鸟汤，大朱鸟汤 |
| 厥阴病 | 寒化证 | 小阳旦汤 |
| | 热化证 | |

二十四节气中以"分、至、启、闭"的八个节气最为重要。分，春分、秋分；至，冬至、夏至，**二分二至是"天道四正"**；启，立春、立夏；闭，立秋、立冬，**四立是"人道四正"**。《辅行诀》二旦四神大小方就是以这八个节气为核心制定的**运气时空处方**。

**小阳旦汤（桂枝汤）**的运气时空，东北方**寅**位，以二十四节气的**立春**为核心，应用于冬天和春天，向前可以上至立冬，向后可以下至立夏。

**大阳旦汤（黄芪人参建中汤）**的运气时空，西北方**亥**位，以二十四节气的**立冬**为核心，应用于秋天和冬天，向前可以上至立秋，向后可以下至立春。

**小阴旦汤（黄芩汤加生姜）**的运气时空，东南方**巳**位，以二十四节气的**立夏**为核心，应用于春天和夏天，向前可以上至立春，向后可以下至立秋。

**大阴旦汤（小柴胡汤加芍药）**的运气时空，西南方**申**位，以二十四节气的**立秋**为核心，应用于夏天和秋天，向前可以上至立夏，向后可以下至立冬。

**青龙汤**的运气时空，正东方**卯**位，以二十四节气的**春分**为核心，向前可以上至立春，向后可以下至立夏。小青龙汤（麻黄汤）对应**春分**，大青龙汤（小青龙汤）对应**谷雨**。

**白虎汤**的运气时空，正西方**酉**位，以二十四节气的**秋分**为核心，向前可以上至立秋，向后可以下至立冬。小白虎汤（白虎汤）对应**秋分**，大白虎汤（竹叶石膏汤减人参加生姜）对应**霜降**。

**朱鸟汤**的运气时空，正南方**午**位，以二十四节气的**夏至**为核心，向前可以上至春分，向后可以下至秋分。小朱鸟汤（黄连阿胶汤）对应**夏至**，大朱鸟汤（黄连阿胶汤加人参干姜）对应**大暑**。

**玄武汤**的运气时空，正北方**子**位，以二十四节气的**冬至**为核心，向前可以上至立冬，向后可以下至立春。小玄武汤（真武汤）对应**冬至**，大玄武汤（真武汤合理中汤）对应**大寒**。二旦四神方的运气时空总结见表6-6-3、图6-6-1。

表 6-6-3　二旦四神方的运气时空

| 东南偏南巳位<br>立夏<br>小阴旦汤 | 正南方午位<br>夏至<br>小朱鸟汤 | 西南偏南未位<br>大暑<br>大朱鸟汤 |
|---|---|---|
| 东南偏东辰位<br>谷雨<br>大青龙汤 | | 西南偏西申位<br>立秋<br>大阴旦汤 |

续表

| | | |
|---|---|---|
| 正东方卯位<br>春分<br>小青龙汤 | 中 | 正西方酉位<br>秋分<br>小白虎汤 |
| 东北偏东寅位<br>立春<br>小阳旦汤 | | 西北偏西戌位<br>霜降<br>大白虎汤 |
| 东北偏北丑位<br>大寒<br>大玄武汤 | 正北方子位<br>冬至<br>小玄武汤 | 西北偏北亥位<br>立冬<br>大阳旦汤 |

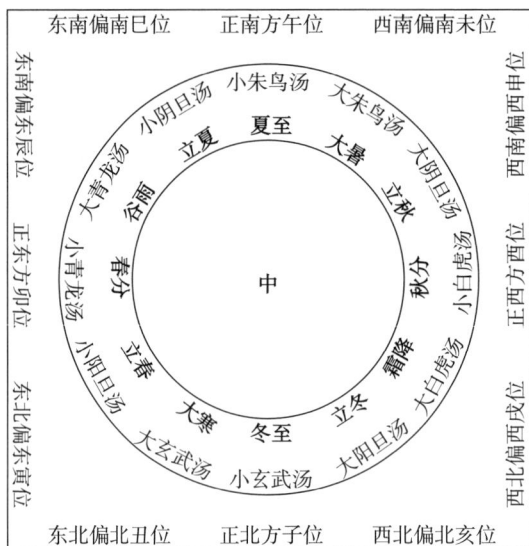

图 6-6-1　二旦四神方的运气时空

## 二旦四神方配节气口诀

立冬大阳，立春小阳；立夏小阴，立秋大阴。

春分青龙，秋分白虎；夏至朱鸟，冬至玄武。

古人将四象二十八星宿分配为四宫365.25°，东宫苍龙75°，西宫白虎80°，南宫朱雀112°，北宫玄武98.25°，与运气医学所用的一岁周天度数365.25相同。

可见，南宫朱雀在四宫中的度数最大。为什么朱鸟汤的运气时空比青龙汤、白虎汤、玄武汤要更宽广？在运气学说中，六气中有两种火，分别是少阴君火和少阳相火。如同"病机十九条"中的"火"和"热"占据了十条，是一样的道理。六经病证与二旦四神方见表6-6-4。

表6-6-4 六经病证与二旦四神方

| 六经病证 | 二旦四神方 |
|---|---|
| 太阳病证 | 小阳旦汤（立春；太阳病，正化证＝膀胱寒证）<br>正阳旦汤、大阳旦汤<br>（立冬；太阳病，正化证＝膀胱寒证＋太阳病，对化证＝小肠寒证）<br>小青龙汤（春分；太阳病，正化证＝膀胱寒证）<br>小玄武汤、大玄武汤（冬至、大寒；太阳病，正化证＝膀胱寒证） |
| 阳明病证 | 小白虎汤（秋分；阳明病，对化证＝大肠热证）<br>大白虎汤（秋分；阳明病，对化证＝大肠热证） |
| 少阳病证 | 大阴旦汤（立秋；少阳病，正化证＝三焦热证）<br>小朱鸟汤、大朱鸟汤（夏至、大暑；少阳病，正化证＝三焦热证） |
| 太阴病证 | 正阳旦汤、大阳旦汤<br>（立冬＋四季；太阴病，正化证＝脾虚证＋太阴病，对化证＝肺虚证）<br>大白虎汤（秋分；太阴病，对化证＝肺热证）<br>大青龙汤（春分；太阴病，对化证＝肺寒证） |
| 少阴病证 | 小阴旦汤（立夏；少阴病，正化证＝心热证、小肠热证）<br>小朱鸟汤、大朱鸟汤（夏至、大暑；少阴病，正化证＝心热证）<br>小玄武汤、大玄武汤（冬至、大寒；少阴病，对化证＝肾寒证） |
| 厥阴病证 | 小阳旦汤<br>（立春；厥阴病，对化证＝心包寒证＋厥阴病，正化证＝肝寒证） |

　　根据上表，从六经辨证（六气辨证）的角度，《辅行诀》二旦四神方与六经辨证十分契合。不过也有不足之处，就是厥阴病证所对应的处方不够充分。这也彰显了**张仲景**的伟大之处，《伤寒杂病论》的"辨厥阴病脉证并治"补充了**乌梅丸、当归四逆汤、白头翁汤、麻黄升麻汤、干姜黄连黄芩人参汤**等著名处方。

## 六合主药

　　《辅行诀》"脏腑补泻方"中含有后世中医所谓的中药"**五大金刚**"，分属五方。东方：**木中土附子**，温阳第一。南方：**火中土大黄**，泻下第一。中央：**土中土人参**，补气第一。西方：**金中土石膏**，清热第一。北方：**水中水地黄**，滋阴第一。

《辅行诀》曰："阳旦者，升阳之方，以**黄芪**为主；阴旦者，扶阴之方，以**柴胡**为主；青龙者，宣发之方，以**麻黄**为主；白虎者，收重之方，以**石膏**为主；朱鸟者，清滋之方，以**黄连**为主；玄武者，温渗之方，以**附子**为主。"

二旦四神方的药精当中蕴含"六合主药"，分属五方。东方：**木中火麻黄**，宣发；**木中土附子**，温散。南方：**水中火黄连**，清热泻火。西方：**金中木柴胡**，扶阴；**金中土石膏**，收重。中央：**土中金黄芪**，升阳；**土中金阿胶**，滋阴。

"**五大金刚**"与"**六合主药**"有 2 味药相重复，**附子和石膏**。

按照河图的空间模式，将以上 **10** 味药物排列见图 6-6-2。

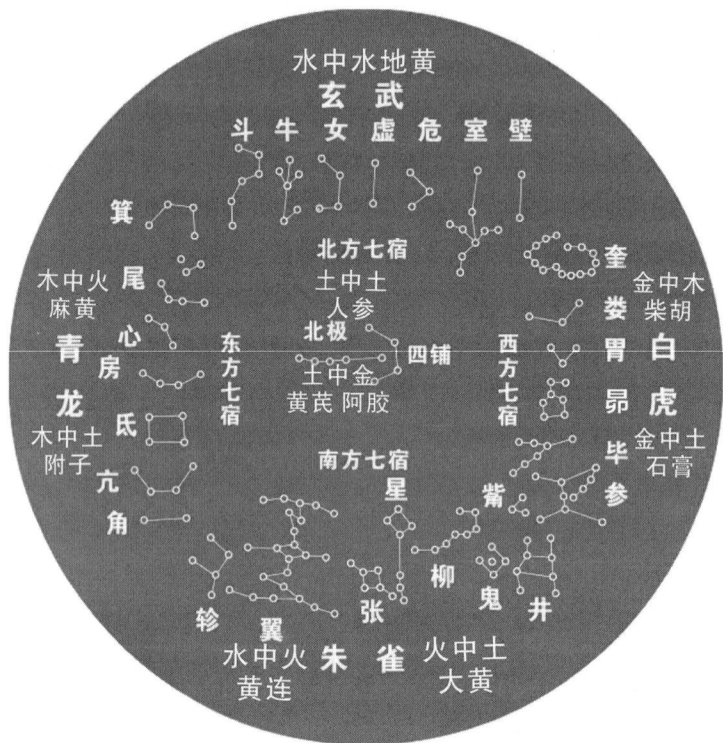

**图 6-6-2　10 味药物排列**

东方甲乙寅卯木：**木中火麻黄**，发汗解表，宣肺平喘；**木中土附子**，补火温阳，散寒止痛。

南方丙丁巳午火：**火中土大黄**，以火克金，泻下攻积，活血化瘀，推陈致新。

戊己中央土：**土中土人参和土中金黄芪**，益气升阳；**土中金阿胶**，滋阴养血。

西方庚辛申酉金：**金中木柴胡**，降阳扶阴，推陈致新；**金中土石膏**，清热泻火，重镇降逆，引火下行。

北方壬癸亥子水：**水中水地黄**，滋阴补肾；**水中火黄连**，性味苦寒，清热燥湿，泻火解毒。

## 第七节 《辅行诀》药精总结

### 一、何谓"中药"

《神农本草经》载药 365 种，明代李时珍《本草纲目》载药 1892 种，南京中医药大学主编的《中药大辞典》（修订版，2006）载药 5767 种，国家中医药管理局组织编纂的《中华本草》（1999）载药 8980 种，1987 年完成的第三次全国中药资源普查，查清中药资源 12807 种。

我们来探讨一个概念和定义，什么是中药？是不是产自中国的中草药都是中药？当然不是！如果用**产地**来判断中药的归属，古代中国从西域引进的众多药物都不能称为中药，而这些药物在中国历代的本草书和新中国的药典中都赫然在列。青蒿素、黄连素算不算中药？也不是！根据西方化学药物提纯的方法提取的化学药物也不是中药，因为使用这些药物的指导思想并不是中医的理论。

那么到底该如何定义中药？**在中医理论指导下所使用的药，谓之中药。**这样定义的话，哪怕中医师使用**化学合成药**，只要是在中医的理论指导下来使用该药物，那么这个药物也可以归属为中药。最著名的就是近代中医大家**张锡纯**使用生石膏配伍阿司匹林，这时的阿司匹林就是西药化为中药的典型操作。西药是使用化学分析的方法来进行研究和使用，而中药理论中最重要、最独特的理论就是**中药的性味、归经、补泻和升降浮沉理论**。研究和实践中医中药，不能使用西药模式的化学分析的方法来割裂中医的整体性。

根据中医的诊断，辨清病证的阴阳、表里、寒热、虚实、升降的属性，针对性地予以不同性味、补泻的中药，这就是中医之道！故《素问·至真要大论》曰："寒者热之，热者寒之，温者清之，清者温之，散者收之，抑者散之，燥者润之，急者缓之，坚者耎之，脆者坚之，衰者补之，强者写之，各安其气，必清必静，则病气衰去，归其所宗，此治之大体也。"

## 二、四气五味

中药的特性隐藏在"**性味**"之中，"**性味**"是**天地**二气赋予中药的特殊属性。"性味"是简称，其全称是"四气五味"，**性**是"**四气**"，**味**是"**五味**"；**四气是温、热、凉、寒，五味是辛、咸、甘、酸、苦。**

关于四气之性，根据阴阳学说，**凉、寒属阴，温、热属阳**。从造字上看，属阴的"寒、凉"都是两点，属阳的"温"是三点，属阳的"热"是四点；而部首四点底实际上是"火"的变形。因此，这四个字实际上是反映**阳性能量**的多少，从"寒、凉"到"温"，再到"热"，实际上是**阳性能量**的逐渐增多。

严格来讲，"四气"其实是"五气"，即"**温、热、平、凉、寒**"，"**平**"介于阴阳之间。"五气"在**时间**上对应一岁四时五季的春、夏、长夏、秋、冬，在**空间**上对应东、南、中、西、北。在经典中医体系中，五气、五味、五季、五方、五运、五行等这些中医理论都是一脉相承的。

《素问·宝命全形论》曰："天覆地载，万物悉备，莫贵于人，人以天地之气生，四时之法成……夫人生于地，悬命于天，天地合气，命之曰人。"人是**天地**二气相合而生的骄子，是高级生物、智慧生命，得到天地的眷顾。因此《素问·六节藏象论》说："天食人以五气，地食人以五味。"人患病是五行有了偏性，某一行太过或者不及。因此使用五味中具有某种五行偏性的中药来纠正人的偏性，"**寒者热之，热者寒之，虚则补之，实则泻之**"，这就是中药治病的原理。

## 三、五味的补泻

《素问·宣明五气》曰："味所入，酸入肝，辛入肺，苦入心，咸入肾，甘入脾，是谓五入。"

《灵枢·九针论》曰："酸入肝，辛入肺，苦入心，甘入脾，咸入肾，淡入胃，是谓五味。"

以上所载是中医界主流的五味与五脏的对应关系，存在于《黄帝内经》绝大部分篇章，例如《阴阳应象大论》《金匮真言论》《五脏生成》《宣明五气》《五味》《九针》等。这也是每一位中医学子，自踏入中医药大学之日起，就作为基础知识来学习的理论内容。那么当你听说有一本中医书讲"辛补肝，咸补心，甘补脾，酸补肺，苦补肾"，你的第一反应是这本书一定是讲错了！

《辅行诀》曰："**肝德在散**。故经云，以辛补之，酸泻之。**心德在耎**。故经云，以咸补之，苦泻之。**脾德在缓**。故经云，以甘补之，辛泻之。**肺德在收**。故经云，以酸补之，咸泻之。**肾德在坚**。故经云，以苦补之，甘泻之。"

从表面上看，《辅行诀》论述五味与五脏的关系与《黄帝内经》相同的似乎只有脾，其余均不同。那么，《辅行诀》是错了吗？《辅行诀》不但没有错误，而且更加精确。五入，"入"不仅代表"补"，**也代表"泻"**。举个例子，《宣明五气》《九针论》等篇均说"酸入肝"，而《至真要大论》曰："木位之主，其泻以酸，其补以辛。"如果酸属木，那么"其泻以酸"，用木来泻木，就无法解释。酸性收敛，属金，以金克木，以克为泻，才是正解。《辅行诀》真正揭示了中药五味的补泻作用。

## 四、补泻的真谛

"**实则泻之，虚则补之**"是我们每个现代中医人都熟知的古训，殊不知补泻的古今内涵已经发生了巨大的变化。

《素问·通评虚实论》曰："**邪气盛则实，精气夺则虚**。"秦汉之后的中医以此为依据，以风热暑湿燥寒六淫邪气太过为实，以气血阴阳之正气不足为虚。补泻则相应被引申为"**扶正为补，祛邪为泻**"，即"补益气血阴阳为补，祛除风热暑湿燥寒六淫邪气为泻"。

而在中医四大经典被确立的秦汉时代，补泻实际是建立在**脏腑功能的喜恶**上说的。《金匮要略·脏腑经络先后病脉证》曰："五脏病各有得者愈，五脏病各有所恶，各随其所不喜者为病。"李中梓《医宗必读·苦欲补泻论》曰："**夫五脏之苦欲补泻乃用药第一义也，不明乎此不足以言医**。"补泻是中医用药、用针的重要依据，不明补泻的真实内涵，又如何能够做到有的放矢、补虚泻实呢？现代中医人回归经典，学习和使用经方，需要先弄明白中医补泻的真谛。

《辅行诀》提出"五脏之五德"，**以喜为补，以恶为泻**；即以顺应脏腑生理功能为补，忤逆脏腑生理功能之为泻。中药五味对应五脏，分为体用，"用味为补，体味为泻"，即"以增强脏腑功能为补，以减弱脏腑功能为泻"。关于五味的补泻作用，《辅行诀》指出辛味补肝而泻脾，咸味补心而泻肺，甘味补脾而泻肾，酸味补肺而泻肝，苦味补肾而泻心。

### 五、五行互含药精

药物五行互含理论是在《黄帝内经》天地人合一思想指导下，用取象比类的方法，用五行学说中的木、火、土、金、水，五行之中又各含五行的理念，来对药物"同味不同功"现象进行阐释的理论。对药物功能的概括归纳和细化分类，是《辅行诀》药学理论的主要特点之一。

"五行互含"这一思想在《黄帝内经》中早有蕴含。《素问·阴阳二十五人》曰"先立五形金木水火土，别其五色，异其五形之人，而二十五人具矣。"本篇中划分人的体质类型时就是按照五行互含的思想分类的。《内经》中的其他篇章，《本脏》《通天》《五音五味》《顺气一日分为四时》也有类似五行互含的内容，但是都不系统和完备。而《辅行诀》五行五味互含，是把五行再分化为五行，这种模式在五行发展史上是一种创见，而且其理论系统，内容完整，可操作性强。五行互含的理论虽然后世医著也见有类似之说，如金代张元素《医学启源》根据《素问·脏气法时论》提出五脏苦欲的补泻法则，清代邹澍《本经疏证》也有五行互含的药性说明，但与《辅行诀》或大相径庭，或不尽相同，与陶弘景的理论无明显源流相承关系。

### 六、一分为二，一分为三

《素问·至真要大论》曰："辛甘发散为阳，酸苦涌泄为阴，咸味涌泄为阴，淡味渗泄为阳。"本篇把五味（实际是六味）分为阴、阳两大类，辛（木）、甘（土）、淡（土），属阳；酸（金）、苦（水）、咸（火），属阴。这与《汤液经法》《辅行诀》对五味的阴阳分类并不完全一样。《辅行诀》以辛（木）、咸（火）属阳，甘（土）、淡（土）属中，酸（金）、苦（水）属阴，是典型的阴、阳、中三分法。

### 七、阴阳再分阴阳，五行再分五行

《辅行诀》把五味根据《素问·脏气法时论》中五脏的"味"分属五行，即辛味属木，咸味属火，甘味属土，酸味属金，苦味属水。五味分属之后，每行中再分列出木、火、土、金、水五行，每行皆配以相应的药物，草木药品 25 种，金石药品 25 种，构成了五味五行互含的药物属性模式。

可见，在确定药味**五行大类**的归属之后，还要再确定药味五行小类的归属，以此形成某味药物的五行互含属性，从而区别同中之异，即"**同味不同功**"。一言以蔽之，五行互含，类似于阴阳的无限可分性，**即阴阳还可再分阴阳，五行还可再分五行**，突出了宇宙自然中万事万物的多样性和复杂性。

《素问·宝命全形论》曰："天覆地载，万物悉备，莫贵于人，人以天地之气生，四时之法成……夫人生于地，悬命于天，天地合气，命之曰人。"

《素问·六节藏象论》曰："天食人以五气，地食人以五味。"

《辅行诀》曰："经云，在天成象，在地成形。天有五气，化生五味，五味之变，不可胜数。今者约列二十五种，以明五行互含之迹，变化之用。如左，味辛皆属木……味咸皆属火……味甘皆属土……味酸皆属金……味苦皆属水。"

道家的终极研究目标是"**道**"，其包含两层基本含义：**宇宙本体论**和**宇宙万物生成演化论**。基于"**道**"的思想，中医不但认为**人是天地之子**，甚至地球上的所有生物都是**天地二气所化生**。

因此笔者认为，《辅行诀》所确定的中药的五行互含属性，**五行大类是地气所赋予的属性**，**五行小类是天气所赋予的属性**。举个例子，木中火生姜，"地食人以五味""味辛皆属木"，生姜之味主要是辛味，因此生姜的五行大类属性是木，这个木属性是由地气所赋予；《尚书·洪范》记载"火曰炎上"，中医学认为生姜的特性是"走而不守"，性温，具有温散、向上的火性，因此生姜的五行小类属性是火，这个火属性是由天气所赋予。

## 八、不同版本的《辅行诀》药精

根据**蒋国鹏**先生所做的《辅行诀五脏用药法要传承集》抄本汇总表，《辅行诀》的现代手抄本多达 21 本，不同版本的药精也各不相同，这为《辅行诀》的研究和推广增添了诸多难题。

张大昌先生的杰出弟子**衣之镖**先生，经过 30 多年的研究和探索，终于在 2005 年完成了《辅行诀五脏用药法要》"整订稿"和《辅行诀五脏用药法要》"藏经洞本复原校订稿"两种文本。前者在方药组成方面，已完全符合陶弘景组方用药以五味五行互含为依据的原则。用衣之镖先生自己的话，"**整订稿**"解决了现存世诸传抄本《辅行诀》25 味药"五行互含位次失序"的问题。笔者研究和实践《辅行诀》，就是以衣之镖先生著作中"《辅行诀五脏用药法要》整订稿"和"《辅行诀五脏用药法要》藏经洞本复原校订稿"为依据。

《辅行诀五脏用药法要》整订稿曰："经云,在天成象,在地成形。天有五气,化生五味,五味之变,不可胜数。今者约列二十五种,以明五行互含之迹,变化之用。如左,味辛皆属木,桂、琅玕为之主;生姜、伏龙肝为火;附子、阳起石为土;细辛、礜石为金;干姜、雄黄为水。味咸皆属火,丹皮、凝水石为之主;大黄、禹粮石为土;葶苈子、芒硝为金;泽泻、磁石为水;旋覆花、硝石为木。味甘皆属土,人参、赤石脂为之主;甘草、石膏为金;茯苓、乳石为水;薯蓣、云母为木;炙甘草、石英为火。味酸皆属金,麦门冬、石绿为之主;枳实、白矾为水;芍药、硫黄为木;萸肉、皂矾为火;五味子、曾青为土。味苦皆属水,地黄、滑石为之主;黄芩、代赭石为木;黄连、丹砂为火;术、黄土为土;竹叶、白垩土为金。此二十五味,为诸药之精,多疗五脏六腑内损诸病,学者当深契焉。又有药十三种,宜明其五行互含之事,以备心病方之用。如左,通草为木中土,又为木中水;淡豆豉为木中火,又为水中木;升麻为土中金,又为土中火;栀子为水中木,又为水中火;戎盐为火中土;酢为金中水;栝楼为土中土,牡桂为土中火;干姜为木中水;薤白为水中土,又为水中金;白蔹浆为金中金,又为金中火;五味子为金中土,又为火中木;半夏为火中木,又为火中火。"

《辅行诀五脏用药法要》整订稿50味药精表见表6-7-1。

表6-7-1 《辅行诀五脏用药法要》整订稿50味药精表

| 《辅行诀五脏用药法要》整订稿50味药精表 | | | | |
|---|---|---|---|---|
| | 木 | 火 | 土 | 金 | 水 |
| 辛<br>木 | 桂枝<br>琅玕 | 生姜<br>伏龙肝 | 附子<br>阳起石 | 细辛<br>礜石 | 干姜<br>雄黄 |
| 咸<br>火 | 旋覆花<br>硝石 | 丹皮<br>凝水石 | 大黄<br>禹粮石 | 葶苈子<br>**芒硝** | 泽泻<br>磁石 |
| 甘<br>土 | 薯蓣<br>云母 | 炙甘草<br>石英 | 人参<br>**赤石脂** | 生甘草<br>**石膏** | 茯苓<br>乳石 |
| 酸<br>金 | 芍药<br>硫黄 | 山萸肉<br>皂矾 | 五味子<br>曾青 | 麦冬<br>石绿 | 枳实<br>白矾 |
| 苦<br>水 | 黄芩<br>**代赭石** | 黄连<br>丹砂 | 白术<br>黄土 | 竹叶<br>白垩土 | 地黄<br>**滑石** |

根据上表，"整订稿"50味药精实际上包括草木药 25 种，金石药 25 种。鉴于现今的中医临床实践，25 种金石药的大部分在临床中都已经很少使用。因此，笔者在理论研究和临床实践中，对于 25 种金石药，仅保留了在《伤寒杂病论》中有成方，并且目前在临床中仍然较常使用的五味药，**火中金芒硝、土中土赤石脂、土中金石膏、水中木代赭石、水中水滑石**。这样做的目的，一方面是理论需要紧密联系实际，另一方面，《辅行诀》与《伤寒杂病论》同源于《汤液经法》，保留和研究这些药物，有助于揭示经方的组方规律。因此，笔者在拙作《辅行诀脏腑补泻方临证发微》一书中，总结了《辅行诀》**"脏腑补泻方"** 所涉及的 51 味常用药物，并且请我的学员吴佳制作了 **"扩展药精图"**。

本书的重点是《辅行诀》**"二旦四神方"**，与 "脏腑补泻方" 相比，增加了 11 味药物，麻黄、黄芪、大枣、阿胶、粳米、饴糖、鸡子黄、石膏、柴胡、杏仁、知母。笔者根据中医理论，为这 11 味药物赋予了五行互含属性。并且再次请我的学员吴佳制作了新版的 62 味 **"扩展药精图"**，见图 6-7-1。

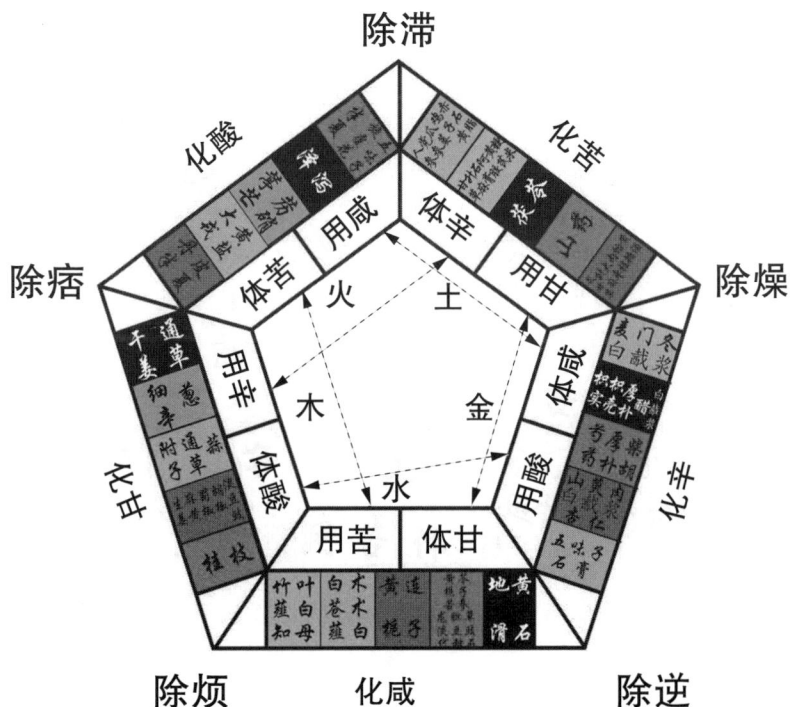

图 6-7-1 《辅行诀》扩展药精图

第七章

阴阳五行脉素脉法

司马迁《史记·扁鹊仓公列传》曰："扁鹊者，渤海郡郑人也，姓秦氏，名越人。少时为人舍长。舍客长桑君过，扁鹊独奇之，常谨遇之。长桑君亦知扁鹊非常人也。出入十余年，乃呼扁鹊私坐，间与语曰，我有禁方，年老，欲传与公，公毋泄。扁鹊曰，敬诺。乃出其怀中药予扁鹊，饮是以上池之水，三十日当知物矣。乃悉取其禁方书尽与扁鹊。忽然不见，殆非人也。扁鹊以其言饮药三十日，视见垣一方人。以此视病，尽见五脏症结，特以诊脉为名耳。为医或在齐，或在赵。在赵者名扁鹊。"

又曰："扁鹊过齐，齐桓侯客之。入朝见曰，君有疾在腠理，不治将深。桓侯曰，寡人无疾。扁鹊出，桓侯谓左右曰，医之好利也，欲以不疾者为功。后五日，扁鹊复见曰，君有疾在血脉，不治恐深。桓侯曰，寡人无疾。扁鹊出，桓侯不悦。后五日，扁鹊复见曰，君有疾在肠胃，不治将深。桓侯不应。扁鹊出，桓侯不悦。后五日，扁鹊复见，望见桓侯而退走。桓侯使人问其故。扁鹊曰，疾之居腠理也，汤熨之所及也；在血脉，针石之所及也；其在肠胃，酒醪之所及也；其在骨髓，虽司命无奈之何。今在骨髓，臣是以无请也。后五日，桓侯体病，使人召扁鹊，扁鹊已逃去。桓侯遂死。"

近代大儒**郭沫若**先生曾写过一副对联"佛救世界众生，皆与医门差小异；我读越人列传，心随桑子饮上池。"佛家和医生的使命都是为了救众生，区别就是佛家是拯救人的精神、灵魂，而医生是拯救人的身体。对联中的越人就是上古名医扁鹊，桑子就是扁鹊的老师长桑君。《伤寒论·序》曰："余每览越人入虢之诊，望齐侯之色，未尝不慨然叹其才秀也。"医圣张仲景也对扁鹊的神奇诊断法佩服得五体投地。

《难经·六十一难》曰："经言望而知之谓之神，闻而知之谓之圣，问而知之谓之工，切脉而知之谓之巧，何谓也？然，望而知之者，望见其五色，以知其病。闻而知之者，闻其五音，以别其病。问而知之者，问其所欲五味，以知其病所起所在也。切脉而知之者，诊其寸口，视其虚实，以知其病，病在何脏腑也。"

望闻问切是中医的四诊，《难经》的作者对于这四门基本诊断技术"神、圣、工、巧"的内涵做了解释。根据《史记》的记载，扁鹊的望诊和脉诊技术可谓神奇之至，令人不胜心向往之。扁鹊通过望诊可以清楚地判断齐桓侯所患疾病所在的层次、深浅、轻重，从而能对疾病的预后做出准确的判断。

清代的温病大家吴塘《增订医医病书》曰："四诊之法，唯脉最难，亦唯脉最为可凭也"。吴鞠通认为四诊中最难以学习和掌握的就是脉诊，同时脉诊也是四诊中最值得信赖的。

现代道家医者周潜川先生批评当代中医四诊，尤其是脉诊的堕落曰："惜古之脉学真髓已不可见，而今世医家所宗，概不出叔和《脉经》、高阳生《脉诀》，其所以相袭成风者，一则以其浅简，为衣于医之辈所近；二则以中医学术迁流至今，严格说来，大抵已成应用技术，四诊之中，几独靠'问'字一诀，而切诊是**已沦为敷衍塞责之过场矣**。"

切诊包括**脉诊**和**触诊**两个部分。司马迁评价："至今天下言**脉**者，由**扁鹊**也。"那么我们现代的中医师通过脉诊是否可以做到这一点呢？见贤思齐，虽然难以比肩扁鹊，但是"为往圣继绝学"是我辈后学一生的目标。提高脉诊的水平，对疾病做出明确的诊断和明确其预后转归，是我们每个中医师的必修课。

本章探讨根据脉诊辨别疾病的阴阳、表里、脏腑、虚实、寒热等中医诊断的基本组成因素。掌握脉诊的关键有两点：第一是**先明理**，第二是**勤实践**。明理则"**在心易了**"，实践则"**指下能明**"。

## 第一节　脉诊基本知识

从现代西医学的角度，脉搏的影响因素主要包括三方面：心脏、血管、血液。具体包括脉搏强度和次数、血管张力、血管充盈度、血液流畅度等。**心是泵**，是循环系统的发动机和原动力；**血管是管腔**，包括动脉和静脉，形成体循环和肺循环；**血液是内容物。脉诊就是诊察心脏、血管、血液。**

从中医学的角度，脉（血管）是血液运行的通道，故《灵枢·决气》曰："壅遏营气，令无所避，是谓脉。"说明脉（血管）具有约束、控制和推进血液沿着脉（血管）运行的作用。《素问·宣明五气》曰："五脏所主，**心主脉**，肺主皮，肝主筋，脾主肉，肾主骨，是谓五主。"心主脉，脉搏的跳动与心脏搏动的频率、节律基本一致。同时，脉（血管）也与人体脏腑整体功能的正常协同有关。

《灵枢·经脉》曰："雷公曰，何以知经脉之与络脉异也？黄帝曰，经脉者，常不可见也；其虚实也，以气口知之。脉之见者，皆络脉也。"

（明）喻嘉言《寓意草》曰："凡治病，不明脏腑经络，开口动手便错。"

中医的诊断要落实到**脏腑经络**以确定**病位**。五脏六腑和十二正经都在人体内部，用肉眼无法看到，因此可用脉诊来探查脏腑经络的功能，"**司外揣内**"，是一个非常好的诊断方法。

秦汉时期脉诊主要有三部九候遍诊法、人迎寸口趺阳三部诊法和独取寸口法三种。**三部九候遍诊法**出自《素问·三部九候论》其记载："帝曰，何谓三部？岐伯曰，有下部，有中部，有上部，部各有三候，三候者，有天有地有人也，必指而导之，乃以为真。上部天，两额之动脉；上部地，两颊之动脉；上部人，耳前之动脉。中部天，手太阴也；中部地，手阳明也；中部人，手少阴也。下部天，足厥阴也；下部地，足少阴也；下部人，足太阴也。故下部之天以候肝，地以候肾，人以候脾胃之气。帝曰，中部之候奈何？岐伯曰，亦有天，亦有地，亦有人。天以候肺，地以候胸中之气，人以候心。帝曰，上部以何候之？岐伯曰，亦有天，亦有地，亦有人，天以候头角之气，地以候口齿之气，人以候耳目之气。三部者，各有天，各有地，各有人。三而成天，三而成地，三而成人，三而三之，合则为九，九分为九野，九野为九藏。故神藏五，形藏四，合为九藏。五藏已败，其色必夭，夭必死矣。帝曰，以候奈何？岐伯曰，必先度其形之肥瘦，以调其气之虚实，实则泻之，虚则补之。必先去其血脉而后调之，无问其病，以平为期。"

**2021** 年**李永明**博士在《中国中西医结合杂志》发表了文章"经脉的科学依据及三部九候新释"。李博士纠正后世对《内经》三部九候全身遍诊法的一处误解，以现代解剖学对上臂变异正中动脉的研究结果为依据，还原《内经》中用手厥阴脉诊断"胸中之气"的原意。新释后可见，秦汉时期描述的六条阴脉的原始解剖依据应该是解剖学四肢的大动脉，这也是中医学经络脉诊的结构基础。比较古代中医学全身诊脉穴位与现代医学常用的体表脉搏检测点可见，两组体表位置几乎完全重叠。说明中医学早在两千多年前就发现了体表所有重要的动脉搏动点，并按穴位归属于经络系统，通过脉诊**司外揣内**，以候藏象。

《灵枢·终始》曰："谨奉天道，请言终始。终始者，经脉为纪。持其脉口人迎，以知阴阳有余不足，平与不平，天道毕矣。"

本篇记载有人迎脉口结合的诊脉法。人迎脉，即结喉旁两侧颈总动脉搏动处。

《伤寒论·序》曰："观今之医，不念思求经旨，以演其所知，各承家技，终始顺旧。省疾问病，务在口给，相对斯须，便处汤药，按寸不及尺，握手不及足，**人迎、趺阳，三部不参**，动数发息，不满五十，短期未知决诊，九候曾无仿佛，明堂阙庭，尽不见察，所谓窥管而已。夫欲视死别生，实为难矣！"

医圣**张仲景**主要采用**人迎寸口趺阳三部诊法**。趺阳脉又称冲阳脉，位于足背胫前动脉搏动处，属于足阳明胃经。后世也有医家采用**人迎寸口太溪三部诊法**。太溪位于足内侧，内踝后方，内踝尖与跟腱之间的凹陷处，胫后动脉搏动处，属于足少阴肾经。

**独取寸口脉法**，就是诊察桡骨茎突内侧桡动脉的方法，源于上古神医**扁鹊**。《难经·一难》曰："十二经皆有动脉，**独取寸口**，以决五脏六腑死生吉凶之法，何谓也？然，寸口者，脉之大会，手太阴之脉动也。人一呼脉行三寸，一吸脉行三寸，呼吸定息，脉行六寸。人一日一夜，凡一万三千五百息，脉行五十度，周于身。漏水下百刻，荣卫行阳二十五度，行阴亦二十五度，为一周也，故五十度复会于手太阴。寸口者，五脏六腑之所终始，故法取于寸口也。"

寸口的**太渊穴**是手太阴**肺经**的原穴，也是**八会穴的脉会**，是一昼夜 24 小时内十二经脉气血运行的起点和终点，如环无端，因此可以通过寸口脉来诊察十二经脉和五脏六腑的功能变化。本法自《难经》阐发以来，经过西晋王叔和《脉经》的完善，成为中医界脉诊的主流方法。

独取寸口脉法分为寸、关、尺三部。以腕后高骨（桡骨茎突）为标记，其内侧的部位为关，关前（指侧）为寸，关后（肘侧）为尺。两手各有寸、关、尺三部，共六部脉。寸、关、尺三部又可施行浮、中、沉三候。

《难经·十四难》曰："譬如人之有尺，树之有根，枝叶虽枯槁，根本将自生。脉有根本，人有元气，故知不死。"

**扁鹊**将人的寸口脉比喻为**生命树**，**寸脉是树冠**，包括树枝和树叶；**关脉是树干，尺脉是树根**。

《难经·十八难》曰："脉有三部九候，各何所主之？然，三部者，寸、关、尺也。九候者，浮、中、沉也。上部法天，主胸以上至头之有疾也；中部法人，主膈以下至脐之有疾也；下部法地，主脐以下至足之有疾也。审而刺之者也。"

寸口诊法的三部九候和遍诊法的三部九候名同而实异。寸部所对应的是人体膈以上的躯干上部和头颈部，所包含的五脏是**心和肺**，胸部穴位对应**膻中穴**，背部穴位对应**神道穴**，头部穴位对应**印堂穴**，面部穴位对应**风府穴**；关部所对应的是人体膈以下与肚脐水平线之间的躯干中部，所包含的五脏是**肝和脾**，腹部穴位对应**中脘穴**，背部穴位**至阳穴**；尺部所对应的是肚脐水平线之下的躯干下部和下肢，所包含的五脏是**肾**，下腹部穴位对应**关元穴**，腰骶部穴位对应**命门穴**。

《素问·宝命全形论》曰："天覆地载，万物悉备，莫贵于人，人以天地之气生，四时之法成……夫人生于地，悬命于天，天地合气，命之曰人。"

**天地人同构，天地人同气**。寸口脉诊的全息对应：寸脉法天，属阳，三焦辨证候上焦，卫气营血辨证候卫分，五行六气候君火和金；关脉法人，属中，三焦辨证候中焦，卫气营血辨证候气分，五行六气候木与土；尺脉法**地**，属阴，三焦辨证候下焦，卫气营血辨证候营血，五行六气候水和相火。另外，临床还可见到寸上脉和尺下脉。**寸上脉候头面，尺下脉候下肢**。

指法：包括总按指法和单按指法。**总按**，即三指用大小相等的指力同时诊脉的方法。从总体上辨别左右两手和寸、关、尺三部的脉素。**单按**，是用一个手指诊察一部脉象的方法。主要用于对比双寸部、双关部、双尺部的脉素。

指力：**举**，又称"**浮取**"，指医生的手指轻轻地搭在寸口脉搏跳动部位。**寻**，又称"**中取**"，指力适中，不轻不重，按至肌肉而取脉的方法。**按**，又称"**沉取**"，指医生手指用力较重，推筋至骨以体察脉象。

正常脉：寸、关、尺三部皆有脉，不浮不沉，不快不慢，成年人脉搏频率每分钟 60～90 次，节律一致。

## 第二节　脉象脉诊与脉素脉诊

### 一、脉象脉诊

第一节介绍了**正常脉**，按照规划教材的编写体例，接下来就是讲述**病脉**。

《周易·系辞》曰："**易则易知，简则易从。**"医经派的经典《黄帝内经》和《难经》，讲求**大道至简**，越简单的技术才越容易掌握，脉诊注重的是**脉素**，而不是**脉象**，脉诊并没有规定很多的**病脉**。但是晋代之后的脉诊发展史，走上了一条复杂化的发展道路。从晋代王叔和《脉经》开始，病脉有 24 种脉象。在王叔和之后，病脉脉象就进一步增多，明代李时珍《濒湖脉学》27 种脉象，明代李中梓《诊家正眼》28 种脉象，清代周学霆《三指禅》27 种脉象，清代黄宫绣《脉理求真》30 种脉象，现代《中医诊断学》28 种（29 种）脉象。

在简约脉诊方面，最值得赞赏的医家是明朝**张介宾**，《景岳全书》只有 16 种脉象。现代医家中，**吴雄志**教授是简约脉诊的代表人，其脉法是"**十二脉法**"，包括浮脉、沉脉、迟脉、数脉、洪脉、细脉、长脉、短脉、弦脉、软脉、滑脉、涩脉。浮沉定表里（脉位），大细定虚实（脉形），长短定升降（脉体），弦软定阴阳（脉力），滑涩定气血（脉流），迟数定寒热（脉率）。

周潜川著述目录中有《**试论王叔和**》一文，本文实际上出自周氏好友巨**赞法师**，其曰："关于王的评价，通常都以为他编撰过《脉经》和整理保存了张仲景的《伤寒杂病论》，对中医学作出了卓越的贡献。当然王对中医学是有一定贡献的，但他**杜撰脉法和割裂《伤寒论》**都给中医学带来了损害，其中杜撰脉法所造成的损害，还比割裂《伤寒论》为大。古代医学名士如隋代杨上善、宋代的朱肱、明代的陶节庵、清代的喻嘉言，已多少有所指责，现在我再补充说明如下。"

对于众多脉象导致的脉诊乱象，中医界的智者早已明察秋毫。（清）柯琴《伤寒论翼》曰："自有《脉经》以来，诸家继起，各以脉名取胜，泛而不切，漫无指归。夫**在诊法取其约，于脉名取其繁**，此仲景所云，驰竞浮华，不固根本者是也。"柯韵伯就明确指出"诊法取其约"，诊断方法应该越简单、越简约越好，因为简单才容易掌握，"**易则易知，简则易从**"；"于脉名取其繁"，就是不断增加各种新的脉象。我们需要知道的是，象是现象、征象、表象，象多种多样，变化万千。这样研究和实践会导致**脉象**越来越多，也越来越难以掌握！诚如庄子《庄子·内篇》所言："吾生也有涯，而知也无涯。以有涯随无涯，殆已！"

根据现代《中医诊断学》中的"常见**病脉**归类表"，常见病脉分为 6 大类，包括**浮脉类 6 种**，浮、洪、濡、散、芤、革；**沉脉类 4 种**，沉、伏、牢、弱；**迟脉类 4 种**，迟、缓、涩、结；**数脉类 4 种**，数、疾、动、促；**虚脉类 5 种**，虚、细、微、短、代；**实脉类 6 种**，实、弦、滑、紧、大、长。实际

共计 **29 种病脉**。

目前主流中医界所使用的**脉象脉诊法**存在三大问题。第一，仅就这 29 种脉象，对于很多中医师来讲，终其一生不一定能全部都摸到。第二，再退一步来讲，即使都摸到了，也不一定能摸清楚，诚如王叔和《脉经·序》所言："脉理精微，其体难辨。**弦紧浮芤，展转相类。在心易了，指下难明。**谓沉为伏，则方治永乖；以缓为迟，则危殆立至。况有数候俱见，异病同脉者乎？"相同类别的不同脉象之间的鉴别具有极大的困难度！第三，即使心中、指下都清楚了，还是难以根据脉诊结果来直接指导针灸和中药处方。简单说，就是根据脉诊结果，能够直接给出针灸配穴处方和中药处方。

对于**脉象脉诊法**的第三大问题，我举个例子说明。弦脉，是临床常见脉象。假设医生准确无误地摸出了弦脉，如何根据脉诊结果指导临床呢？一般认为，弦脉的临床意义为主肝胆病、诸痛、痰饮、疟疾。也可见于虚劳，胃气衰败。一个脉象有如此之多的临床意义，29 种不同脉象的临床意义会呈几何数字爆炸！医生不得不使用所谓"**四诊合参**"的方法，来判断自己摸到的脉象的临床意义到底是哪一种！这样就直接增加了辨证论治的难度。笔者认为，仅凭**脉象脉诊法**不适合于临床实际，太复杂而难以掌握，必须使用更加简单、更能够直接指导中医临床的脉诊方法。这种理念和实践就如同李小龙倡导的"**截拳道**"，简单、直接、高效！

如上所述，从《内经》《难经》的"**大道至简**"的脉素脉诊法，变为后世"**大道至繁**"的脉象脉诊法，脉诊越来越复杂，也越来越难以掌握。**脉诊复杂化**是导致后世中医师临床水平下降的重要原因之一。

年轻中医师若不能掌握诊脉的正确方法，就会将中医视为畏途，难以继续学习。更有中医从业者，背离职业操守！有位在美国的所谓"老中医"的徐济仁，在退休之后，出版了一本书名曰《老中医欺骗病人五十年》，还加上一个副标题"中医最大的谎言就是把脉"。这位老先生自己没能学好中医，最后把罪责全推到中医头上！我想对这位老先生说，你没有学好中医是你自己的问题，不是中医的问题！

## 二、脉素脉诊

当然，中医界也应该思考脉诊的正确发展道路。那么，有没有更好的脉诊方法来代替**脉象脉诊**呢？答案是肯定的，即**脉素脉诊**。所谓**脉素**，就是**脉的基本要素**。至于脉素包含哪些基本要素，古今不同医家的认识也有不同。

（清）周学海《脉简补义·诊法直解》曰："盖求明脉理者，须将位、**数**、**形**、**势**讲得真切，便于百脉无所不赅，不必立二十八脉之名也。"

周学海提出"位、数、形、势"是脉诊的四要素。后世有医家在周氏学说基础上提出**脉诊五要素，即位、数、形、势、律**。**脉位**是指脉动部位的浅深。**脉数**是指脉搏频率的快慢。**脉形**是指脉动的形状和性状，具体是指脉形的粗细、长短，脉管的硬度及脉搏往来的流利度。**脉势**是指脉搏应指的强弱，与脉的硬度和流利度也相关。**脉律**是指脉动周期间隔时间的规律性。

河北医科大学中医学院**李士懋**教授在其著作《脉学心悟》中提出"**脉象七要素**"，即脉位、脉体、脉力、脉率、脉律、脉幅、脉形 7 个基本要素。

1. **脉位**，脉分为浮和沉。

2. **脉体**，脉体有长短、阔窄之分。

3. **脉力**，脉力其实就是血液流动时对血管壁的压力。无论浮取脉力如何，只要沉取无力即为虚，沉取有力即为实。

4. **脉率**，指一定时间内，脉的快慢。换算成波形走势图是一定时间内出现的波峰多或少，波峰多则脉快，即脉数，波峰少则脉慢，即脉迟。

5. **脉律**，指一定时间内，脉动是否规律整齐。

6. **脉幅**，指脉来去的振幅。

7. **脉形**，简言之，脉的形状。比如滑、浊等等。

上海中医药大学教学实验中心**张瑞义**等人在 2019 年发表的论文《基于**脉象八要素**的中医脉诊操作规范化训练流程探讨》中，基于临床实践经验，结合文献检索、专家问卷调查、学生问卷调查等方法，确定**脉象八要素**：脉位、至数、脉长、脉力、脉宽、流利度、紧张度和均匀度等。**脉位**：指脉动显现部位的浅深。脉位表浅为浮脉；脉位深沉为沉脉。**脉率（至数）**：指脉搏的频率。中医以一个呼吸周期为脉搏的计量单位。一呼一吸为"一息"。一息脉来四到五至为平脉，一息六至为数脉，一息三至为迟脉。**脉长**：指脉动应指的轴向范围长短。即脉动范围超越寸、关、尺三部称为长脉，应指不及三部，但见关部或寸部者均称为短脉。**脉势（脉力）**：指脉搏的强弱。脉搏应指有力为实脉，应指无力为虚脉。**脉宽**：指脉动应指的径向范围大小，即手指感觉到脉道的粗细（不等于血管的粗细）。脉道宽大的为大脉，狭小的为细脉。**流利度**：指脉搏来势的流利通畅程度。脉来流利圆滑者为滑脉；来势艰难，不流利者为涩脉。**紧张度**：指脉管的紧急或弛缓程度。脉管绷紧为弦脉；弛缓为缓脉。**均匀度**：均匀度包括两个方面，一是脉动节律是否均匀，脉律不均匀，脉搏搏动无规律可见于散脉、微脉等，出现歇止者，有促、结、代等脉的不同。二是脉搏力度、大小是否一致，一致为均匀，不一致为参差不齐。《辅行诀》五脏虚实脉象总结表见表7-2-1。

表7-2-1　《辅行诀》五脏虚实脉象总结

| 《辅行诀》五脏虚实脉象总结 | | |
|---|---|---|
| 肝木门 | 肝实 | |
| | 肝虚 | 脉弱（轻），脉弱而结（重） |
| 君火相火门 | 君火相火实 | |
| | 君火相火虚 | |
| 脾土门 | 脾实 | 脉微（重） |
| | 脾虚 | 脉微而虚（轻），脉微而时结（重） |
| 肺金门 | 肺实 | |
| | 肺虚 | 脉虚（轻），脉虚而数（重） |
| 肾水门 | 肾实 | |
| | 肾虚 | 脉快（轻），脉软而快（重） |

根据笔者整理的《辅行诀》五脏虚实脉象总结表可见，《辅行诀》在脉诊方面存在明显不足，而脉诊在中医诊断和治疗中具有重要作用。为提高《辅行诀》的临床疗效，必须对其脉诊内容进行补充完善，以补齐这一短板。具体方法将在接下来第三节"阴阳五行脉素脉诊"中展开，该脉诊体系与《辅行诀》的五脏大小补泻24首药方及笔者发掘整理的"辅行诀脏腑补泻针法"96首针方高度契合，珠联璧合。简而言之，二者结合可形成**"诊脉药法"**与**"诊脉针法"**的临床应用模式！

## 第三节　阴阳五行脉素脉诊

经典中医自洽体系的创始人**潘晓川**教授，根据《黄帝内经》《难经》，发掘整理了**自洽体系脉法，包括汤液脉法、终始脉法和五脏脉法**。这三套脉法实际上诊察的核心就是**脉**的三对要素，大小是一对，**缓急**是一对，滑涩是一对，而这三对脉素都来自《黄帝内经》。

笔者有幸跟随潘晓川老师学习，受益匪浅。笔者研究整理的阴阳五行脉素脉法，与潘晓川教授的自洽体系脉法有同有异。相同之处在于均运用这三对脉素；不同之处在于每对要素的内涵不同，尤其是**缓急**这一对要素。

《灵枢·论疾诊尺》曰："黄帝问于岐伯曰，余欲无视色，持脉，独调其尺，以言其病，从外知内，为之奈何？岐伯曰，审其尺之**缓**、**急**、**小**、**大**、**滑**、**涩**，肉之坚脆，而**病形**定矣。"

《灵枢·邪气脏腑病形》曰："黄帝曰，色脉已定，别之奈何？岐伯曰，调其脉之**缓**、**急**、**小**、**大**、**滑**、**涩**，而**病变**定矣。"

阴阳五行脉素脉法的三对脉素，大小、缓急、滑涩，来自中医经典《黄帝内经》。之所以命名为阴阳五行脉素脉法，也是为了向医圣仲景致敬，因为仲景的脉法就是阴阳五行脉法。中医之道，薪尽火传，绵延不绝。

以简洁化的**脉素脉诊法**取代复杂化的**脉象脉诊法**是我的心愿！源自中医经典的**阴阳五行脉素脉法**，具有四大特点：第一，简单易学，对于没有中医基础的小白来说都上手极快。第二，客观标准，可重复性强，经过一定时间的训练，不同医生的脉素脉诊的结果一致；不同于脉象脉诊，张三说是弦脉，李四说是紧脉。第三，可以直接指导临床，为用药、用针提供依据，即脉诊结束，医师就可以直接开出针灸配穴处方和中药处方。第四，作为疗效评判标准，判断疾病的预后转归。

为了达到客观标准，必须对脉诊的方法进行统一要求。在脉诊操作层面，最重要的一点就是**双手合诊**，也就是医生双手同时诊脉。双手合诊是经典中医脉法在操作上的基本特点，因为脉素脉法最重要的部分就在于**比较**。如果双手先后诊脉，则不容易比较，脉诊的准确性就打了折扣。

在脉诊操作层面的第二重点就是患者和医生的体位。

患者体位：正确体位是正坐，前臂自然向前平展，与心脏置于同一水平；双臂自然放松，双手掌心呈 45° 放置在诊桌上。

医生体位和布指：医生与患者面对面而坐。第一步，**中指定关**：医生中指指腹沿着患者前臂内侧皮肤从肘端向腕端滑动，直到触及高骨下缘，然后翻指，将中指指腹轻轻搭在高骨内侧桡动脉处。第二步，**食指定寸**：食指指腹轻搭在关前（指侧）定寸。第三步，**无名指定尺**：无名指指腹轻搭在关后（肘侧）定尺。第四步，**大拇指抵**住患者手腕背侧，**阳池穴**的凹陷中。

省级非物质文化遗产太素脉法传承人、正一派道长**陈云鹤**指出：大拇指抵住患者阳池穴的指法属于道家秘传。

现代名医**周潜川**先生称本指法名曰"**冲天杵**"。《峨眉天罡指穴法》的核心是28种手法，其中的"冲天杵"歌诀曰："冲天杵劲气冲天，独授闺门惩大奸。死穴师传无解救，休将神杵太轻看。"

脉诊操作层面的第三重点在于左右整体比较和左右分部比较。医生双手同时、同等力度诊察患者双手六部脉。先总按，进行左手和右手的整体比较以及寸、关、尺比较，主要比较大小；再单按，双寸比较、双关比较、双尺比较，主要比较大小。**左右整体比较**，可以判断疾病的深浅、轻重、顺逆，有助于判断预后转归。**左右分部比较**，最重要的是确认疾病的核心脏腑，精确诊断从而精确治疗。

正常脉形：本章第一节已经给出了《中医诊断学》的常脉标准。本节的补充标准是被《中医诊断学》所忽视的部分，也就是男女性别不同造成的脉形差别。正常脉形的特点是十六字诀：**形如橄榄，中（间）大（两）端小；男左（顺）女右（顺），尺寸有别**。从脉形上来看，无论男女，都是中间的关**脉最大**；但是寸脉端和尺脉端谁大谁小，男女却有不同。

《难经·第十九难》曰："经言脉有逆顺，男女有恒而反者，何谓也？然，男子生于寅，寅为木，阳也；女子生于申，申为金，阴也。故男脉在关上，女脉在关下。是以**男子尺脉恒弱，女子尺脉恒盛**，是其常也。反者，男得女脉，女得男脉也。"

根据《难经》，我们可以得出男女脉形的异同。无论男女，关脉最强，男子寸脉强于尺脉，女子尺脉强于寸脉。

**男子正常脉形**：关最高；寸比尺稍高，但低于关。男顺左大，男顺寸大。男左为阳，左升右降。"**男顺左大**"，男子左手的脉整体上强于右手；"**男顺寸大**"，男子的寸脉强于尺脉，在疾病的预后上可以判断为顺，也就是预后好；反之，男子右手的脉整体上强于左手，男子的尺脉强于寸脉，在疾病的预后上可以判断为逆，也就是预后差。

**女子正常脉形**：关最高；尺比寸稍高，但低于关。女顺右大，女顺尺大。女右为阳，右升左降。"**女顺右大**"，女子右手的脉整体上强于左手；"**女顺尺大**"，女子的尺脉强于寸脉，在疾病的预后上可以判断为顺，也就是预后好。"男左为阳，左升右降"和"女右为阳，右升左降"，将在后文阐述。

那么，为什么"**男顺寸大**"和"**女顺尺大**"呢？其原理是什么？

男女的体型特点不同，**女子的躯干呈正等腰三角形，男子的躯干呈倒等腰三角形**。因为女子要孕育胎儿，女子的骨盆要有足够的空间给胎儿，因此男女的骨盆结构不同。女子的骨盆相对于男子更大，躯干下部比躯干上部更宽大，因此躯干呈正等腰三角形；男子的骨盆相对于女子更小，而胸肌和背肌相对于女子更发达，躯干上部比躯干下部更宽大，因此躯干呈倒等腰三角形。**寸脉反映的是躯干上部和头颈部之气，尺脉反映的是躯干下部和双下肢之气**。形大则气盛，因此正常情况下，女子的尺脉之气强于寸脉，而男子的寸脉之气强于尺脉。

脉诊操作层面的第四重点：脉诊的层次。根据中医理论，脉诊的诊察层次可以分两层、三层或者五层。按照**阴阳规律**区分为两层，浮取为阳层（腑，表）和沉取为阴层（脏，里），两层。按照**天人地（阳中阴）规律**分三层，（举）浮取天部、（寻）中取人部和（按）沉取地部，三层。按照**五行规律**分五层，以五体辨五脏，皮（肺）、脉（心）、肉（脾）、筋（肝）、骨（肾），五层。

把阴阳和五行结合起来，阳层（天，腑，表）相当于五行五体的第一层皮（肺）和第二层脉（心），第三层是人部（中），阴层（地，脏，里）相当于五行五体的第四层筋（肝）和第五层骨（肾）。

最后，我谈一下脉诊的"男左女右"。男女不但在尺脉、寸脉上有不同，在左右手的脏腑分布上也有不同。首先来看中医四大经典的《内经》和《难经》关于这个问题的相关论述。

《灵枢·五色》曰："能别左右，是谓大道；**男女异位，故曰阴阳**。审察泽夭，谓之良工。"《素问·阴阳应象大论》曰："天地者，万物之上下也；**阴阳者，血气之男女也**；左右者，阴阳之道路也；水火者，阴阳之征兆也；阴阳者，万物之能始也。"

阴阳是世界的总规律，"其大无外，其小无内"，均可以根据阴阳规律来对宇宙万物来划分阴阳。阴阳不同，大而天地不同，小而男女有异。

《素问·疏五过论》曰："凡诊者，必知终始，有知余绪，**切脉问名，当合男女**。"这篇提示脉诊要区分男女。

《灵枢·玉版论要》曰："色见上下左右，各在其要。上为逆，下为从。女子右为逆，左为从；男子左为逆，右为从。"这篇提示男女左右不同。

《难经·第十九难》曰："经言脉有逆顺，男女有常，而反者，何谓也？然，男子生于寅，寅为木，阳也；女子生于申，申为金，阴也。故男脉在关上，女脉在关下。是以男子尺脉恒弱，女子尺脉恒盛，是其常也。反者，男得女脉，女得男脉也。其为病何如？然，男得女脉为不足，病在内；左得之，病则在左；右得之，病则在右，随脉言之也。女得男脉为太过，病在四肢；左得之，病则在左；右得之，病则在右，随脉言之，此之谓也。"本篇明确指出了男女寸脉和尺脉的不同。

再看后世医家的论述。（元）滑伯仁《诊家正眼》曰："诊脉之道，先调自己气息。**男左女右**，先以中指取定关位，却下前后二指。"（明）李时珍《濒湖脉学》曰："**左大顺男，右大顺女，本命扶命，男左女右。**关前一分，人命之主，左为人迎，右为气口。"这两位医家均提到了男左女右。

最后，我国民族医学关于脉诊也有"**男左女右**"的规律。藏医著作《四部医典·后序本》曰：男子左手寸部候心、小肠，关部候脾、胃，尺部候左肾、生殖；右手寸部候肺、大肠，关部候肝、胆，尺部候右肾、膀胱。女子寸口部所候脏腑与男子的左右恰相反。

男左女右在脉诊上的区别，见图 7-3-1。

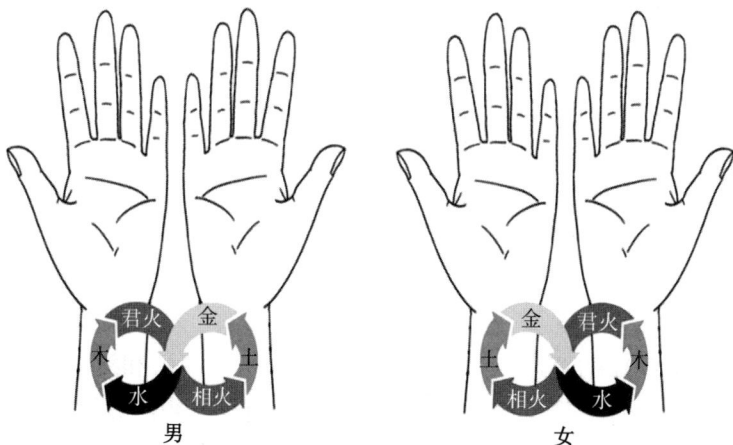

图 7-3-1　男女寸口脉五行相生

男子左手寸、关、尺分别代表君火（心，小肠）、木（肝，胆）、水（肾，膀胱），右手寸、关、尺分别代表金（肺，大肠）、土（脾，胃）、相火（心包，三焦，命门）。

女子右手寸、关、尺分别代表君火（心，小肠）、木（肝，胆）、水（肾，膀胱），左手寸、关、尺分别代表金（肺，大肠）、土（脾，胃）、相火（心包，三焦，命门）。

**男子左脉为阳**，左手从下向上为五行相生，尺脉水（肾，膀胱）生关脉木（肝，胆），关脉木（肝，胆）生寸脉君火（心，小肠）；继而君火（心，小肠）向下到右手尺脉相火（心包，三焦，命门）。右手从下向上为五行相生，尺脉相火（心包，三焦，命门）生关脉土（脾，胃），关脉土（脾，胃）生寸脉金（肺，大肠）继而金（肺，大肠）向下到左手尺脉水（肾，膀胱）。左右双手形成了八字形循环。

**女子右脉为阳**，右手从下向上为五行相生，尺脉水（肾，膀胱）生关脉木（肝，胆），关脉木（肝，胆）生寸脉君火（心，小肠）；继而君火（心，小肠）向下到左手尺脉相火（心包，三焦，命门）。左手从下向上为五行相生，尺脉相火（心包，三焦，命门）生关脉土（脾，胃），关脉土（脾，胃）生寸脉金（肺，大肠）继而金（肺，大肠）向下到右手尺脉水（肾，膀胱）。左右双手形成了八字形循环。

笔者在本书中的所有病案都是按照这一模式进行应用。关于脉诊男女左右双手脏腑定位相反这个问题，目前中医界尚存在争议。如果笔者的观点正确，那么我们一般认为的脉诊模式就是有问题的。那么为什么有医家赞成脉诊男左女右，有医家反对脉诊男左女右呢？

张大昌先生《医哲心法》曰："脉象可分为阴阳两统，阴统言体质，阳统言功用，为脉学之理。"

笔者认为脉诊可以分为两大流派，查形派脉诊和查气派脉诊。**查形派脉诊**以人体实体结构为依据，不区分男左女右；**查气派脉诊**以脏腑经络的功能为依据，区分男左女右。

就男女的身体结构而言，大体上男女除了第一性征和第二性征有区别，其他在结构上没有明显区别，都是由头颈部、躯干部和四肢组成。查形派脉诊，以脉法大家**许跃远**先生所著《中华脉神》为例，其脉诊实际上是**人体结构全息脉诊**，这种诊察身体结构的脉诊不需要区分男左女右。

李时珍《濒湖脉学》曰："两手六部，皆肺之经脉也，特取此以候五脏六腑之气耳，非五脏六腑所居之处也。"以经典中医自洽体系创始人**潘晓川**先生为代表的查气派脉诊，诊察的是脏腑经络的功能，因此区分男左女右。

## 主气寸口六气脉法

值得一提的是，如果不区分男左女右，则寸口六部功能如下：左手从尺到寸，三部脉分别诊察终气太阳寒水、初气厥阴风木、二气少阴君火；右手从尺到寸，三部脉分别诊察三气少阳相火、四气太阴湿土、五气阳明燥金。这就是古人的**主气寸口六气脉法**。

金代刘完素、明代李中梓都提倡"**主气应脉论**"。《诊家正眼》有"六气分合六部时日诊候之图"，该图首次从主运、主气角度提出"**四时五行脉法**"。书中曰："此六气分合六部时日诊候之图，乃余所自悟而自制，实六气至理，而古今所未发者。以平治之纪为例，若太过之纪，其气未至而至，从节前十三日为度；不及之纪，其气至而未至，从节后十三日为度。太过之岁，从左尺浮分起立春；不及之岁，从左关中分起立春。根据次而推之，必于平旦，阴气未散，阳气未动，饮食未进，衣服未著，言语未吐之时，清心调息，逐部细究，则时令之病，可以前知。诊得六部俱平则已，若有独大、独小、独浮、独沉、独长、独短，与各部不同，根据图断之，无不验者。"

"六气分合六部时日诊候图"的出现，是中医"四时五行脉法"的进一步细化，亦明确了其主运主气的五运六气特征。清末陆筦泉的《运气辩与临证录》修正其讹误，并提出"再以客气先天后天之加临参之，百不失一"。可知《内经》"四时五行脉法"经《伤寒论》《脉经》以至明代李士材《诊家正眼》，清代陆儋辰《运气辩与临证录》即与《内经》"六气学说"熔于一炉，使之升华为更为细致的、可以定量的"**运气脉法**"。

主气寸口六气脉法（大寒说）见表7-3-1。

表 7-3-1　主气寸口六气脉法（大寒说）

| 日期（公历） | 节气 | 主气 | 六脉 |
|---|---|---|---|
| 1月20日至3月20日 | 大寒，立春，雨水，惊蛰 | 厥阴风木 | 左关 |
| 3月21日至5月20日 | 春分，清明，谷雨，立夏 | 少阴君火 | 左寸 |
| 5月21日至7月22日 | 小满，芒种，夏至，小暑 | 少阳相火 | 右尺 |
| 7月23日至9月22日 | 大暑，立秋，处暑，白露 | 太阴湿土 | 右关 |
| 9月23日至11月21日 | 秋分，寒露，霜降，立冬 | 阳明燥金 | 右寸 |
| 11月22日至1月19日 | 小雪，大雪，冬至，小寒 | 太阳寒水 | 左尺 |

《诊家正眼·脉分四时六气》云："十二月大寒至二月春分为初之气，厥

阴风木主令，经曰，厥阴之至其脉弦。春分至小满为二之气，少阴君火主令，经曰，少阴之至其脉钩。小满至六月大暑，为三之气，少阳相火主令，经曰，少阳之至大而浮。大暑至八月秋分为四之气，太阴湿土主令，经曰：太阴之至其脉沉。秋分至十月小雪为五之气，阳明燥金主令，经曰，阳明之至短而涩。小雪至十二月大寒为六之气，太阳寒水主令，经曰：太阳之至大而长。"

李中梓以**大寒**为五运六气之起始，如果以**立春**为起始，则节气与六气脉的对应见表 7-3-2。

**表 7-3-2 主气寸口六气脉法（立春说）**

| 日期（公历） | 节气 | 主气 | 六脉 |
|---|---|---|---|
| 2月4日至4月4日 | 立春，雨水，惊蛰，春分 | 厥阴风木 | 左关 |
| 4月5日至6月4日 | 清明，谷雨，立夏，小满 | 少阴君火 | 左寸 |
| 6月5日至8月6日 | 芒种，夏至，小暑，大暑 | 少阳相火 | 右尺 |
| 8月7日至10月7日 | 立秋，处暑，白露，秋分 | 太阴湿土 | 右关 |
| 10月8日至12月6日 | 寒露，霜降，立冬，小雪 | 阳明燥金 | 右寸 |
| 12月7日至2月3日 | 大雪，冬至，小寒，大寒 | 太阳寒水 | 左尺 |

（清）陈梦雷主编的《古今图书集成·太素脉诀》卷八十七、卷八十八中，有"地支六气周岁例诀"篇，其中记载："此每年主气，大寒后十五日，交下年初气。管事客气详后。寅卯初气，肝胆，左手关部所主。立春（正月节），春分（二月中）；辰巳二气，心小肠，左手寸部所主。清明（三月节），小满（四月中）；午未三气，三焦心包络，右手尺部所主。芒种（五月节），大暑（六月中）；申酉四气，脾胃，右手关部所主。立秋（七月节），秋分（八月中）；戌亥五气，肺大肠，右手寸部所主。寒露（九月节），小雪（十月中）；子丑六气，肾膀胱，左手尺部所主。大雪（十一月节），大寒（十二月中每年大寒后。十五日止，交下年气数）以上六气，皆推排风温热湿燥寒之六气，而分居于十二脏腑，为一周岁十二月之内以主之也。"寸关尺与二十四节气对应表见表 7-3-3。

这一太素脉法中的主气时位与李中梓的"六气分合六部时日诊候之图"及其侄孙李延昰（1628—1697 年）于康熙二年（1663 年）著《脉诀汇辨》中的"六气分合六部时日诊候之图"实为一气之脉图。

表 7-3-3　寸关尺与二十四节气对应表

| | 寸 | 关 | 尺 |
|---|---|---|---|
| 左 | 清明、小满 | 立春、春分 | 大雪、大寒 |
| | 辰巳二气、心小肠 | 寅卯初气、肝胆 | 子丑六气、肾膀胱 |
| 右 | 寒露、小雪 | 立秋、秋分 | 芒种、大暑 |
| | 戌亥五气、肺大肠 | 申酉四气、脾胃 | 午未三气、三焦心包 |
| | 寸 | 关 | 尺 |

　　根据天人相应的理论，六气的某一气主司的时间段之内，反映在人的脉象上，相应的六部脉象之一会表现为太过，而这种太过是天人相应的表现，并非异常脉象。如果脉诊结合男左女右，则上表中女性所对应的左右应当互换。

　　需要注意的是，**主气寸口六气脉法是诊察太过，此"太过"属于正常；而运气南北政脉法是诊察不及，此"不及"属于正常。**

　　"主气守位不移，客气居无常位"。那如何知道客气在寸口脉上的反映呢？《素问·至真要大论》曰："厥阴之至其脉弦，少阴之至其脉钩，太阴之至其脉沉，少阳之至大而浮，阳明之至短而涩，太阳之至大而长。至而和则平，至而甚则病，至而反者病，至而不至者病，未至而至者病，阴阳易者危。"

　　**"四时五行脉法"**讲的是五运六气系统中的**主运主气脉法**。**"五运六气脉法"**讲的是五运六气系统中的**客运客气脉法**。

　　《内经》诸多篇章多次提及"四时五脏脉"，例如《素问·阴阳别论》曰："鼓一阳曰钩，鼓一阴曰毛，鼓阳胜急曰弦，鼓阳至而绝曰石，阴阳相过曰溜。"《素问·平人气象论》云："春胃微弦曰平……夏胃微钩曰平……长夏胃微软弱曰平……秋胃微毛曰平……冬胃微石曰平。"《素问·玉机真脏论》曰："春脉如弦……夏脉如钩……秋脉如浮……冬脉如营。"《素问·宣明五气》曰："肝脉弦，心脉钩，脾脉代，肺脉毛，肾脉石，是谓五脏之脉。"《素问·脉要精微论》："以春应中规，夏应中矩，秋应中衡，冬应中权。"

　　后世一般都遵循《内经》的说法，将时脏脉分为弦、钩、代（缓）、毛（浮）、石（营）5 种。但"钩脉"之名称已少用，代之以洪脉。明代李中梓《诊家正眼》曰："**钩即是洪，名异实同。**"

## 第四节　阴阳五行脉素脉诊的临床应用

通过阴阳五行脉素脉法，临床上可以平脉论治，平脉论药，平脉论方，平脉论穴。

### 一、脉辨阴阳

《素问·阴阳应象大论》曰："阴阳者，天地之道也，万物之纲纪，变化之父母，生杀之本始，神明之府也，治病必求于本。"经典中医以阴阳五行学说为基本理论，**阴阳**是总规律，是大法、大趋势、大方向。

《伤寒论·辨太阳病脉证并治》曰："病有发热恶寒者，发于**阳**也；无热恶寒者，发于**阴**也。"医圣仲景首先从**症状**上区分疾病的**阴阳**属性。

《素问·阴阳应象大论》曰："善诊者，察色按脉，先别阴阳。"

察色是望诊，按脉是切诊，望、闻、问、切、算，**中医五诊**均应先辨别**阴阳**。**阴阳**从不同的层面，有不同的区分方法。脉诊区分阴阳的相关理论如下。

《难经·四难》曰："浮者阳也，滑者阳也，长者阳也；沉者阴也，短者阴也，涩者阴也。"

桂林古本《伤寒杂病论·平脉法第二》曰："问曰，脉有阴阳，何谓也？师曰，凡脉大、浮、数、动、滑，此名阳也；凡脉沉、涩、迟、弦、微，此名阴也。"

王叔和《脉经·辨脉阴阳大法第九》曰："凡脉大为阳，浮为阳，数为阳，动为阳，长为阳，滑为阳；沉为阴，涩为阴，弱为阴，弦为阴，短为阴，微为阴，是为三阴三阳也。"

《张大昌医论医案集》曰："脉有二统，曰阴阳，体为阴脉之质，用为阳脉之势也。"

宋代**崔嘉彦**以浮、沉、迟、数四脉为纲，将**24**脉隶属其下。

元代**滑伯仁**主张以浮、沉、迟、数、滑、涩六脉统辖各脉。

清代**陈修园**则主张以浮、沉、迟、数、细、大、短、长八脉为纲，以统各脉。

根据《中医诊断学》六大类脉象分类，**浮、数、实，此三类脉为阳；沉、迟、虚，此三类脉为阴**。以上为脉辨阴阳。笔者更认同这种阴阳分类，因为这种阴阳分类很容易与传统的八纲辨证相结合。八纲辨证，阴阳是总纲，包括表里、虚实、寒热，六个子纲。阴阳五行脉素脉法，补充长短作为升降两纲。这样，阴阳是总纲，统领**表里、虚实、寒热、升降**，八个子纲，**脉法十纲定病性**。

张大昌先生的"切脉总诀"，言简意赅，大益于临床，特附于此。

《张大昌医论医案集》曰："切脉总诀，诸软主虚，诸硬主实；长主在上，短主在下；大主中满，小主外痿；浮主在表，沉主在里；滑主实热，涩主虚寒；速主虚热，迟主实寒。"

笔者总结的**脉法辨阴阳口诀：浮沉（脉位）辨表里，大小（脉形）软硬（脉力）定虚实，迟数（脉率）辨寒热，长短（脉位）辨升降**。

脉浮主**表**，脉沉主**里**；脉大、脉硬主**实**，脉小、脉软主**虚**；脉迟主**寒**，脉数主**热**；脉长主**升**，脉短主**降**。这样，我们很容易通过脉诊做出十纲辨证，确定**病性**。

周潜川先生将"浮沉迟数长短滑涩"称为**太渊脉法八字诀**。笔者借用周先生的概念，将以上脉法辨阴阳的**"浮沉迟数长短大小"**称为阴阳脉法八字诀。

## 二、脉辨表里

**阴阳十纲辨证，第一是脉辨浮沉，浮沉辨表里（出入）。**

《素问·六微旨大论》曰："出入废则神机化灭，升降息则气立孤危。故非出入，则无以生长壮老已，非升降，则无以生长化收藏。是以升降出入，无器不有。"

中医非常重视气机的升降出入。脉诊以**长短辨升降，浮沉辨出入**。气机的升降在脉法上体现在长短，因此补充长短作为脉诊的纲领之一。浮沉代表了表里，体现了**病位**的深浅；同时，浮沉也代表了气机的出入，**浮在表，是气出；沉在里，是气入**。

《伤寒杂病论·辨太阳病脉证并治》曰："**太阳之为病，脉浮**，头项强痛而恶寒。太阳病，发热，汗出，恶风，脉缓者，名为**中风**。太阳病，或已发热，或未发热，必恶寒，体痛，呕逆，脉阴阳俱紧者，名曰**伤寒**。"

《温病条辨·上焦篇》曰："**太阴之为病**，脉不缓不紧而动数，或两寸独大，尺肤热，头痛，微恶风寒，身热自汗，口渴，或不渴，而咳，午后热甚者，名曰温病……太阴风温、温热、温疫、冬温，初起恶风寒者，**桂枝汤**主之；但热不恶寒而渴者，**辛凉平剂银翘散**主之。"

结合现代西医的理论，脉浮和脉沉与肾上腺素的水平直接相关。**肾上腺素水平高则脉浮，肾上腺素水平低则脉沉**。

感冒后腠理失司，营卫不和，脉象多为**浮脉（浮大）**，需要解表透邪，五味中首选**辛味药**，富含挥发油，使患者汗出而病愈。详情区分，**浮缓脉**，是**太阳中风证**，方用**桂枝汤**；**浮紧脉**，是太阳伤寒证，方用**麻黄汤**；**浮数脉**，是太阴温病，方用**银翘散**。

脉浮大中空无力（**浮小**），如按葱管，即**芤脉**。《景岳全书》曰："为孤阳脱阴之候，为失血脱血，为气无所归，为阳无所附。"本脉属阴血亏虚，虚阳外越，需要使用具有滋阴养血、益气回阳、收敛固涩功能的药物，例如麦冬、五味子、山萸肉、白芍药、人参、黄芪等，方用《辅行诀》大补脾汤、大补肺汤、生脉饮、玉屏风散等。

《伤寒杂病论》曰："温里宜四逆汤。"**脉沉而无力（沉小）**，说明肾上腺素水平低，**首选附子**以温阳散寒，使用提高肾上腺素水平的中药处方，例如麻黄附子细辛汤、玄武汤、四逆汤、金匮肾气汤等。

**脉沉有力（沉大）**，伴有腹胀腹痛、大便秘结、手足汗出，属于**阳明腑实证**，需要使用泻下攻积药物，**首选大黄**。结合腹诊，大便在**升结肠**，多属性寒，方用**大黄附子汤**；大便在**横结肠**，多属寒热错杂，方用**半夏泻心汤、附子泻心汤**；大便在**降结肠**，多属性热，方用小承气汤；大便在乙状结肠，性热且有燥屎停留，方用**大承气汤**。

## 三、脉辨虚实

**阴阳十纲辨证，第二是脉辨虚实，大小软硬辨虚实。**

《张大昌医论医案集》曰："切脉总诀，**诸软主虚，诸硬主实**。"此处的软硬是指脉搏的力度，有力为硬，无力为软。可见，脉辨虚实可以从大小（脉形）、软硬（脉力）这两个方面来确定。从脉形上，**脉大（血管大）为实，脉小（血管小）为虚**。从脉力上，**脉硬（有力）为实，脉软（无力）为虚**。

《伤寒论·辨阳明病脉证并治》曰："伤寒三日，阳明脉大。"

**脉大而有力（大硬）**，伴有大热、大汗、大渴，属于**阳明经热证**，首选生石膏，方用《辅行诀》大小白虎汤。

《脉经》曰："软脉，极软而浮细。弱脉，极软而沉细，按之欲绝指下。"

**脉小而无力（小软）**，是气血亏虚证，甚至阴阳两虚证，需要益气养血，滋阴温阳。**补气首选人参、黄芪**，方用四君子汤、《辅行诀》大小补脾汤；**补血首选当归、阿胶**，方用四物汤、《辅行诀》大小朱鸟汤（黄连阿胶汤）；**滋阴首选地黄**，方用六味地黄丸、《辅行诀》大小补肾汤；**温阳首选附子**，方用金匮肾气丸。

### 四、脉辨寒热

**心率**是指正常人安静状态下每分钟心跳的次数，也叫**安静心率**，一般为 60 ～ 100 次 / 分，可因年龄、性别或其他生理因素产生个体差异。一般来说，年龄越小，心率越快；老年人心跳比年轻人慢；女性的心率比同龄男性快，这些都是正常的生理现象。运动员的心率较普通成人偏慢，一般为 50 次 / 分钟左右。成人安静时心率超过 100 次 / 分钟，称为**窦性心动过速**。成人安静时心率低于 60 次 / 分钟，称为**窦性心动过缓**。

**阴阳十纲辨证，第三是脉辨寒热，迟数辨寒热。**

《难经·九难》曰："何以别知脏腑之病耶？然，数者腑也，迟者脏也。**数则为热，迟则为寒**。诸阳为热，诸阴为寒。故以别知脏腑之病也。"

**迟脉**，每分钟脉搏次数少于**60 次**。脉迟一定有寒，需要辨别实寒、虚寒。

**实寒证**，脉迟有力，采用辛温散寒法，通用方可用《辅行诀》大小泻脾汤、大小玄武汤。

**虚寒证**，脉迟无力，采用温阳散寒法，通用方可用右归丸、金匮肾气丸、济生肾气丸。

**数脉**，每分钟脉搏次数多于**90 次**。脉数一定有热，需要辨别实热、虚热。

**实热证**，脉数有力，采用清热泻火法，通用方可用《辅行诀》大小泻心包汤和大小泻心汤。小泻心包汤就是《伤寒论》大黄黄连泻心汤。张仲景还演化出附子泻心汤、半夏泻心汤、生姜泻心汤、甘草泻心汤。五大泻心汤基本都包含味苦性寒的黄连、黄芩。可见，《汤液经法》一脉的经方，治疗实热证，以黄连、黄芩为主。**水中火黄连，最善于清热泻火；水中木黄芩，最善于辅助黄连**；二者构成相使药对。《辅行诀》大小泻心汤，包括整订稿泻心汤和藏经洞本泻心汤。**水中火栀子，最善于清热泻火；水中木龙胆草，最善于**

辅助栀子；二者构成相使药对。详见拙著《辅行诀脏腑补泻方临证发微》。

**虚热证，脉数无力**，采用滋阴清热法，通用方可用《**辅行诀**》**大小补肾汤、大补阴丸、知柏地黄丸、麦味地黄丸、清骨散**等。《辅行诀》曰："小补肾汤，治虚劳失精，腰痛，骨蒸羸瘦，**脉快者方**。"

《伤寒论》曰："少阴之为病，**脉微细，但欲寐也**。"沉、迟、微（**小、软**），这3种脉象经常一起出现，西医学认为与**肾上腺素水平低**有关，中医学认为属于**少阴病寒化证**，肾阳虚衰，命门火衰，**药物首选附子**，方用《**辅行诀**》**大小泻脾汤、大小玄武汤、金匮肾气丸**等。

以上的浮沉、大小软硬、迟数，都是指六部脉整体而言，而不是某一部脉。

《黄帝内经》还有一种使用"**脉率呼吸比**"辨寒热的方法。

《素问·平人气象论》曰："黄帝问曰，**平人何如**？岐伯对曰，人一呼脉再动，一吸脉亦再动，呼吸定息脉五动，闰以太息，命曰**平人**。平人者，不病也。常以不病调病人；医不病，故为病人平息以调之为法。人一呼脉一动，一吸脉一动，曰**少气**。人一呼脉三动，一吸脉三动而**躁**，尺热曰病温，尺不热、脉滑曰病风，脉涩曰**痹**。人一呼脉四动以上曰**死**，脉绝不至曰**死**，乍疎乍数曰**死**。"

脉率与呼吸的比例4至5为**正常**。脉率与呼吸的比例小于4为**少气脉**，即**迟脉**。迟脉为虚证，多兼寒证。脉率与呼吸的比例5至6为**躁脉**，即**数脉**。脉率与呼吸的比例6至7为**疾脉**。数脉和疾脉兼有尺**肤热**，一定**为热证**。脉率与呼吸的比例大于7为**病危**。无脉、间歇脉属于病危，预后不佳。

## 五、脉辨升降

**阴阳十纲辨证，第四是脉辨升降，长短辨升降。**

李时珍《濒湖脉学》曰："短脉，不及本位，应指而回，不能满部。戴同父云，短脉只见尺寸。若关中见短，上不通寸，下不通尺，是阴阳绝脉，必死矣，故关不诊短。黎居士云，长短未有定体，诸脉举按之。过于本位者为长，不及本位者为短。"

**不及本位者为短脉，超过本位者为长脉。**长短取决于寸脉和尺脉，寸脉查升，尺脉查降。

**脉长，出现寸上脉**，提示气机上逆至头。"火性炎上"，首选栀子，方用《**辅行诀**》**大小泻心汤**以降心火。可以加牛膝30g至60g以引火下行。风助火势，"颠顶之上，唯风可至"，方用**天麻钩藤饮**，重用天麻、钩藤以降肝风；**镇肝息风汤**，重用怀牛膝、生代赭石、生龙骨、生牡蛎，以降肝阳。

**脉长**，出现尺下脉，提示气机下趋至下焦、下肢，多见于寒湿下注或湿热下注。**寒湿下注**，祛湿首选土中水茯苓，祛寒湿必用木中土附子，方用《辅行诀》大小玄武汤。**湿热下注**，祛湿首选水中水滑石，祛湿热必用水中土苍术，方用四妙散、五苓散、六一散、桂苓甘露饮、百合滑石散。

**脉短**，出现无寸脉，提示气不升，上焦亏虚，大气下陷。首选黄芪、升麻，方用补中益气汤。还可加用桔梗以引气上行，《珍珠囊补遗药性赋》曰："桔梗，味苦性微寒。有小寒，升也，阴中之阳也。其用有四：止咽痛，兼除鼻塞；利膈气，仍治肺痛；一为诸药之舟楫；一为肺部之引经。"

**脉短**，出现无尺脉，提示气不降，下焦亏虚。首选水中水地黄，方用《辅行诀》大小补肾汤、六味地黄丸、金匮肾气丸等。

## 六、脉辨顺逆

根据男左为阳，女右为阳，临床脉辨阴阳还有一个非常实用的应用，就是据此来判断顺逆，**即疾病的深浅轻重，预后转归**。

**总按**：左手三部脉与右手三部脉整体对比，是判断顺逆及疾病**病位深浅**、**病势轻重**的好方法。"**左大顺男**"，男子左手为阳，左手三部脉在整体上强于右手三部脉，提示病位浅、程度轻、预后佳；反之，男子右手三部脉在整体上强于左手三部脉，提示病位深、程度重、预后差。"**右大顺女**"，女子右手为阳，右手三部脉在整体上强于左手三部脉，提示病位浅、程度轻、预后佳；反之，女子左手三部脉在整体上强于右手三部脉，提示病位深、程度重、预后差。

同理，"**男顺寸大**"和"**女顺尺大**"。"**男顺寸大**"，男子的寸脉强于迟脉，提示病位浅、程度轻、预后佳；男子的尺脉强于寸脉，提示病位深、程度重、预后差。"**女顺尺大**"，女子的尺脉强于寸脉，提示病位浅、程度轻、预后佳；女子的寸脉强于迟脉，提示病位深、程度重、预后差。

通过脉辨顺逆，诊脉后即可判断疾病治疗的难易程度，做到心中有数，胸有成竹。

## 七、脉辨滑涩

《素问·脉要精微论》曰："涩者，阳气有余也；滑者，阴气有余也。"

《素问·邪气脏腑病形》曰："脉滑者，尺之皮肤亦滑；脉涩者，尺之皮肤亦涩。"

脉辨滑涩，滑涩辨痰瘀。脉滑代表妇女怀孕或者体内有**痰饮**，需要化痰散结，**首选半夏**，方用**二陈汤**。**脉沉涩提示有宿便**，需要通便导滞，**首选大黄**，大黄既可以通便导滞，又可以活血化瘀，方用**承气汤**。**脉涩也提示有瘀血**、血液处于高凝状态，需要活血化瘀，**首选当归**，方用**桃红四物汤**。

## 八、脉辨五行

《素问·阴阳应象大论》曰："善诊者，察色按脉，先别阴阳。"阴阳五行是经典中医的核心。**阴阳是大法、大趋势、大方向**，**"先别阴阳"**隐含的下一句话就是**"再辨五行"**。仅仅摸清楚阴阳还不够具体和细致，不足以指导临床用药和用针，必须落实到五行。

**阴阳定病性**：阴阳、表里、虚实、寒热、升降，**十纲定病性**。

**五行定病位**：水、木、君火、相火、土、金，再分阴阳，**五行六气定病位**。

脉辨五行，从不同的层面，也可以有不同的区分方法。主要有"一纵、二横、三象"三种方法辨别五行。

**第一，纵法。**《难经·五难》曰："脉有轻重，何谓也？然初持脉，如三菽之重，与皮毛相得者，肺部也。如六菽之重，与血脉相得者，心部也。如九菽之重，与肌肉相得者，脾部也。如十二菽之重，与筋平者，肝部也。按之至骨，举指来疾者，肾部也，故曰轻重也。"《诗诗·小雅·小宛》曰："中原有菽，小民采之。"《说文解字》曰："菽，豆也。象菽豆生之形也。"《春秋》中说："菽者稼最强。古谓之尗，汉谓之豆，今字作菽。菽者，众豆之总名。然大豆曰菽，豆苗曰藿，小豆则曰荅。"菽是大豆。

**纵查法**就是纵向将寸口脉分为**五层**，从表入里，由浅入深。用三粒大豆的力量诊察五体之**皮毛层**，五脏之**肺脉**；用六粒大豆的力量诊察五体之**血脉层**，五脏之**心脉**；用九粒大豆的力量诊察五体之**肌肉层**，五脏之**脾脉**；用十二粒大豆的力量诊察五体之**筋层**，五脏之**肝脉**；用力按脉至五体之**骨层**，诊察五脏之**肾脉**。

《素问·宝命全形论》曰："天覆地载，万物悉备，莫贵于人，人以天地之气生，四时之法成……夫人生于地，悬命于天，天地合气，命之曰人。"把浮中沉（天人地、阳中阴）的三层脉法与五行五层脉法结合起来，天部阳层

（腑，表）相当于五行五体的第一层**皮毛层**和第二层**血脉层**，人部中层是第三层**肌肉层**，地部阴层（脏，里）相当于五行五体的第四层**经筋层**和第五层**骨层**。

**第二，横法。**本法是三种诊察五行的脉法中最简单的一种。按照上文论述的寸口脉男左女右脏腑分部原则进行诊察。男子左手寸、关、尺分别代表君火（心，小肠）、木（肝，胆）、水（肾，膀胱），右手寸、关、尺分别代表金（肺，大肠）、土（脾，胃）、相火（心包，三焦，命门）。女子右手寸、关、尺分别代表君火（心，小肠）、木（肝，胆）、水（肾，膀胱），左手寸、关、尺分别代表金（肺，大肠）、土（脾，胃）、相火（心包，三焦，命门）。

**第三，象法。**《素问·宣明五气》曰："脉应象，肝脉弦，心脉钩，脾脉代，肺脉毛，肾脉石，是谓五脏之脉。"《难经·四难》曰："脉有阴阳之法，何谓也？然，呼出心与肺，吸入肾与肝，呼吸之间，脾受谷味也，其脉在中。浮者阳也，沉者阴也，故曰阴阳也。心肺俱浮，何以别之？然，浮而大散者，心也；浮而短涩者，肺也。肾、肝俱沉，何以别之？然，牢而长者，肝也；按之濡，举指来实者，肾也。脾者中州，故其脉在中，是阴阳之法也。"

天部阳层包括皮毛层的肺脉和血脉层的心脉，二者都浮在表，区别是肺脉之象"肺脉毛""短、涩"，也就是**肺脉浮小**；心脉之象"心脉钩""大、散"，也就是**心脉浮大**。人部中层是肌肉层，脾脉之象"脾脉代""脉在中"，**脾脉**的病脉是**迟缓**，严重者可见**间歇脉**。地部阴层包括经筋层的肝脉和骨层的肾脉，二者均沉于里，区别是肝脉之象"肝脉弦""牢而长"，即**肝脉沉而弦紧**；肾脉之象"肾脉石""按之濡，举指来实者"，即**肾脉沉濡而有根**，有根即举指后脉搏很快回复，如果举指后良久方来，则为不及而虚。

以上三法，横法最简单，而纵法和象法需要在临床上刻苦练习，方能掌握。中医有谚语云："**熟读王叔和，不如临证多。**"

## 九、脉辨六经（六气）

《素问·天元纪大论》曰："**太阳之上，寒气主之。**"《素问·阴阳应象大论》曰："**寒胜则浮。**"

《伤寒论·辨太阳病脉证并治》曰："**太阳之为病，脉浮，头项强痛而恶寒。**"

**太阳病**，寒邪侵袭人体，正邪交争于卫表，故**脉浮**。太阳病中风表虚证，方用**桂枝汤**。太阳病伤寒表证，方用**麻黄汤**。

《伤寒论·辨太阳病脉证并治》曰："太阳病，服桂枝汤后，大汗出，大烦渴，脉洪大者，白虎加人参汤主之。"《伤寒论·辨阳明病脉证并治》曰："若渴欲饮水，口干舌燥者，白虎加人参汤主之。"

**阳明病，经热证，脉洪大**，方用**白虎加人参汤**。

《素问·阴阳离合论》曰："**阳明为阖**。"《素问·天元纪大论》曰："**阳明之上，燥气主之**。"《素问·阴阳应象大论》曰："**燥胜则干**。"

桂林古本《伤寒杂病论》曰："问曰，**阳明宿食**何以别之？师曰，寸口脉浮而大，按之反涩，尺中亦微而涩，故知其有**宿食**也，**大承气汤**主之。"

阳明为阖，阳明燥气损伤阴液，容易肠燥便秘。**阳明腑实证**，严重便秘者，**脉沉涩**，方用**大小承气汤**。

《伤寒论直解》曰："**少阳之上，火气主之**。"

《伤寒论·辨少阳病脉证并治》曰："伤寒，**脉弦细**，头痛，发热者，属少阳。"

**少阳病，火热证**，提示少阳胆火不降，**脉弦而有力**，应当清泻少阳火热之邪，方用**黄芩汤、小柴胡汤**，也就是《辅行诀》小阴旦汤、大阴旦汤。

### 三阳病脉法歌诀

太阳脉浮少阳弦，阳明在经大脉现，沉涩有力是腑实，沉而无力附子见。

《素问·阴阳离合论》曰："**太阴为开**。"《素问·天元纪大论》曰："**太阴之上，湿气主之**。"《内经·六元正纪大论》曰："**湿胜则濡泄**。"

《伤寒论·辨太阴病脉证并治》曰："伤寒，脉浮而缓，手足自温者，系在太阴……本太阳病，医反下之，因而腹满时痛者，属太阴也，**桂枝加芍药汤**主之。"

《金匮要略·血痹虚劳病脉证并治》曰："虚劳里急，诸不足，**黄芪建中汤**主之。"

**太阴病**，湿为阴邪，易伤阳气，阻遏气机，故便软、便溏，**脉缓或脉濡**，方用**桂枝加芍药汤、小建中汤、黄芪建中汤**，也就是《辅行诀》大小阳旦汤。

《伤寒论·辨少阴病脉证并治》曰："少阴之为病，脉微细，但欲寐也。"

**少阴病，脉沉微细，寒化证多兼迟，热化证多兼数**。寒化证，传足少阴肾经，方用**四逆汤**，即《辅行诀》大小泻脾汤。

《素问·天元纪大论》曰："**少阴之上，热气主之**。"

**少阴病，热化证**，传手少阴心经，方用**黄连阿胶汤**，即《辅行诀》大小朱鸟汤。

《素问·天元纪大论》曰："**厥阴之上，风气主之**。"

《伤寒论·伤寒例》曰："尺寸俱**弦微**者，厥阴受病也。"

厥阴病，**脉弦而无力**或者脉微欲绝，方用**乌梅丸**。乌梅味酸，五行大类属金，金克木，故治疗厥阴风木病。

### 三阴病脉法歌诀

太阴脉缓而无力，少阴脉沉而微细，脉微欲绝是厥阴，弦而无力肝胆虚。

## 十、脉辨独处藏奸

《素问·天元纪大论》曰："**君火以明，相火以位**。"

五行火一分为二，**君火在寸，上以明；相火在尺，下以位**。因此，要辨别五行六脏的六部脉，最重要的是发现"**独处藏奸**"的病脉。

《素问·三部九候论》曰："帝曰，何以知病之所在？岐伯曰，察九候，独小者病，独大者病，独疾者病，独迟者病，独热者病，独寒者病，独陷下者病。"

湖北省江陵县张家山汉墓出土《脉书·相脉之道》曰："它脉盈，此独虚，则主病；它脉滑，此独涩，则主病；它脉静，此独动，则生病。"

《伤寒论·平脉法》曰："风则浮虚，寒则牢坚；沉潜水畜，支饮急弦；动则为痛，数则热烦。设有不应，知变所缘，三部不同，病各异端。太过可怪，不及亦然，**邪不空见，中必有奸**。审察表里，三焦别焉，知其所舍，消息诊看。料度腑脏，独见若神。为子条记，传与贤人。"

《景岳全书·独论》曰："切脉论独，独处藏奸。"

一言以蔽之，**独者病**！也就是六部脉中最特殊的一部就是病脉。独处藏奸脉等同于辨证论治的**抓主症**！

在比较的细节方面，阴阳五行脉素脉法有三对脉素，"大小、缓急、滑涩"，最重要、最首要的是辨别第一对脉素"大小"，因为辨**"大小"就是辨虚实**。

《景岳全书·脉神》曰："人之疾病，无过表里寒热虚实。只此六字，业已尽之。然六者之中，又惟**虚实二字为最要**。盖凡以表证、里证、寒证、热证，无不皆有虚实，既能知表里、寒热，而复能以虚实二字决之，则千病万病，可以一贯矣。且治病之法，无逾攻补。"

张景岳独具慧眼，提出八纲中以**虚实两纲**最为重要。因为以阴阳为总纲，实为高度概括，过于笼统。其余六纲，以虚实为首要。那么，何为虚实？

《素问·通评虚实论》曰："黄帝问曰，何谓**虚实**？岐伯对曰，邪气盛则实，精气夺则虚。"

实为邪气盛，本质为正气不虚，能够与邪气抗争；虚为正气虚，本质为正气虚弱，不能与邪气抗争。

《素问·调经论》曰："夫十二经脉者，皆络三百六十五节，节有病，必被经脉，经脉之病，皆**有虚实**。"

《难经·四十八难》"人有三虚三实，何谓也？然，有脉之虚实，有病之虚实，有诊之虚实也。**脉之虚实者，濡者为虚，紧牢者为实**。**病之虚实者**，出者为虚，入者为实；言者为虚，不言者为实；缓者为虚，急者为实。**诊之虚实者**，濡者为虚，牢者为实；痒者为虚，痛者为实；外痛内快，为外实内虚；内痛外快，为内实外虚。故曰虚实也。"

综上所述，经脉有虚实，病有虚实，脉诊有虚实，触诊有虚实。

《张大昌医论医案集》曰："切脉总诀，**诸软主虚，诸硬主实**。"

**脉诊以濡软为小、为虚，紧牢为大、为实**。总按法和单按法结合，左右双手的双寸脉、双关脉、双尺脉逐对比较，左寸比右寸，左关比右关，左尺比右尺，最大的脉和最小的脉都是"嫌疑脉"。**大为太过，太过属实；小为不及，不及属虚。大小的内涵：第一为体积（大小），第二为力度（强弱）**。从脉形上区别，三维立体，体积大的是大，体积小的是小。从脉搏的力度强弱上来区别，强者为大，弱者为小。

结合脉辨独处藏奸，临床可以做五行六气的精确补泻。

男子左寸和女子右寸，脉大而硬，是五行**君火太过，首选栀子**，方用大**小泻心汤**。

男子左关和女子右关，脉大而硬，是五行**木太过，首选赤芍药**，方用大**小泻肝汤**。

男子左尺和女子右尺，脉大而硬，是五行**水太过，首选茯苓**，方用大小**泻肾汤**。

男子右寸和女子左寸脉大而硬，是五行**金太过**，首选**葶苈子、大黄**，肺金太过方用**大小泻肺汤**，或者**厚朴麻黄汤**，大肠金太过方用大小承气汤。

《金匮要略·肺痿肺痈咳嗽上气病脉证治》曰："咳而脉浮者，**厚朴麻黄汤主之**。厚朴麻黄汤方：厚朴五两，麻黄四两，石膏如鸡子大，杏仁半升，半夏半升，干姜二两，细辛二两，小麦一升，五味子半升。"

厚朴麻黄汤是9味药，小青龙汤是8味药，二者共同的药物有5味药，麻黄、干姜、细辛、半夏、五味子，张仲景通常以**干姜、细辛、半夏、五味**

子作为治疗咳嗽的基本方。

男子右关和女子左关，脉大而硬，是五行**土太过**，首选术（白术、苍术），寒湿证方用**大小泻脾汤**，湿热证方用**四妙散、五苓散、六一散**。

男子右尺和女子左尺脉大而硬，是五行**相火太过**，首选黄连，方用大小泻心包汤。

脉诊五行六气太过而实处方用药法见表7-4-1。

表7-4-1　脉诊五行六气太过而实处方用药法

| 五行六气 | 首选药 | 处方 |
|---|---|---|
| 君火太过 | 栀子 | 大小泻心汤 |
| 木太过 | 赤芍药 | 大小泻肝汤 |
| 水太过 | 茯苓 | 大小泻肾汤 |
| 金太过 | 肺金太过**葶苈子**<br>大肠金太过**大黄** | 肺金太过，大小泻肺汤、厚朴麻黄汤<br>大肠金太过，大小承气汤 |
| 土太过 | 白术、苍术 | 寒湿证，大小泻脾汤<br>湿热证，四妙散、五苓散、六一散 |
| 相火太过 | 黄连 | 大小泻心包汤 |

男子左寸和女子右寸，脉小而软，是五行**君火不及**，基本方用**大小补心汤**。再区分阴阳，**君火阴血虚**，首选阿胶，《辅行诀》大小朱鸟汤，即《伤寒论》黄连阿胶汤。**君火阳气虚**，首选桂枝，桂枝甘草汤为基本方。

使用桂枝的症状体征特点是脉浮缓而汗出，尤其是手掌心出汗，**手掌心出汗是桂枝证的抓独法**。《伤寒论·辨太阳病脉证并治》曰："发汗过多，其人叉手自冒心，心下悸，欲得按者，**桂枝甘草汤**主之……火逆，下之，因烧针烦躁者，**桂枝甘草龙骨牡蛎汤**主之。"心悸、手掌心出汗，用桂枝甘草汤。如果患者身体前倾，用桂枝甘草龙骨牡蛎汤。

男子左关和女子右关，脉小而软，是五行**木虚**，基本方用**大小补肝汤**。再区分阴阳，五行**木阴血虚**，首选白芍药，四物汤为基本方。五行**木阳气虚**，首选吴茱萸，当归四逆加吴茱萸生姜汤为基本方。《伤寒论·辨厥阴病脉证并治》曰："若其人内有久寒者，宜当归四逆加吴茱萸生姜汤。"

男子左尺和女子右尺，脉小而软，是五行**水虚**，基本方用**大小补肾汤**。再区分阴阳，**水阴血虚**，首选地黄，方用六味地黄丸、左归丸。水阳气虚，首选附子，方用金匮肾气丸、右归丸。

男子右寸和女子左寸，脉小而软，是五行金不及，基本方用大小补肺汤。再区分阴阳，金阴血虚，首选麦冬，方用大小补肺汤、麦门冬汤。金阳气虚，首选黄芪，方用玉屏风散、补中益气汤、益气聪明汤。

男子右关和女子左关，脉小而软，是五行土不及，基本方用大小补脾汤。再区分阴阳，土阴血虚，首选当归，方用当归补血汤、四物汤、归脾汤。土阳气虚，首选人参，使用人参的抓独法是患者有背寒，尤其是至阳穴的区域发凉。人参配伍炙甘草、白术，效果更佳。方用四君子汤、参苓白术散、大小补脾汤。

男子右尺和女子左尺，脉小而软，是五行相火不及，基本方用大小补心包汤。再区分阴阳，相火阴血虚，首选火中火牡丹皮，方用大小补心包汤。相火阳气虚，首选附子，附子的抓独法是腰痛，尤其是腰部（命门穴区域）冷痛。方用济生肾气丸。吴雄志教授建议右尺脉短用山药。而根据《辅行诀》五行互含理论，火中火半夏与牡丹皮一样，都是火王，可以补心包火。半夏最大的功效是降逆，或者是引气下行，将在上焦的火引导至下焦。如果此理是正解的话，还可以使用牛膝，牛膝也可以引火下行。济生肾气丸相当于金匮肾气丸加牛膝、车前子。

有医生担心补相火不及，如果附子与半夏同用，是否违反"十八反"？实际上附子与半夏完全可以同用。医圣张仲景《金匮要略·腹满寒疝宿食病》曰："腹中寒气，雷鸣切痛，胸胁逆满，呕吐，附子粳米汤主之。附子粳米汤方：附子一枚，炮；半夏半升；甘草一两，大枣十枚，粳米半升。右五味，以水八升，煮米熟汤成，去滓，温服一升，日三服。"

脉诊五行六气不及而虚处方用药法见表7-4-2。

表7-4-2　脉诊五行六气不及而虚处方用药法

| 五行六气 | 首选药 | 处方 |
|---|---|---|
| 君火不及 | 阴血虚，阿胶<br>阳气虚，桂枝 | 基本方，大小补心汤<br>阴血虚，大小朱鸟汤<br>阳气虚，桂枝甘草汤 |
| 木不及 | 阴血虚，白芍药<br>阳气虚，吴茱萸 | 基本方，大小补肝汤<br>阴血虚，四物汤<br>阳气虚，当归四逆加吴茱萸生姜汤 |

续表

| 五行六气 | 首选药 | 处方 |
|---|---|---|
| 水不及 | 阴血虚，**地黄**<br>阳气虚，**附子** | 基本方，大小补肾汤<br>阴血虚，六味地黄丸、左归丸<br>阳气虚，金匮肾气丸、右归丸 |
| 金不及 | 阴血虚，**麦冬**<br>阳气虚，**黄芪** | 基本方，大小补肺汤<br>阴血虚，大小补肺汤、麦门冬汤<br>阳气虚，玉屏风散、补中益气汤、益气聪明汤 |
| 土不及 | 阴血虚，**当归**<br>阳气虚，**人参** | 基本方，大小补脾汤<br>阴血虚，当归补血汤、四物汤、归脾汤<br>阳气虚，四君子汤、参苓白术散、大小补脾汤 |
| 相火不及 | 阴血虚，**牡丹皮**<br>阳气虚，**附子、半夏** | 基本方，大小补心包汤<br>阴血虚，大小补心包汤<br>阳气虚，济生肾气丸 |

## 十一、独处藏奸，再辨脏腑，表浮在腑，里沉在脏

《难经·四难》曰："脉有阴阳之法，何谓也？然，呼出心与肺，吸入肾与肝。呼吸之间，脾受谷味也，其脉在中。浮者阳也，沉者阴也，故曰阴阳也。"

确认了六部脉中的独处藏奸脉，为了指导针灸和中药处方，还需要再次区分阴脏、阳腑。这次使用阴阳二分法，即浮取为阳腑，沉取为阴脏。**浮取脉大为腑实，浮取脉小为腑虚；沉取脉大为脏实，沉取脉小为脏虚。**

脉法第四步和第五步，可以总结为两句话，"**以部位分五行，以浮沉分脏腑**"。《素问·阴阳应象大论》曰："善诊者，察色按脉，先别阴阳。"笔者对这段经文做了进一步的补充和完善，即"**善诊者，察色按脉，先别阴阳，再辨五行；五行之中，又辨阴阳**"。一叶而知秋，诊法如此，治法亦如是。阴阳五行理论是中医临床实践的指导原则！中医理论就是阴阳中包含五行，五行中包含阴阳的复杂巨系统！中医是由阴阳五行理论构成的系统医学！中医界内部有人妄言取消阴阳学说或者取消五行学说，完全是自废武功的无知妄语！

脉诊举例：男子左侧关脉浮取太过而实（浮大），则为阳腑胆木实，应当

泻胆；男子左侧关脉浮取不及而虚（浮小），则为阳腑胆木虚，应当**补胆**；男子左侧关脉沉取不及而虚（沉小），则为阴脏肝木虚，应当**补肝**；男子左侧关脉沉取太过而实（沉大），则为阴脏肝木实，应当**泻肝**。这就是通过诊脉之浮沉，区分阴脏、阳腑的秘诀！

经过以上五个步骤，已经基本可以满足中医临床的诊断需要。可以明确地对疾病进行脏腑经络病位和虚实定性。接下来，就可以通过针灸和中药，进行"实则泻之，虚则补之"的补泻治疗。

《灵枢·九针十二原》曰："凡将用针，必先诊脉，视气之剧易，乃可以治也。"脉是气的窗口。如果用针刺调气，那么在针刺前和针刺后，都必须诊脉。**针刺前诊脉**是为了明确诊断、确定经络和穴位。**针刺后诊脉**是为了验证诊断正确与否，判断疗效和预后。

《灵枢·小针解》曰："所谓虚则实之者，气口虚而当补之也。满则泄之者，气口盛而当泻之也……为虚为实，若得若失者，言补者必然若有得也，泻则恍然若有失也。"

《难经·七十九难》曰："所谓实之与虚者，牢濡之意也。气来实牢者为得，濡虚者为失，故曰若得若失也。"

医经派的两大经典均明确告诉我们，通过脉诊不但可以明确虚实从而指导治疗，"**气口虚而当补之，气口盛而当泻之**"，而且还可以检验治疗是否有效。因为正确的补法必然会使治疗前"独处不及"的脉象变得有力，此所谓"**言补者必然若有得也**"。正确的泻法必然会使治疗前"独处太过"的脉象变得濡弱，此所谓"**泻则恍然若有失也。**"

笔者在临床中多将治疗分为上下两个半场，针刺完第一组穴位，留针15分钟是上半场。中间再次诊脉，脉平症减，表明诊断和治疗正确无误，不需要调整治疗，进入下半场。如果脉不平，患者的症状也没有减轻，则审视诊断，重新分析、检查，用新的穴位组合治疗，进入下半场，如同足球比赛的中场换人。

《灵枢·终始》曰："补须一方实，深取之，稀按其痏，以极出其邪气。一方虚，浅刺之，以养其脉，疾按其痏，无使邪气得入。邪气来也紧而疾，谷气来也徐而和。**脉实者深刺之，以泄其气；脉虚者，浅刺之，使精气无得出，以养其脉，独出其邪气。**"

针刺的深浅也非常关键，差之毫厘，失之千里！简而言之，**脉实深刺，脉虚浅刺。**

## 第五节　浮腑沉脏，精准诊治

《难经·四难》曰："脉有阴阳之法，何谓也？然，呼出心与肺，吸入肾与肝，呼吸之间，脾受谷味也，其脉在中。**浮者阳也，沉者阴也，故曰阴阳也。**心肺俱浮，何以别之？然，浮而大散者，心也；浮而短涩者，肺也。肾、肝俱沉，何以别之？然，牢而长者，肝也；按之濡，举指来实者，肾也。脾者中州，故其脉在中，是阴阳之法也。"

《脉经·辨脉阴阳大法第九》曰："脉有阴阳之法，何谓也？然，呼出心与肺，吸入肾与肝，呼吸之间，脾受谷味也，其脉在中。**浮者阳也，沉者阴也，故曰阴阳。**心肺俱浮，何以别之？然，浮而大散者，心也；浮而短涩者，肺也。肾肝俱沉，何以别之？然，牢而长者，肝也；按之软，举指来实者，肾也。脾者中州，故其脉在中。《千金翼》云，迟缓而长者，脾也。是阴阳之脉也。脉有阳盛阴虚，阴盛阳虚，何谓也？然，**浮之损小，沉之实大，故曰阴盛阳虚；沉之损小，浮之实大，故曰阳盛阴虚。**是阴阳虚实之意也。阳脉见寸口，浮而实大，今轻手浮之更损减而小，故言**阳虚**；重手按之反更实大而沉，故言**阴实**。"

以上两部经典相比较，《脉经》在《难经》的基础上增加了脉分阴阳之**阴盛阳虚、阳盛阴虚**的内容。

宋·施桂堂《察病指南·卷上》曰："一位有三候，**浮取之属阳，沉取之属阴，中得之为胃气，故无胃气则死。**"

宋·王貺《全生指迷方·辨五脏六腑部位脉法》曰："左手寸口脉，浮取之属小肠为腑，沉取之属心为脏，其经则手太阳、少阴。左手关上脉，浮取之属胆为腑，沉取之属肝为脏，其经则足少阳、厥阴。左手尺中脉，浮取之属膀胱为腑，沉取之属肾为脏，其经则足太阳、少阴。右手寸口脉，浮取之属大肠为腑，沉取之属肺为脏，其经则手太阴、阳明。右手关上脉，浮取之属胃为腑，沉取之属脾为脏，其经则足太阴、阳明。右手尺中脉，浮取之属三焦为腑，沉取之属心包络，又属右肾，其经则手少阳、厥阴。"

元·戴起宗《脉诀刊误·卷上》曰："以寸关尺三部，每三部内有浮中沉三候。**浮以候腑，中以候胃气，沉以候脏。**"

明·李梴《医学入门·脏腑六脉诊法》曰："此即上古诊法其一也。**脏腑同气**，所以古人不立六腑脉诀。但既以**浮取候腑，沉取候脏；数为腑病，迟为脏病**。"

清·吴谦《医宗金鉴》曰："**浮外候腑，沉内候脏**。"

由此可见，同一部脉位，五行相同，"**脏腑同气**"，可以通过表里再分阴阳脏腑，即**浮则在表、在腑，沉则在里、在脏**。浮可再分太过不及，即**浮取太过而大为腑实，浮取不及而小为腑虚**；沉可再分太过不及，即**沉取太过而大为脏实，沉取不及而小为脏虚**。这样，脉法可以精准区分五行独处藏奸是**腑病，脏病**，以及其**虚实**属性。在此之前，五行独处藏奸，摸到的是五行中某一行的太过不及，不知道这一行代表的是脏的太过不及还是腑的太过不及。通过五行再分阴阳脏腑，就能做到更加精准地诊断，从而精准治疗。

举个**打靶**的例子，五行再分阴阳脏腑之前，脉诊的独处藏奸相当于打靶的 **8 环**；五行再分阴阳脏腑之后，脉诊的独处藏奸相当于打靶的 **10 环**。以男子左手关脉为例，**浮取太过而大为胆实**，予以大小泻胆针法；**浮取不及而小为胆虚**，予以大小补胆针法；**沉取太过而大为肝实**，予以大小泻肝针法；**沉取不及而小为肝虚**，予以大小补肝针法。在临床实践中，以上 4 种情况，以"浮取不及而小"难度最大。如果浮取时不容易区分虚实，那么有没有更好的方式来判断脏腑之虚实呢？根据以上经典论脉，浮沉两层的脉法，以**沉取**为最终的判断依据。为什么呢？

老子《道德经》曰："夫物芸芸，各复归其根。归根曰静，是谓复命。复命曰常，知常曰明。"

《难经·三十六难》曰："**命门者，精神之所舍，原气之所系也**。"

上古神医扁鹊将人的寸口脉比喻为**生命树，寸脉是树冠**（含树枝和树叶）；**关脉是树干，尺脉是树根**，万物复归其根。尺脉代表的**命门**是人体生命树之根，是储藏元气之所，人体源动力之所。

《难经·十四难》曰："上部无脉，下部有脉，虽困无能为害也。所以然者，譬如人之有尺，**树之有根**，枝叶虽枯槁，根本将自生。**脉有根本，人有元气，故知不死**。"

**脉贵在有根**，所谓有根，**尺脉沉取有力则为有根**，即元气不虚，预后佳。

李士懋、田淑霄夫妇之著作《溯本求源·平脉辨证》曰："虚实之辨首重于脉沉取之有力无力。在长年临床的磕磕绊绊中，我逐渐体会到，虚实之辨首重于脉。在不断温习中医经典名著的基础上，我进一步悟出，脉诊判断虚实的关键在于沉取之有力无力，沉取有力为实，沉取无力为虚。《医宗金鉴》曰，三因百病之脉，不论阴阳浮沉迟数滑滞大小，凡有力皆为实，无力皆为虚。《医家四要》云，浮沉迟数各有虚实，无力为虚，有力为实。《脉学辑要》载，以脉来有力为阳证，脉来无力为阴证。诸家虽明确指出虚实之分在于脉的有力无力，但是未明确脉之有力无力是浮取、中取，还是沉取的。我强调的是沉取有力无力以分虚实，因**沉为根，沉为本，故有力无力以沉候为准**。"

笔者完全同意两位前辈的认识，如同笔者之前在"阴阳五行脉素脉法篇"谈到的技巧之五，浮取沉取结果不一致，以沉取结果为准。**沉取太过而大为脏实，沉取不及而小为脏虚**；脏的虚实确定之后，则可以反推腑的虚实，即**脏实则腑虚，脏虚则腑实**。

笔者对《辅行诀》的应用，无论是药法还是针法，分为 4 个方面来应用：第一是病方对应与病针对应；第二是证方对应和证针对应，第三是脉方对应和脉针对应，第四是运气方药对应和运气针法对应。目前我运用最多的是第三种方法，以脉法来决定针方和药方。

# 参考文献

**参考书目:**

马继兴.敦煌医药文献辑校.南京:江苏古籍出版社,1998.

尚志钧.神农本草经校注.北京:学苑出版社,2008.

尚志钧.名医别录(辑校本).北京:中国中医药出版社,2013.

张大昌.张大昌医论医案集.北京:学苑出版社,2008.

祝守明.道医概说.北京:中医古籍出版社,2009.

范吉平,程先宽.经方剂量揭秘.北京:中国中医药出版社,2009.

吕景山.施今墨对药.4版.北京:人民军医出版社,2010.

李坚,黄涛,胡存慧.李阳波伤寒论坛讲记.北京:中国中医药出版社,2010.

李士懋,田淑霄.溯本求源:平脉辨证.北京:人民卫生出版社,2011.

刘衡如,刘山永.新校注本《本草纲目》.北京:华夏出版社,2011.

王天玺,张鑫昌.中国彝族通史.昆明:云南人民出版社,2012.

廖育群.行走边缘的医工师徒:周潜川与廖厚泽.郑州:大象出版社,2013.

齐锐,万昊宜.漫步中国星空.北京:科学普及出版社,2013.

衣之镖.辅行诀五脏用药法要:药性探真.北京:学苑出版社,2013.

衣之镖.辅行诀五脏用药法要:阐幽躬行录.北京:学苑出版社,2018.

衣之镖.辅行诀五脏用药法要:二旦四神方述义.北京:学苑出版社,2019.

傅延龄,徐晓玉.中药临床处方用量控制.北京:科学出版社,2014.

仝小林.方药量效学.北京:科学出版社,2015.

唐东昕.刘尚义常用药对辨析与临证应用.北京:科学出版社,2015.

张东.元气神机:先秦中医之道.西安:世界图书出版西安有限公司.2016.

王幸福.用药传奇:中医不传之秘在于量.北京:中国科学技术出版社,2016.

王爱品.道医论.北京:华夏出版社,2018.

路辉.古中医道:关于中医学术史的几点思考.北京:中国中医药出版社,2020.

吴雄志.吴述诊法研究:脉学.沈阳:辽宁科学技术出版社,2021.

阜阳市博物馆.阜阳双古堆汉墓.北京:中华书局,2022.


**参考论文:**

顾植山.从五运六气看六经辨证模式[J].中华中医药杂志,2006,21(8):451-454.

盖建民.道教与中医关系研究的学术史及其研究现状[J].世界宗教文化,2020(5):22-28.

盖建民.百年中国道学研究与"文化自信"的初步思考[J].世界宗教文化,2021(5):3-9.

田合禄,田峰.五气经天的天文背景考释[J].中华中医药杂志,2021(11):6352-6363.

田峰,田合禄.《黄帝内经》十天干十二地支的天文历法背景[J].中华中医药杂志,2024,39(3):1171-1180.

韩永刚.以开阖枢理论为指导使用柴胡调枢汤治疗2型糖尿病的研究[D].北京:中国中医科学院,2008.

韩永刚.探秘《辅行诀》[J].英国中医针灸杂志.2020,27(2):26-29.

韩永刚.中医第五大经典——论《辅行诀》的理论和临床价值[J].英国中医针灸杂志,2021,28(1):16-25.

韩永刚.道家、道教、道医与中医[J].英国中医杂志,2022,11(1):16-23.

韩永刚.《辅行诀》的药对和角药[J].世界中医药,2022,2(4):226-236.

韩永刚.《辅行诀》脏腑补泻方整体组方规律[J].英国中医针灸杂志,2022,29(2):45-48.

韩永刚.论经方的来源、内涵和药味数量,《辅行诀》经方的临床应用模式［J］.新英格兰中医杂志，2023，5（3）：17-23.

韩永刚.根据小运气法探讨2023癸卯兔年的运气处方［J］.世界中医药，2023，3（1）：165-171.

韩永刚.基于运气学说对2022年末疫情的预防和治疗分析［J］.新英格兰中医杂志，2023，5（2）：51-57.

韩永刚.试论运气的五年周期节律与新冠病毒疫情［J］.世界中医药，2023，3（3）：85-91.

韩永刚.论经方的剂量［J］.新英格兰中医杂志，2024，6（1）：5-13.

韩永刚.《辅行诀》的常用药精：姜和甘草［J］.世界中医药瑞士版，2024，4（1）：157-162.

韩永刚.中国文化自信与中医自信［J］.世界中医药瑞士版，2024，4（1）：163-168.

# 跋

我从 2020 年开始提笔，终于在 2024 年 8 月完成书稿，本书的撰写历时 4 年。掩卷之日，不禁感慨万千！

自商朝元圣伊尹所著《**汤液经法**》泯灭于世，东汉医圣仲景以来，将近 2000 年一直以《**伤寒杂病论**》一书独撑经方大厦。直至 20 世纪 60 年代至 70 年代，张大昌先生效卞和之举三次献书，终于让传承经方薪火的《**辅行诀脏腑用药法要**》得以为人所知。时至今日，研究和实践《辅行诀》经方的中医有识之士越来越多。衣之镖先生所谓"千年幽光已有自燕南赵北四射九州之势"。

《辅行诀》与《伤寒杂病论》同源于《汤液经法》，两书的撰写体例也相同。《辅行诀》脏腑补泻方对应《金匮要略》，使用**五行辨证**，其数五，以人为核心；《辅行诀》二旦四神方使用**六合辨证**，对应使用六气辨证的《伤寒论》，其数六，以**天地**为核心。天五地六，天六地五，五六结合，形成经典中医**天地人合一**的系统医学体系。这一系统医学体系以"**道**"为根基，即基于中国古代的宇宙本体论和宇宙万物生成演化论，由道而术，以道驭术，道术结合，一以贯之。

《三国志·华佗传》曰："佗临死，出一卷书与狱吏，曰，此可以活人。吏畏法不受，佗亦不强，索火烧之。"诚如华佗之活人书，历史上很多中医经典著作由于种种劫难而泯灭于世，令人不禁扼腕叹息！如今，尘封已久的藏经洞大门已经打开，《辅行诀》重返人间，与《伤寒杂病论》并肩，如同双子星座，将中医经方的祥和圣光照遍整个华夏！

北宋理学大家张载有名言："为天地立心，为生民立命，为往圣继绝学，为万世开太平！"笔者不揣浅陋，进与病谋，退与心谋，春秋几度，完成《辅行诀脏腑补泻方临证发微》和《辅行诀二旦四神方阐密》两书的撰写。所愿无他，但求为中医经典续薪增焰。如果读者看完本书后的评价是："本书传承了古中医经典。"则吾心甚慰，可以无憾矣！同时，我也有信心，随着岁月的沉淀，这两本书将在未来成为新世纪、新千年的中医经典！

本书的顺利出版，得益于众多良师益友的大力提携和无私帮助。为我打开经典中医大门的潘晓川教授，河北省中医药科学院曹东义教授，五运六气学术元老及太极三部六经体系创始人田合禄先生，以及致力于古中医研究的路辉先生，纷纷为本书作序。澳大利亚的吴佳医生为我所有的著作提供绘图，解决了我不会画图的窘境。中国中医药出版社的朱江老师，他的高效工作，让本书得以快速并且高质量地出版。永刚感恩，在此一并致谢！

韩永刚

公历 2024 年 8 月 1 日

农历甲辰龙年，辛未月，丁酉日